告别
高脂血症

饮食+理疗+中医调养

赵春杰　主编

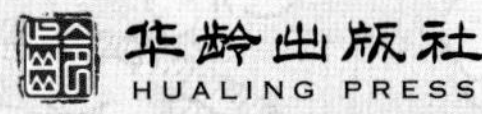

责任编辑：郑建军
责任印制：李未圻

图书在版编目（CIP）数据

告别高脂血症 / 赵春杰主编. -- 北京 : 华龄出版社, 2019.12

ISBN 978-7-5169-1602-5

Ⅰ. ①告… Ⅱ. ①赵… Ⅲ. ①高血脂病－中医治疗法 Ⅳ. ①R259.892

中国版本图书馆 CIP 数据核字 (2019) 第 298216 号

书　　名：告别高脂血症
作　　者：赵春杰

出 版 人：胡福君
出版发行：华龄出版社
地　　址：北京市东城区安定门外大街甲 57 号　　邮　　编：100011
电　　话：010-58122246　　传　　真：010-84049572
网　　址：http://www.hualingpress.com

印　　刷：德富泰（唐山）印务有限公司
版　　次：2020 年 5 月第 1 版　　2020 年 5 月第 1 次印刷
开　　本：710×1000　1/16　　印　　张：14
字　　数：200 千字
定　　价：68.00 元

目录

第一章 认识高血脂

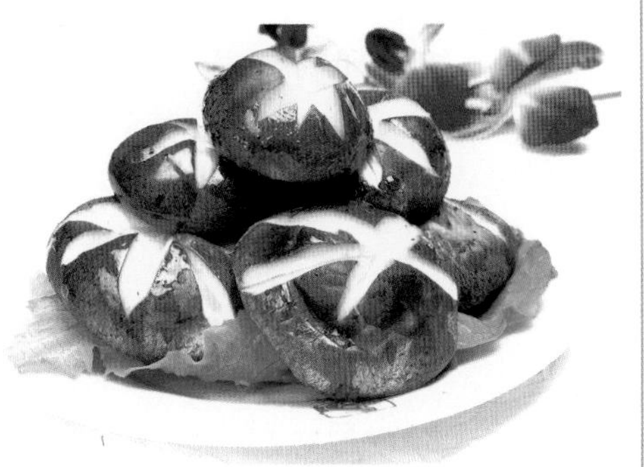

第二章 享受美味，平稳降血脂

第一节 可降脂的美味鲜蔬

第二节　可降脂的五谷杂粮

第三节　可降脂的水果

第四节　可降脂的干果

第五节 可降脂的饮品和调味品

第六节　可降脂的肉食及水产品

第三章 药膳内调，祛除病痛之患

第一节 小小药材，降脂厉害

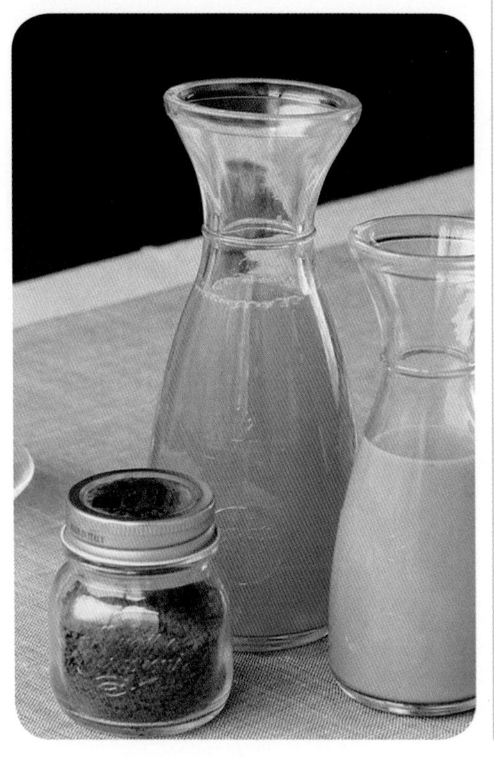

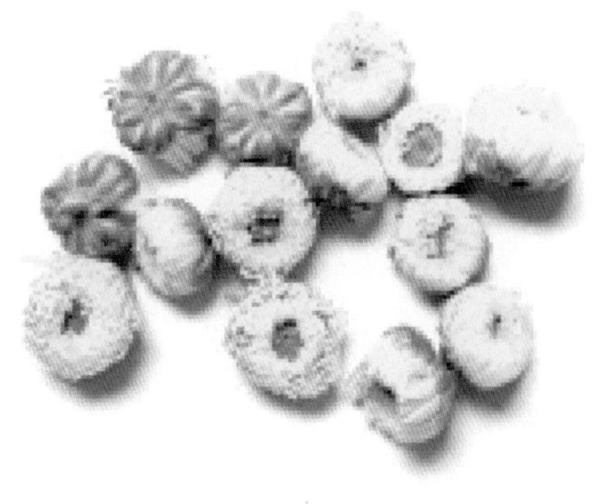

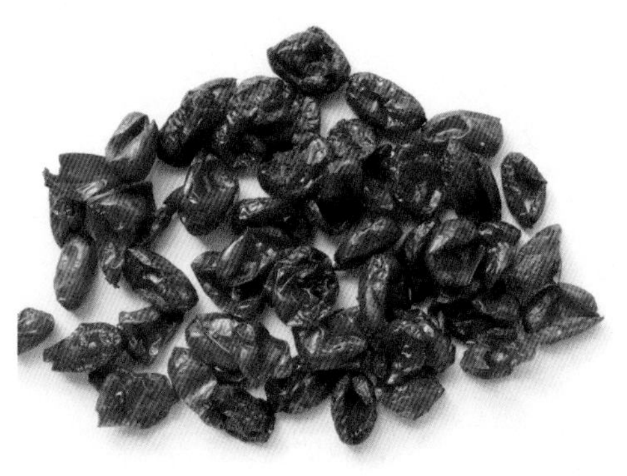

第二节 治疗高血脂的中医妙方

第四章 穴位理疗——小动作，降脂快

第一节 找准穴位的方法技巧

第二节 降脂特效穴位，让你健康

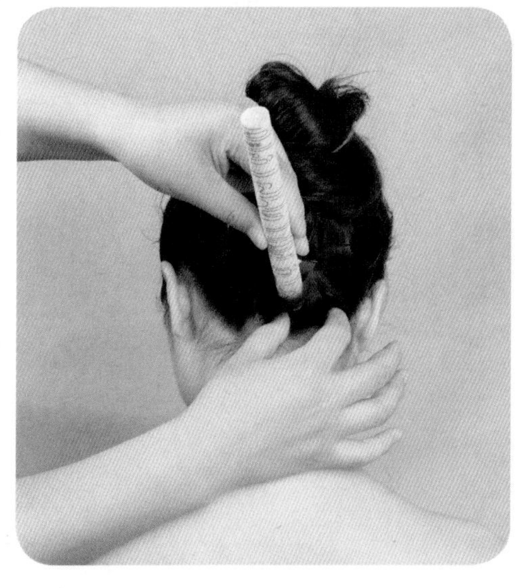

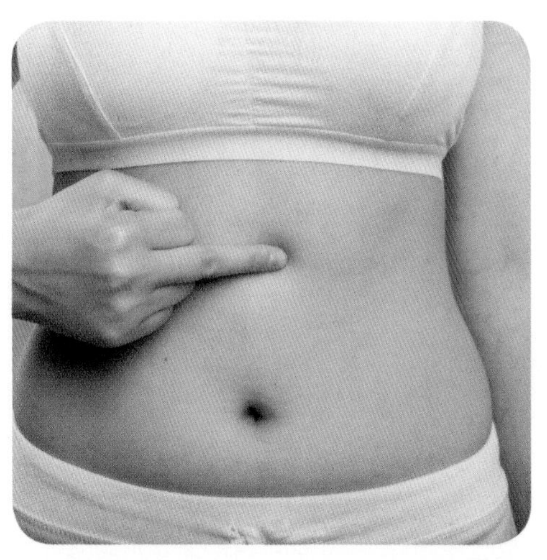

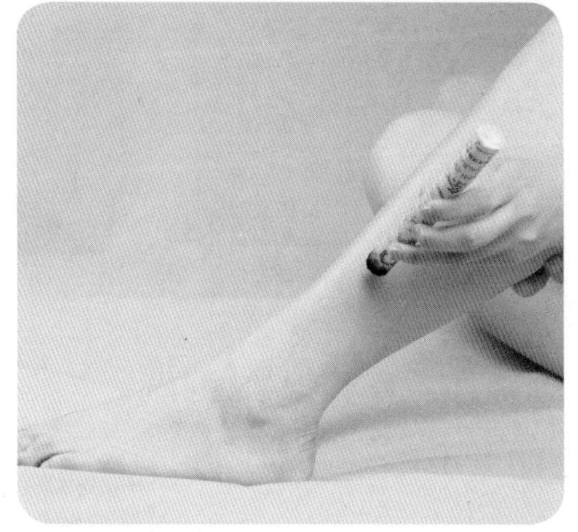

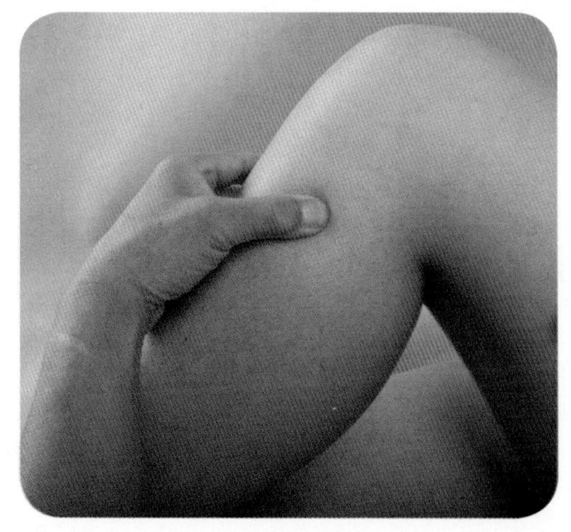

第五章 辨症外调——体验传统疗法的神奇

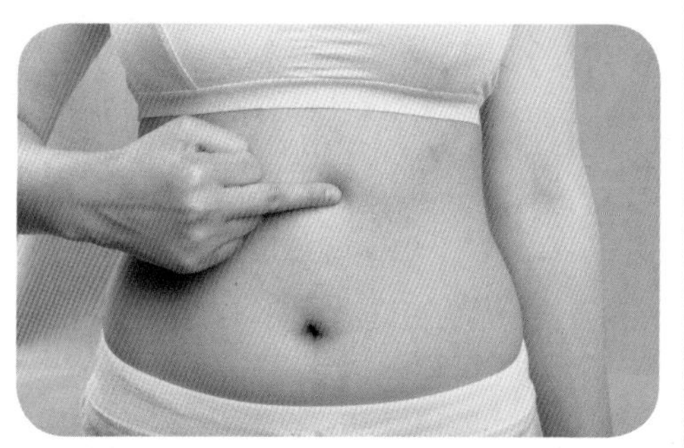

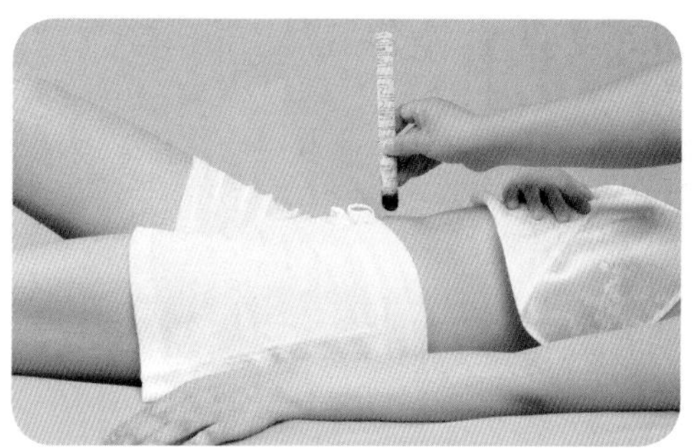

第一章 认识高血脂

随着生活水平的提高，部分人由于活动量少，营养不平衡，因此患高脂血症者逐年增加。血脂是血浆或血清中脂类的统称，包括许多脂溶性物质，其主要成分为胆固醇、三酰甘油、磷脂、游离脂肪酸等。血中脂类含量超过正常值称为高脂血症。由于血浆脂质为脂溶性，在血液中须与蛋白质结合，成为水溶性复合物才能运转到全身，它与动脉粥样硬化、糖尿病、脂肪肝、肾病等关系十分密切，是造成心脑血管病重要因素，应引起人们的高度重视。

什么是高脂血症

血脂

血脂是血浆中的中性脂肪（三酰甘油和胆固醇）和类脂（磷脂、糖脂、固醇、类固醇）的总称，广泛存在于人体中。它们是生命细胞的基础代谢必需物质。一般说来，血脂中的主要成分是三酰甘油和胆固醇，其中三酰甘油参与人体内能量代谢，而胆固醇则主要用于合成细胞浆膜、类固醇激素和胆汁酸。

人体内血脂的来源有两种途径，即内源性和外源性。内源性血脂是指在人体的肝脏、脂肪等组织细胞中合成的血脂成分；外源性血脂是指由食物中摄入的血脂成分。具体来说，内源性血脂是指通过人体自身分泌、合成的一类血清脂类物质。内源性血脂先经过肝脏、脂肪细胞，并与细胞结合后释放到血液中，便可成为供给人体新陈代谢和生命活动的能量来源。相对于内源性血脂而言，来自外界、不能由人体直接合成的血脂称为外源性血脂，这类血脂大多是人体从摄取的食物中吸收而来的。食物在经过胃肠道的消化和吸收后脂类物质进入血液，从而成为血脂。

正常情况下，外源性血脂和内源性血脂相互制约，二者此消彼长，共同维持着人体的血脂代谢平衡。当人体从食物中摄取了脂类物质后，肠道对于脂肪的吸收量便会随之增加，此时血脂水平就会有所升高；但由于外源性血脂水平的升高，肝脏内的脂肪合成便会受到一定的抑制，从而使内源性血脂分泌量减少。相反，如若在进食中减少对外源性脂肪的摄取，那么人体的内源性血脂的合成速度便会加快，从而可以避免血脂水平偏低，这样能使人体的血脂水平始终维持在相对平衡、稳定的状态。而正是由于这种制约关系的存在，人体的血脂水平才能够良好地维持在稳定状态。若是长期受到不良因素的影响，如高脂肪、高热量饮食等，则会造成血脂升高，诱发疾病。

导致高脂血症的因素及易感人群

高脂血症的病因，基本上可分为两大类，即原发性高脂血症和继发性高脂血症。

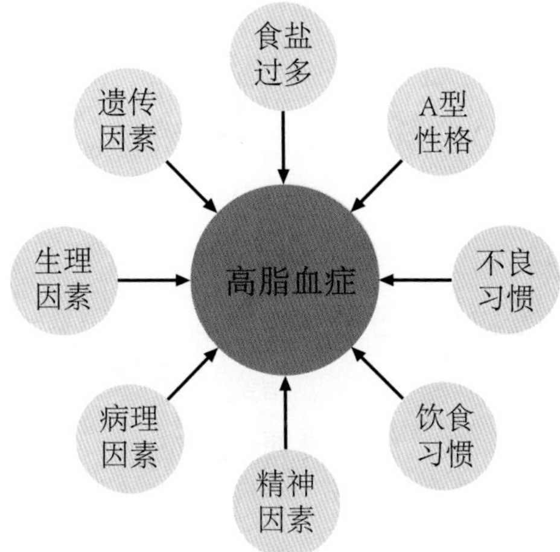

原发性高脂血症

1．遗传因素

遗传可通过多种机制引起高脂血症，某些可能发生在细胞水平上，主要表现为细胞表面脂蛋白受体缺陷以及细胞内某些酶的缺陷（如脂蛋白脂酶的缺陷或缺乏），也可发生在脂蛋白或载脂蛋白的分子上，多由于基因缺陷引起。

2．饮食因素

饮食因素作用比较复杂，高脂蛋白血症患者住院中有相当大的比例是与饮食因素密切相关的。

3．血液中缺乏负离子（负氧离子）

临床实验表明：血液中的正常红细胞、胶体质点等带负电荷，它们之间相互排斥，保持一定的距离，而病变老化的红细胞由于电子被争夺，带正电荷，由于正负相吸，则将红细胞凝聚成团，造成血液黏稠。

继发性高脂血症

继发性高脂血症是由于其他中间原发疾病所引起者，这些疾病包括：糖尿病、肝病、甲状腺疾病、肾脏疾病、胰腺疾病、肥胖症、糖原累积病、痛风、艾迪生病、柯兴综合征、异常球蛋白血症等。

1．糖尿病与高脂蛋白血症

人体内糖代谢与脂肪代谢之间有着密切的联系，临床研究发现，约 40% 的糖尿病患者可继发引起高脂血症。

2．肝病与高脂蛋白血症

现代医学研究资料证实，许多物质包括脂质和脂蛋白等是在肝脏进行加工、生产和分解、排泄的。一旦肝脏有病变，则脂质和脂蛋白代谢也必将发生紊乱。

3．肥胖症与高脂蛋白血症

临床医学研究资料表明，肥胖症最常继发引起血三酰甘油含量增高，部分患者首先血胆固醇含量也可能会增高，大多主要表现为Ⅳ型高脂蛋白血症，其次为ⅡB 型高脂蛋白血症。

哪些人易得高血脂

◆有高血脂家族史者。

◆有冠心病、周围动脉粥样硬化或脑血管疾病家族史者。

◆皮肤上有黄色瘤者。

◆身形肥胖者。

◆长期大鱼大肉等高脂高糖饮食者。

◆ 30 岁以上男性或绝经后妇女。

◆长期吸烟、酗酒者。

◆不爱运动，习惯静坐者。

◆生活无规律、情绪易激动、精神处于紧张状态者。

◆患有肝肾疾病、糖尿病、高血压、甲状腺功能低下、肾病综合征、阻塞性黄疸、女性更年期等疾病者。

◆应用一些可引起人体血脂代谢紊乱的药物者，如类固醇和避孕药等。

高脂血症的诊断和分型

高脂血症的诊断

关于高脂血症的诊断标准，目前国际和国内尚无统一的方法。既往认为血浆总胆固醇浓度＞ 5.17 毫摩尔 / 升可定为高胆固醇血症，血浆三酰甘油浓度＞ 2.3 毫摩尔 / 升为高三酰甘油血症。各地由于所测人群不同以及所采用的测试方法的差异等因素，所制定的高脂血症诊断标准不一。但为了防治动脉粥样硬化和冠心病，合适的血浆胆固醇水平应该根据患者未来发生心脑血管疾病的风险来决定，发生风险越高，合适的血浆胆固醇水平应该越低。

新近共识是将高危患者 LDL-C 目标值下调至＜ 1.4 毫摩尔 / 升。

高脂血症的分型

根据血清总胆固醇、三酰甘油和高密度脂蛋白 - 胆固醇的测定结果，高脂血症分为以下四种类型：

高胆固醇血症：血清总胆固醇含量增高，超过 5.72 毫摩尔 / 升，而三酰甘油含量正常，即三酰甘油＜ 1.70 毫摩尔 / 升。

高三酰甘油血症：血清三酰甘油含量增高，超过 1.70 毫摩尔 / 升，而总胆固醇含量正常，即总胆固醇＜ 5.72 毫摩尔 / 升。

混合型高脂血症：血清总胆固醇和三酰甘油含量均增高，即总胆固醇超过 5.72 毫摩尔 / 升，三酰甘油超过 1.70 毫摩尔 / 升。

低高密度脂蛋白血症：血清高密度脂蛋白 - 胆固醇（HDL-C）含量降低，＜ 0.91 毫摩尔 / 升。

高脂血症的危害

大量研究资料表明，高脂血症是脑卒中、冠心病、心肌梗死、猝死的危险因素。此外，高脂血症也是促进高血压、糖耐量异常、糖尿病的一个重要危险因素。高脂血症还可导致脂肪肝、肝硬化、胆石症、胰腺炎、眼底出血、失明、周围血管疾病、跛行、高尿酸血症。所以必须高度重视高血脂的危害，积极地预防和治疗。

高血脂是引起人类动脉粥样硬化性疾病的主要危险因素。像常见的动脉粥样硬化性疾病有：冠心病（包括心肌梗死、心绞痛及猝死）、猝死以及周围血管血栓栓塞性疾病。这些心脑血管性疾病的发病率高，危害大，病情进展凶险，其死亡率约占人类总死亡率的半数左右。

高脂血症是中老年人衰老的病理基础

脂类主要包括胆固醇和三酰甘油。血脂的来源主要有两条途径，一条是外源性的，就是我们每天进食中脂类物质经消化吸收后进入血液而成；另一条是内源性的，就是在人体正常代谢过程中由肝脏、脂肪细胞及其他组织合成释放入血液。人体除脑组织及成熟的红细胞外，几乎全身各组织都可合成胆固醇。肝脏是合成胆固醇的主要场所，体内胆固醇 70% ～ 80% 由肝脏合成，10% 由小肠合成。老年人不像年轻人，肝脏分解代谢减慢，分解脂肪的脂酶活性减弱，易造成脂肪堆积，再加上自由基的作用，使血脂在动脉壁上沉着，从而造成动脉硬化，这是老年人血管衰老的表现，也是老年人病理性衰老的病理基础。高血压、冠心病、脑血管病、糖尿病以及肿瘤等疾病都与高血脂有关，因此血脂增高是困扰老年人健康的祸根。

高脂血症会导致高血压

在人体内形成动脉粥样硬化以后，会导致心肌功能紊乱，血管紧张素转换酶会大量激活，促使血管动脉痉挛，诱致肾上腺分泌升压素，导致血压升高。影响血压升高的因素还有血管的外周阻力、动脉壁弹性、血液黏度这三个方面，而这三种因素与高脂血症有直接关系。正常人血管内膜是光滑流畅的，血脂增高会在血管内膜下逐渐沉积呈黄色粥样斑块，时间久了，斑块会破溃、出血，导致血管腔变窄、血流阻力增加，从而使血压升高；血脂增高，血脂在动脉内膜沉积可造成血管硬化，使血管壁弹性减弱，血压升高；当血脂增高时血液黏度就增高，使血液流动阻力增加，使血压升高。高脂血症还能降低抗高血压药的敏感性，增加降压治疗的难度，因此治疗高血压的同时应降血脂。人体一旦形成高血压，会使血管经常处于痉挛状态，而脑血管在硬化后内皮受损，导致破裂，形成出血性脑中风，而脑血管在栓子式血栓形成状态下瘀滞，导

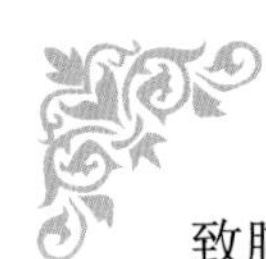

致脑血栓和脑栓塞。

高脂血症与高血糖的相互促进

很多糖尿病人都伴有高脂血症，因此人们通常把糖尿病与高脂血症称为姐妹病，并认为高血脂是糖尿病的继发症。据统计大约40%的糖尿病病人有脂代谢紊乱。其特点是三酰甘油增高和高密度脂蛋白降低。糖尿病引起血脂增高的原因一方面是由于糖尿病人胰岛素不足时，体内脂酶活性是减低的，因此容易血脂增高。另一方面糖尿病本身除糖代谢紊乱外同时还伴有脂肪、蛋白质和水、电介质的紊乱，经常有游离脂肪酸从脂肪库中跑出来，使血中三酰甘油及游离脂肪酸浓度增高。再一方面2型糖尿病人进食过多，运动少，促使体内脂类合成增多，这也是造成血脂增高的原因。而肥胖伴高血脂者，由于胰岛素受体数相对减少，从而产生胰岛素抵抗，易诱发糖尿病。血脂增高者还易引起心、脑血管并发症。

高脂血症会导致冠心病

高血脂会危害冠状动脉，形成粥样硬化，大量脂类物质蛋白在血浆中沉积移动，降低血液流速，并通过氧化作用酸败后沉积在动脉血管内皮上，并长期黏附在血管壁上，损害动脉血管内皮，形成血管硬化。高脂血症形成动脉粥样硬化后，会使冠状动脉内血流量变小，血管腔内变窄，心肌注血量减少，造成心肌缺血，导致心绞痛，形成冠心病。

高血脂会导致肝部功能损伤

长期高血脂会导致脂肪肝，而肝动脉粥样硬化后受到损害，肝小叶损伤后，结构发生变化，而后导致肝硬化，损害肝功能。

血脂检查的注意事项

如今，血脂检查已是成人体检中的必备项目，其中的各个项目都会受到诸多因素，特别是饮食的影响，所以，在抽血检查前，患者需要做好各种准备，以免造成“冤假错案”，增加不必要的心理负担，甚至吃不该吃的药。怎样做才能保证检验结果更可靠呢？

三天内避免高脂饮食

血脂尤其是三酰甘油，容易受短期食物中脂肪含量的影响而升高。譬如有人化验前一天吃了很多烤鸭，第二天抽出来的血都是乳糜状的，这种“浑浊”的血液透光度差，肯定会影响化验结果。所以，在抽血前三天内应避免日常生活以外的高脂饮食，例如聚餐等，以免造成血脂升高的假象。

保持平时的饮食习惯

抽血化验前2周内要保持平常的生活习惯和饮食习惯，才能反映出真实的血脂情况，进而才可以判断是否需要接受药物治疗，正在服用的药量是否合适等。

抽血前一天别喝酒

临床上发现，大量饮酒者2～3天之内的血脂浓度，尤其是三酰甘油的浓度常常显著升高。所以，抽血前3天内不能有大量饮酒的情况，24小时内连少量饮酒都不可以。

空腹10～12小时

餐后血脂尤其是三酰甘油的浓度会明显升高，一般来说，餐后2～4小时，血脂浓度达到最高峰，8小时后基本恢复至空腹水平。但由于不同个体的代谢能力不同，为使化验准确，最好是空腹10个小时以上再进行。不过，如果空腹时间过长，也可因身体里储存的脂肪被“动员”起来，会使三酰甘油的浓度升高，影响血脂测定结果，所以饿的时间也不要太长，以空腹10～12个小时为佳。譬如，如果想在早晨8点抽血，前一天晚上8点以后就不能再进食了，只可以少量饮水；晚上10点以后最好连水也不要喝了。

血脂检测的化验单中，参考的正常值范围也是依据空腹时间12小时左右的结果制订的。因此，只有严格按照要求的空腹时间，才能够得到准确的结果，进而和标准的参考范围进行比较。

早饭喝粥也不行

在人体内，脂类、糖类、蛋白质三大代谢系统会互相影响，除了油脂，许多其他营养因素的摄入也会引起血脂水平变化。例如，大量吃糖，也会引起三酰甘油水平升高。所以，在抽血前的12小时内，除了少量饮水，所有的食物都不能吃，保证绝对空腹。

休息5分钟后抽血

体位会影响水分在血管内外的分布，进而影响血脂的浓度。研究表明，站立5分钟，可使血脂浓度提高5%，站立15分钟，即可提高16%。因此，化验前一天最好不要进行剧烈的体育运动；在抽血前应先在椅子上坐着休息5～10分钟，如果不能坐着，至少应先保持安静，休息5～10分钟再抽血。

身体状态稳定再体检

应该在身体状态比较稳定的情况下进行化验，例如近期无急性病、外伤、手术等情况。妊娠后期、哺乳期的女性，各项血脂化验都会升高，所以这个阶段的化验结果仅供参考。若要得到可靠的结果，应在停止哺乳后3个月再抽血化验。

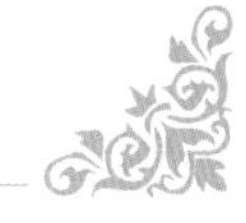

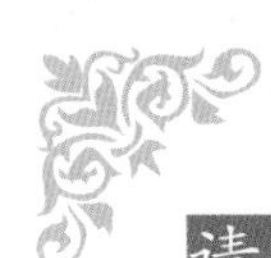

请心脏医生分析结果

每个人的心血管疾病危险因素不同，血脂的标准值也是不一样的，不能一概而论，一定要请专业的心脏科医生分析。自己是否患有高血压、糖尿病，是否吸烟等，在分析结果时都要诚实告诉医生，先进行心血管病的危险分层，然后根据分层结果来确定血脂治疗的目标值。也就是说，不同程度的患者，应有不同的血脂正常值。

一次异常别紧张

研究表明，个体内胆固醇平均变异系数为8%时，三酰甘油可达到20%。更何况还有上述多个因素会影响血脂的检查结果。所有的治疗药物都有不良反应，所以，如果检验结果接近或刚刚超过参考值，应间隔1周，在同一家医院的实验室再次抽血复查，尽量减少或避免由于实验室误差、个体变异造成的假象。如果血脂明显异常，应该立即进行饮食控制、计划运动。1个月后再次复查血脂，如果仍为异常，才需要接受药物治疗。

不同项目的血脂异常，需要选用不同的药物，大家千万不要根据别人的经验自己买药吃。

高脂血症的三级预防

高脂血症的三级预防可分成人群预防与个人预防。在此我们主要讨论有关高脂血症的个人预防。

一级预防

定期进行健康体检

对于高危人群一定应按期监测血脂水平。高危人群包括：中老年男性，绝经后的女性，有高脂血症、冠心病、脑血管病家族史的健康人，各类黄色瘤患者及超重或者肥胖者。

高危人群要注意自我保健

注意学习保健知识，积极参加体育锻炼，改善膳食结构，控制热能摄入，已有肥胖的人要注意积极而科学地减肥。

积极治疗会引起高脂血症的病患

如肾病综合征、糖尿病、肝胆病患、甲状腺功能减退等。

二级预防

饮食治疗

所有的高脂血症患者都要首先进行饮食治疗。大部分轻度或者中度患者都可通过饮食治疗得到不错的控制。重症高脂血症患者或者经过半年饮食治疗无效者，则要联合药物治疗。

药物治疗

最近几年来不论西药还是中药都有不少进展。本书有专门章节进行讨论，在此不作详述。

适当的锻炼

在进行饮食治疗与药物治疗的同

时，我们不能忘记坚持有规律的体育锻炼。

三级预防

针对冠心病、胰腺炎、脑血管病等并发症必须要进行积极预防与治疗。

认清高血脂的六大误区

近年来，有越来越多的人成了“高血脂”的俘虏。

“高血脂”究竟是一种什么病？它对人体健康有着哪些危害？对此，不少人往往一知半解，甚至陷入了一个个认识误区。

误区一：高血脂就是甘油三酯高

许多人觉得，高血脂就是“油水”过多，也就是三酰甘油指标高。其实不然，血脂是血液中脂肪类物质的统称，其中主要包括胆固醇和三酰甘油。血脂异常一般包括三类情况，即血清中的总胆固醇或低密度脂蛋白胆固醇（LDL-C）高于正常范围、三酰甘油水平高于正常范围，或高密度脂蛋白胆固醇（HDL-C）水平低下。

专家指出，对人体健康存在严重危害的主要是胆固醇异常，尤其是低密度脂蛋白胆固醇过高。低密度脂蛋白胆固醇也被称为“坏胆固醇”，血液中含有过多的低密度脂蛋白，会沉积于动脉血管壁，再加上其他损害血管内皮因素的共同作用，就会形成粥样斑块。这些斑块就像血管中的“不定时炸弹”，斑块一旦破裂，会导致血栓的形成，从而造成血管狭窄或直接导致急性心梗、中风甚至猝死。因此，低密度脂蛋白胆固醇是目前重要的血脂检测指标。即使总胆固醇水平不是很高而低密度脂蛋白过多，仍应当引起重视。

相反，高密度脂蛋白是一种保护性的脂蛋白，能够防止动脉粥样硬化。因此，如果胆固醇增多仅仅是由于高密度脂蛋白较多引起的，对身体健康并没有影响。

误区二：瘦人不会得高脂血症

在人们的印象中，高血脂往往与肥胖划上约等号，似乎高血脂只是胖人的专利。而那些身材苗条的人容易忽视血脂检查。专家指出，人的血脂水平与体型并无必然联系。

高脂血症分为原发性和继发性。原发性高脂血症与环境及遗传相关。继发性高脂血症则继发于其他疾病，如糖尿病、高血压、肾病综合征、甲状腺功能低下、慢性阻塞性肝病、胰腺炎等。因此，体形瘦的人并不能对高脂血症免疫。

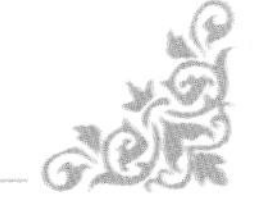

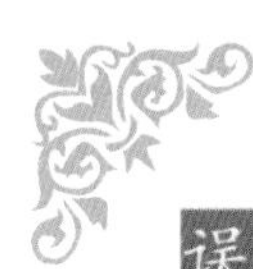

误区三：化验单上无“箭头”就正常

大多数高血脂患者都是在体检验血时发现的，所以很多人都格外关注体检结果中的胆固醇指标，化验单上没有发现“箭头”就觉得安然无事。

其实，一般人群和已患有冠心病、高血压、糖尿病等疾病，或者已经发生过心梗、中风的患者，相应的血脂正常值是不同的。这些人群的血脂目标值要求更严格，应低于血脂化验单上的参考值，即低密度脂蛋白胆固醇(LDL-C) 需低于 2.6 毫摩尔 / 升。

40 岁以上男性、绝经女性、肥胖、有黄色瘤、有血脂异常及心脑血管病家族史的人，其胆固醇指标也不能仅仅参考化验单上的指标，而应该控制得更低一些。且这类人群作为患高脂血症的高危人群，应该每年检测一次血脂。

误区四：没有症状就不必治疗

很多高血脂患者并没有特殊的症状，所以就把血脂异常视作和高血压、糖尿病一样的慢性病，以为短期内不会导致大问题。事实上，高血脂是心脑血管健康的“慢性杀手”。

高脂血症如果长期得不到控制，最容易引发三类疾病：一是心脏疾病，包括心脏动脉硬化、冠心病、心绞痛或者心肌梗死；二是脑血管疾病，主要是脑血管硬化导致脑血栓、脑出血；三是肾脏疾病，肾动脉硬化很容易引发尿毒症。为了预防上述心脑肾疾病的出现，降血脂治疗不可忽视。

误区五：血脂降得越低越好

高血脂对血管潜移默化的危害必须引起重视，但血脂也绝不是降得越低越好。国外有研究发现，血脂过低，肿瘤的发生率会有所增加。因为胆固醇和三酰甘油都是人体必需的营养物质，太多或太少，都不利于健康。

专家指出，低密度脂蛋白胆固醇升高是冠心病等心脑血管病变的主要病因之一。近年来的科学研究结果也一致表明，降低低密度脂蛋白胆固醇能明显减小患冠心病的危险。因此，大多数血脂异常防治指南都主张心血管疾病高危患者的低密度脂蛋白胆固醇（LDL-C）应降至 2.6 毫摩尔 / 升以下。

误区六：夏季饮食清淡就可停药

不少患者觉得，夏季天气炎热，吃得清淡，血脂就不会升高，从而忽略了正常用药。其实，降脂药往往有两方面作用：一是能降低血脂；二是有抗动脉粥样硬化和稳定斑块的作用。动物实验和大规模的临床研究发现，长期使用降脂的他汀类药物可使动脉粥样硬化的斑块体积缩小。

专家指出，调脂、降脂是一个长期的过程，治疗期间除了要调整饮食和增强运动外，降脂药物的增减应该听取医生的意见，不要随意停药。

高脂血症的防治要点

防治高脂血症的措施是综合性的。

首先，要对高脂血症有一个正确的认识。血脂增高对动脉粥样硬化的形成是一个很重要的危险因素，而不一定是一个肯定的病因。所以，对此病不要产生恐惧情绪，避免过分紧张，使心情保持稳定。因为精神紧张本身可使血脂增高。同时，要仔细分析和查找血脂增高的原因，属于继发于其他因素者，必须首先治疗原发疾病和除去原发的因素。

饮食疗法。合理的膳食对防治高脂血症是重要的措施之一。血浆中三酰甘油增高者，应低含糖饮食，重点控制碳水化合物的摄入，并适当补充些植物性蛋白质。避免甜食、糖果、酒等食品，以减少内源性三酰甘油的产生。血浆中胆固醇增高者，应采取低胆固醇、低脂肪饮食，避免如动物内脏、奶油、蛋黄等，也应限制动物脂肪的摄入，适当食用植物油。

如胆固醇和三酰甘油均增高，则应采用低胆固醇、低脂肪饮食和低糖饮食，适量补充些不饱和脂肪酸和蛋白质的食品。

山楂及其制品有活血化瘀、消脂通脉之功；乌龙茶、绿茶、决明子、荷叶、银花等均有降脂作用。可作饮料长期饮用。

增强体育运动。尤其是脑力劳动者和离退休的老年人，要坚持多运动。每日定时、定量的运动，逐渐增加运动量，既可降低血浆中胆固醇和三酰甘油的含量，又可提高高密度脂蛋白的浓度，可增强体质，减低体重，防止动脉硬化的发生、发展。

药物治疗。目前临床上使用的降脂药种类繁多，但尚无一种肯定有效的药物，且副作用不少。所以仅在饮食和运动疗法治疗后，仍不能有效地降低血脂时才试用。一般需要长期服用，但个体对药物疗效与副作用有很大个体差异。因此需在服药开始 1 ～ 3 个月密切观察反应，及时复查血脂、肝肾功能等，以便及时调整剂量或更换药物。当血脂降到正常时可适当减少剂量。总之，对高脂血症患者应长期随访，指导患者饮食、生活、用药，对提高疗效及改善预后均有重要意义。

目前常用的降脂中成药，有绞股蓝总苷片、月见草油、田七降脂丸、大蒜精油是当前治疗高脂血症较为理想的药品。常用的降脂中药有人参、灵芝、何首乌、女贞子、山楂、枸杞子、决明子、大蒜、泽泻、三七、蒲

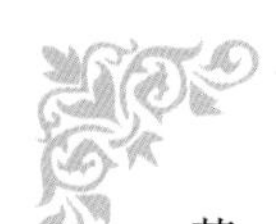

黄、姜黄、冬虫夏草、茵陈、当归、红花、荷叶、海藻、黄连、大黄、苦参、银花、骨碎补等。

对家族性高脂血症患者，只要通过各种综合措施，自身调养和锻炼，也会使症状和体征得到改善。曾有人调查过患有家族性高脂血症患者长寿秘诀是：心胸开阔，经常活动，起居规则，饮食有节。

高血脂饮食五大原则

饮食不节可以导致高血脂及很多相关疾病。患了高血脂，就更得注意吃得明白、吃得健康，讲究以下五大饮食原则：

第一，平衡饮食的原则

生活中，许多高血脂患者完全素食、偏食，这是个误区，对病情的恢复是很不利的。我们从饮食中获得的各种营养素，应该种类齐全，比例适当，如果在2个星期内您所吃的食物没有超过20个品种，说明您的饮食结构有问题。

第二，低脂肪、低胆固醇饮食原则

血液中三酰甘油受饮食影响较大，而胆固醇受饮食的影响相对要小。但长期大量进食高胆固醇的食物如蛋黄、动物内脏、鱼子等，也可以导致高血脂。

第三，低热量饮食原则

有部分高血脂患者体型肥胖，因此，减少总热量是主要的减肥方法，通常是降低体重至标准体重较合适。

第四，低糖饮食原则

糖是人体最重要的热量来源。但需要强调的是，高血脂患者还应限制糖（包括米、面、甜食等）的摄入，因为进食大量糖类，糖代谢增强，又能增加与合成脂肪有关的各种酶的活性，从而使脂肪合成增加。

所以，过多摄入糖类，可使血清极低密度脂蛋白、三酰甘油、低密度脂蛋白等水平升高。这里需要补充一点，控制主食是控制糖类过量摄入的主要方法之一。高血脂患者如原来食量较大，可采用递减法，一日三餐减去50克。逐步将主食控制在250～300克，主食如面、米和一些杂粮可先用。食量必须严格限制，养成吃到七八分饱即可的习惯。对含淀粉过多和极甜的食物如甜薯、糖果、藕粉、果酱、果汁等尽量不吃。

第五，高纤维素饮食原则

纤维素被称为现代人的第七营养素，它可以阻止胆固醇的吸收，降低血液中胆固醇的含量。燕麦是首选食物，每日食用 60 ～ 70 克，总胆固醇至少可降低 5%，使患心脏病的危险下降 10%。其他还有粗杂粮、干豆类、海带、新鲜的蔬菜和水果等。

总之，尽早改善饮食结构，是治疗高血脂的首要步骤，也是调脂药物治疗必不可少的前提。

这些营养成分降血脂有奇效

膳食纤维：降低血脂，预防冠心病

由于膳食纤维中有些成分如果胶可结合胆固醇，木质素可结合胆酸，使其直接从粪便中排出，从而消耗体内的胆固醇来补充胆汁中被消耗的胆固醇，由此降低了胆固醇，从而有预防冠心病的作用。含膳食纤维丰富的蔬菜，有芹菜、韭菜、白菜、萝卜等绿叶蔬菜。

维生素E：降低血脂的一味良药

为微循环活化剂，既可以补充低密度脂蛋白（LDL）氧化过程中体内维生素 E 的丢失，又能增加 LDL 的抗氧化能力，预防动脉粥样硬化的形成，不失为降低血脂的一味良药。植物油、花生、胡桃、白果、莲子、菱角、西瓜子等都含有丰富的维生素 E。

维生素B_2：改善脂肪代谢

有益于降低血脂中的脂肪酸，改善脂肪代谢。其与维生素 C、维生素 E 两者联用，比单纯用一种或者两种联用降脂效果要明显得多。维生素 B_2 存在于奶类、肉、蛋、豆类、谷类、根茎与绿叶蔬菜中，一般成人每日需求量为 1.2 ～ 1.7 毫克。

维生素C：清除自由基

具有很强的抗氧化、清除自由基的作用，可降低血浆 TC，升高 HDL-C，有保护动脉内壁和调节血脂的作用，一般用量每日 150 ～ 600 毫克。辣椒、茼蒿、苦瓜、豆角、菠菜、土豆、韭菜、酸枣、鲜枣、草莓、柑橘、柠檬等含量较多。

维生素B_6：降低胆固醇

通过参与脂肪代谢过程，使亚油酸转变为花生四烯酸以降低胆固醇。要求每日 3 次，每次 50 毫克。肝脏、谷粒、肉、鱼、蛋、豆类及花生中含量较多。

必需脂肪酸：降脂降醇

必需脂肪酸是脂肪酸中的不饱和脂肪酸，为细胞膜的组成部分，必须从食物中供给，有降低血脂、降低血清胆固醇的作用，可减少发生冠心病的危险。植物性食用油含量较丰富，如芝麻油含必需脂肪酸 44.9%，米糠油

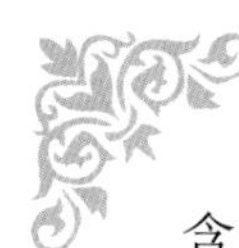

含量为36.3%，玉米油为56.8%，豆油为58.4%，文冠果油为47.3%。

β-胡萝卜素：降低体内胆固醇水平

β-胡萝卜素是一种抗氧化剂，具有解毒作用，是维护人体健康不可缺少的营养素，在抗癌、预防心血管疾病、白内障及抗氧化上有显著的功能，并进而防止老化和衰老引起的多种退化性疾病。绿色蔬菜、甘薯、胡萝卜、菠菜、木瓜、芒果等含量较多。

纤维醇：促进脂肪与胆固醇的新陈代谢

纤维醇能够降低人体内胆固醇的数值，促进肝和其他组织中的脂肪代谢，防止脂肪在肝内积聚。是湿疹、脂肪肝、高胆固醇患者的理想营养素。肝脏、牛心、青豆、香瓜、柚子、葡萄干、小麦胚芽、花生、卷心菜等含量较多。

钾：防治血管硬化

钾可以调节细胞内适宜的渗透压和体液的酸碱平衡，参与细胞内糖和蛋白质的代谢。有助于维持神经健康、心跳规律正常，可以预防中风，并协助肌肉正常收缩。在摄入高钠而导致高血压时，钾具有降血压作用。乳制品、水果、蔬菜、瘦肉、内脏、香蕉、葡萄干等含量较多。

锌：帮助胆固醇下降

促进生长发育，增强细胞免疫功能，促进性功能发育，促进维生素A的吸收，稳定血糖，帮助胆固醇下降，帮助伤口愈合，参与蛋白质的合成与修补。紫菜、海带、虾、蟹、牡蛎、牛肉、豆类、乳制品、蘑菇、花生、南瓜子等含量较多。

铜：是机体内蛋白质和酶的重要组分

铜与人体健康关系密切。研究表明，缺铜会导致血浆胆固醇升高，增加动脉粥样硬化的危险，因而是引发冠状动脉心脏病的重要因素。科学家还发现，营养性贫血、白癜风、骨质疏松症、胃癌及食道癌等疾病的产生也都与人体缺铜有关。食物中铜的丰富来源有口蘑、海米、红茶、花茶、砖茶、榛子、葵花子、芝麻酱、西瓜子、绿茶、核桃、黑胡椒、可可、肝等。

铬：控制胆固醇浓度

铬作为一种必要的微量营养元素在所有胰岛素调节活动中起重要作用，它能帮助胰岛素促进葡萄糖进入细胞内的效率，是重要的血糖调节剂。在血糖调节方面，特别是对糖尿病患者而言有着重要的作用。它有助于生长发育，并对血液中的胆固醇浓度也有控制作用，缺乏时可能会导致心脏疾病。小麦、花生、蘑菇、胡椒、动物的肝脏、牛肉、鸡蛋、红糖、乳制品等含量较多。

第二章

享受美味，平稳降血脂

第一节　可降脂的美味鲜蔬

黄瓜

降低血脂的食疗良蔬

别　　名　胡瓜、刺瓜、青瓜。

性味归经　性凉，味甘；归脾、胃、大肠经。

建议食用量　每天约100～500克。

营养成分

蛋白质、糖类、维生素 B_2、维生素 C、维生素 E、胡萝卜素、烟酸、钙、磷、铁等。

降脂功效

黄瓜含纤维素，可以增进肠道排出食物废渣，并且能够减少胆固醇的吸收。黄瓜里还包含丙醇二酸，可以抑制身体内糖类转变成脂肪，有减肥与调整脂质代谢的作用。患有高血脂并且体重超重的人，多食黄瓜非常有好处。

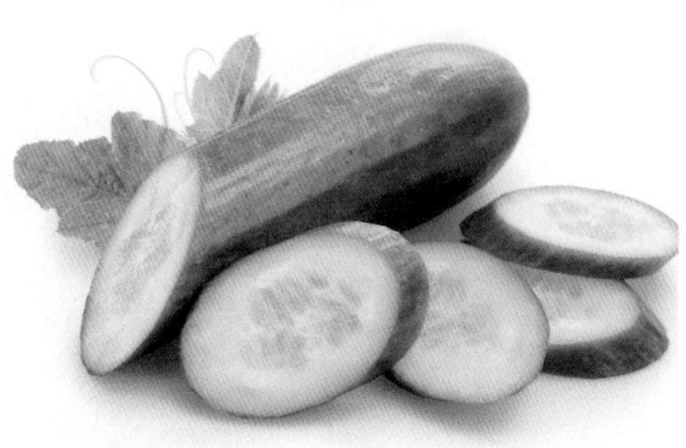

食用功效

黄瓜是低热量的美容减肥食品。黄瓜中的黄瓜酶有很强的生物活性，能有效地促进人体的新陈代谢，用黄瓜捣汁涂擦皮肤，有润肤、舒展皱纹的功效；黄瓜中所含的丙氨酸、精氨酸和谷氨酰胺对肝脏病人，特别是对酒精性肝硬化患者有一定辅助治疗作用，可预防酒精中毒；黄瓜中所含的葡萄糖苷、果糖等不参与通常的糖代谢，故糖尿病患者以黄瓜代替淀粉类食物充饥，血糖非但不会升高，甚至会降低。

养生食谱

◆ 黄瓜汁

主　料：黄瓜2根。

做　法：

1. 黄瓜洗净后削掉外皮，切段。
2. 将黄瓜段放进榨汁机打成汁，煮沸、晾温即可。

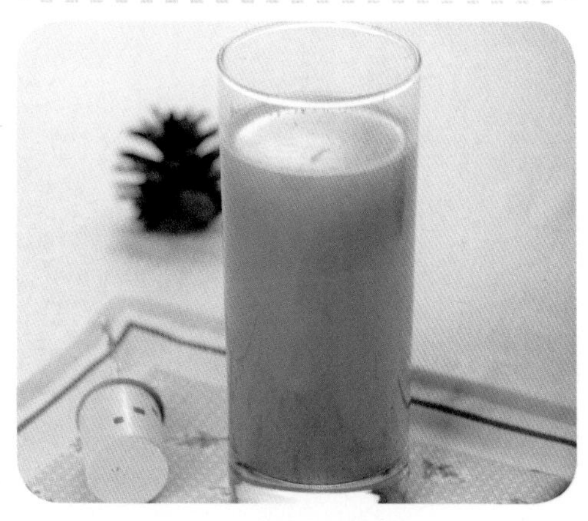

芹菜

促进胆固醇排泄，降脂降压

别　　名　旱芹、药芹、香芹、蒲芹。

性味归经　性凉，味甘辛，无毒；归肺、胃、肝经。

建议食用量　每餐50克。

营养成分

膳食纤维素、多类维生素、蛋白质、脂肪、糖类和磷、钙、铁和芫荽苷、挥发油、亚油酸、甘露醇、肌醇等。

降脂功效

芹菜中亚油酸的含量为9.21%，具有重要的生理功能和活性，可降血脂，预防动脉硬化。芹菜含有丰富的维生素和矿物质，芹菜含有较多的粗纤维，能增强胃肠蠕动，有很好的通便作用，能帮助排除肠道中多余的脂肪。研究证实，经常食用芹菜的人，体内胆固醇的含量显著下降，而且还能明显地降低血压。

黄金搭配

芹菜＋红枣

芹菜、红枣都含丰富的铁，二者搭配煮汤食用，有滋润皮肤、抗衰老、养血养精的作用。

食用功效

芹菜含有利尿成分，可利尿消肿。芹菜是高纤维食物，它经肠内消化作用生成木质素，高浓度时可抑制肠内细菌产生致癌物质，还可加快粪便在肠内的运转时间，减少致癌物与结肠黏膜的接触，达到预防结肠癌的目的。芹菜叶含铁量较高，能补充女性经血的损失，食之能避免皮肤苍白、干燥、面色无华，而且可使目光有神，头发黑亮。

饮食宜忌

宜食：特别适合高血压和动脉硬化的患者。

忌食：高血糖、缺铁性贫血患者、经期妇女、成年男性，脾胃虚寒者慎食；血压偏低者慎用；拟生育的男性应注意适量少食。

降脂良方

取鲜芹菜下段茎60克，大枣30克，水煎，日服2次，连服1个月，有降血压和降低胆固醇的作用。高血压、冠心病、胆固醇过高等病人均可饮用。

经典论述

《随息居饮食谱》：“清胃涤热，祛风，利口齿咽喉头目。”

养生食谱

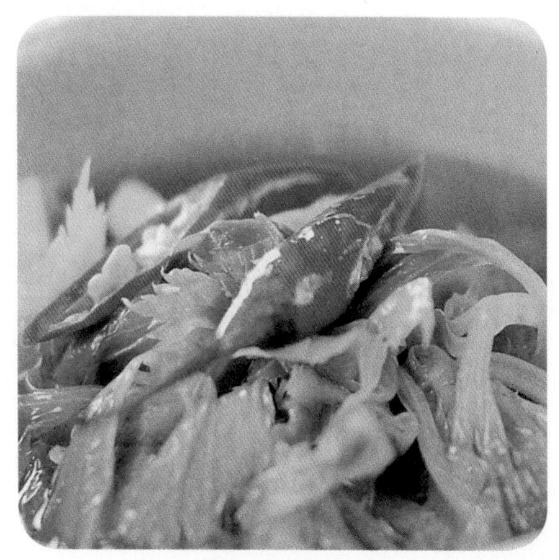

◆ 降压西芹丝

主　料： 西芹300克。

辅　料： 红椒20克。

调　料： 盐2克，味精2克，香油1克。

做　法：

1. 将西芹清洗干净，去筋膜，切成丝，焯水。

2. 焯水后马上放入凉水中冲凉，取出，沥干水分。

3. 红椒洗净切成丝与西芹丝一起加盐、味精、香油拌匀即可。

◆ 辣汁芹菜叶汤

主　料： 芹菜叶100克。

辅　料： 红辣椒2个。

调　料： 辣酱10克，盐5克，味精少许，蚝油20克，葱末、姜末各适量。

做　法：

1. 芹菜叶洗净；红辣椒去蒂、籽，洗净，切节。

2. 将辣酱10克、盐5克、味精少许、蚝油20克倒入碗中，兑成酱汁待用。

3. 锅中倒入适量水烧开，加入酱汁、葱末、姜末煮开，下入芹菜叶、辣椒节煮开即可。

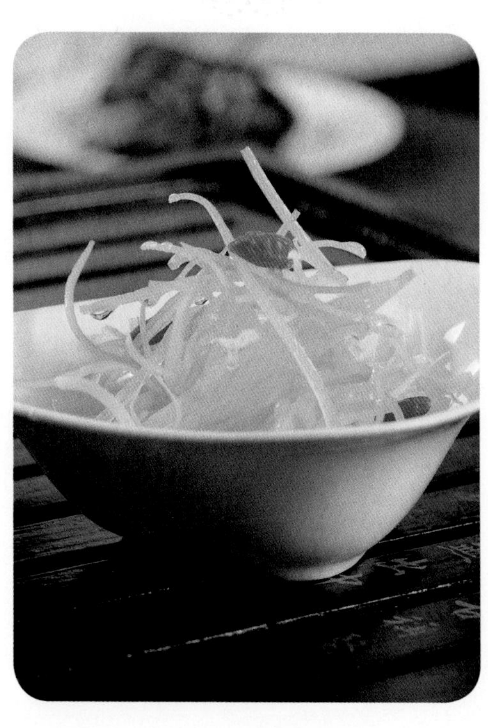

菜花

防止心脏病与脑卒中

别　　名　花椰菜、花甘蓝、洋花菜、球花甘蓝、西兰花。

性味归经　性平，味甘；归肾、脾、胃经。

建议食用量　每餐100～200克。

营养成分

蛋白质、脂肪、碳水化合物、食物纤维、多种维生素和钙、磷、铁等矿物质。

降脂功效

菜花有白、绿两种，绿色的也叫西兰花。两者的营养价值基本相同，菜花热量低，食物纤维含量很高，还含有丰富的维生素和矿物质，菜花含类黄酮较多，而类黄酮是一种良好的血管清理剂，能有效地清除血管上沉积的胆固醇，还能防止血小板的凝集，减少心脏病的发生。因此它又被称为“天赐的良药”。

饮食宝典

菜花吃的时候要多嚼几次，这样才更有利于营养的吸收。菜花焯水后，应放入凉开水内过凉，捞出、沥净水后再食用。烹调时烧煮和加盐时间不宜过长，以免丧失和破坏营养成分。

食用功效

菜花含有抗氧化防癌症的微量元素，长期食用可以减少乳腺癌、直肠癌及胃癌等癌症的发病概率。据美国癌症协会报道，众多蔬菜水果中，十字花科的菜花和大白菜的抗癌效果最好。

丰富的维生素 K：有些人的皮肤一旦受到小小的碰撞和伤害就会变得青一块紫一块的，这是因为体内缺乏维生素 K 的缘故，补充的最佳途径就是多吃菜花。

丰富的维生素 C：菜花中的维生素 C 含量较高，能够增强肝脏解毒能力，并能提高机体的免疫力，防止感冒和维生素 C 缺乏病的发生。

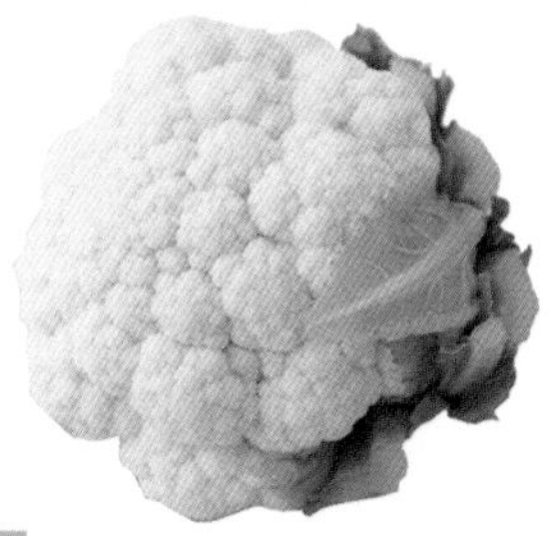

黄金搭配

菜花＋西红柿

西红柿和菜花都能清理血液中的杂质，此搭配能有效地净化血液、增强抗病毒能力，预防心血管疾病。

菜花＋鸡肉

鸡肉有填精补髓、活血调经的功效，和菜花同食，对预防乳腺癌等有一定的功效。

养生食谱

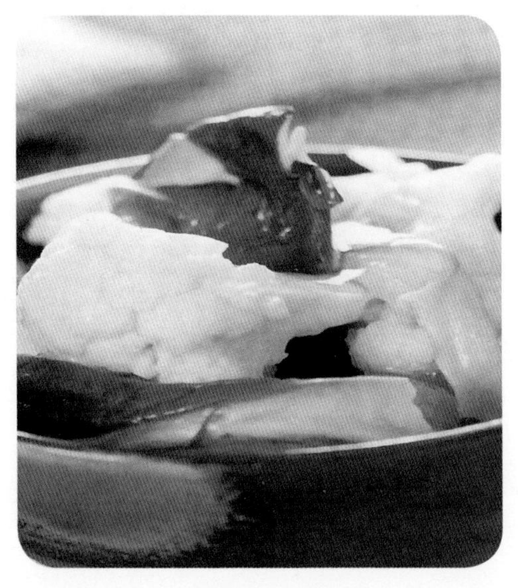

◆ 菜花汁

主　料：西兰花半棵。

做　法：

1. 菜花洗净，切成小块，放入开水中焯一下。

2. 将焯熟的菜花放入榨汁机中，加适量凉开水，搅打即可。

功　效：防癌抗癌，阻止病变细胞形成，抗动脉硬化。

◆ 蘑菇烧菜花

主　料：菜花300克，蘑菇200克。

调　料：食用油、葱丝、姜丝、盐、味精、水淀粉、香油各适量。

做　法：

1. 菜花掰成小朵，洗净；蘑菇洗净，切片备用。

2. 炒锅里倒油烧热，爆香葱丝、姜丝，加入菜花，添少量汤烧开，放入蘑菇片，加盐、味精调味，翻炒至熟，用水淀粉勾芡，淋上香油即可。

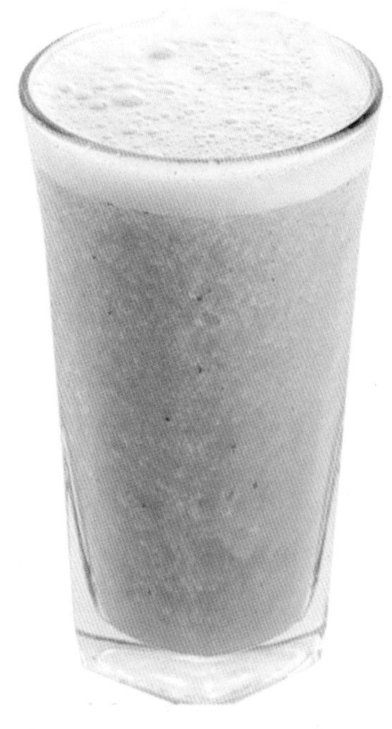

香菇

防止动脉粥样硬化

别　　名　香蕈、香信、厚菇、花菇、冬菇。

性味归经　性平，味甘；归脾、胃经。

建议食用量　每餐约50克。

营养成分

蛋白质、脂肪、碳水化合物、叶酸、膳食纤维、核黄素、烟酸、维生素C、钙、磷、钾、钠、镁、铁等。

降脂功效

香菇里面含有一种十分特别的酸性成分，能够有效地降低血脂和胆固醇，香菇中还含有丰富的膳食纤维，可以促进肠胃的蠕动，帮助身体清除垃圾，预防排便不畅等症状。香菇中含有嘌呤、胆碱、酪氨酸、氧化酶以及某些核酸物质，能起到降血压、降胆固醇、降血脂的作用，可预防动脉硬化、肝硬化等疾病。

黄金搭配

香菇 + 木瓜

木瓜中含有木瓜蛋白酶和脂肪酶，与香菇同食具有降压减脂的作用。

香菇 + 豆腐

香菇与豆腐搭配，具有健脾养胃、增加食欲的功效。

食用功效

香菇营养丰富，具备多种养生功效。香菇菌盖部分含有双链结构的核糖核酸，进入人体后，会产生具有抗癌作用的干扰素；香菇对糖尿病、肺结核、传染性肝炎、神经炎等疾病的治疗有益；还可用于消化不良、便秘等病症。

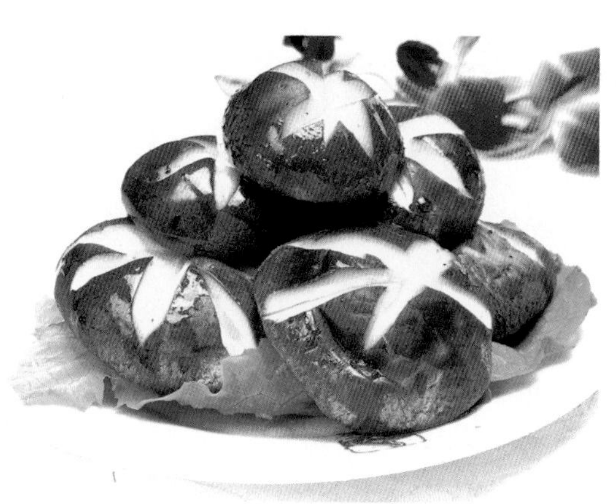

食用宜忌

香菇适合贫血者、抵抗力低下者和高血脂、高血压、动脉硬化、糖尿病、癌症、肾炎患者食用。正常人亦可经常选用。

经典论述

1.《本草求真》:“香蕈味甘性平，大能益胃助食，及理小便不禁。”

2.《医林纂要》:“可托痘毒。”

3.《现代实用中药》:“为补偿维生素D的要剂，预防佝偻病，并治贫血。”

养生食谱

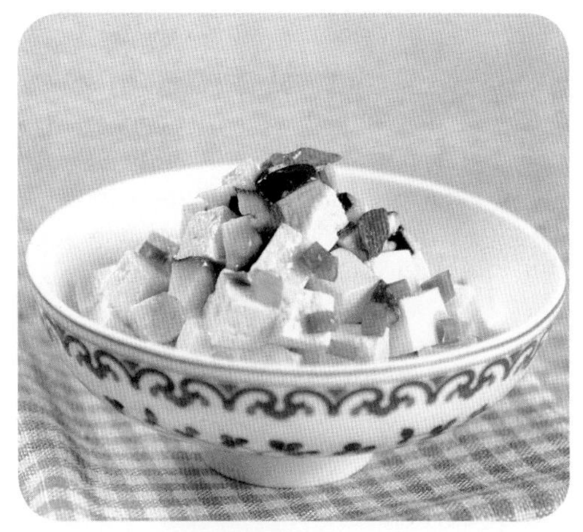

◆ 香菇豆腐

主　料：香菇150克。

辅　料：豆腐150克，清汤100克，葱5克，姜5克。

调　料：盐2克，香油3克，鸡粉2克，胡椒粉适量。

做　法：

1. 将鲜香菇洗净去根，加葱、姜、清汤煮熟捞出，切成粒备用。

2. 豆腐切成方块，加盐、鸡粉、清汤煨入味。

3. 香菇粒加盐、鸡粉、胡椒粉、香油调好味，撒在豆腐上即可。

◆ 冬菇烧白菜

主　料：白菜200克，冬菇30克。

调　料：盐、植物油、葱、姜、高汤各适量。

做　法：

1. 冬菇用温水泡发，去蒂，洗净；白菜洗净，切成段；葱、姜分别洗净，切成末。

2. 锅置火上，放适量植物油烧热后，下葱末、姜末爆香，再放入白菜段炒至半熟后，放入冬菇和高汤，转中火炖至软烂，加盐调味即可。

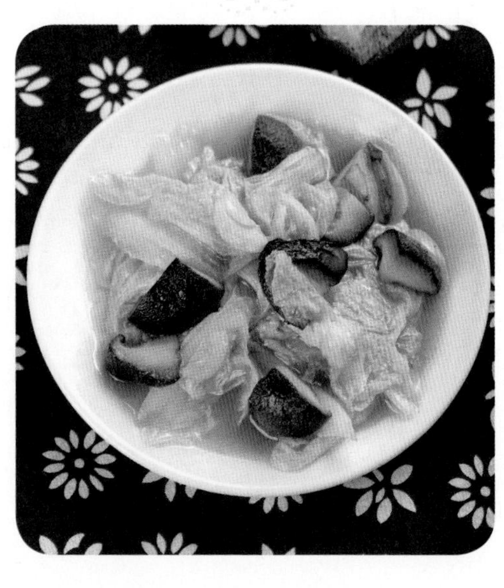

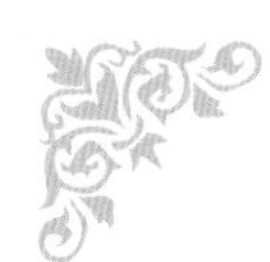

洋葱

降低血液黏稠度

别　　名 洋葱头、玉葱、圆葱、球葱、葱头。

性味归经 性温，味甘、微辛；归肝、脾、胃、肺经。

建议食用量 每餐50~100克。

营养成分

蛋白质、粗纤维、糖类、维生素A、维生素B、维生素C、磷、钙、铁，及多类氨基酸与咖啡酸、柠檬酸、槲皮酸、苹果酸等。

降脂功效

洋葱含有的二烯丙基二硫化物及硫氨基酸有预防血管硬化及降低血脂的功效。高血脂患者经常食用洋葱，体内的胆固醇、三酰甘油和脂蛋白水平均会明显下降。常吃洋葱可以防止血脂代谢紊乱，长期稳定血压，改善血管硬化。

黄金搭配

洋葱+鸡蛋

提高人体对维生素C和维生素E的吸收率。

洋葱+苦瓜

两者同食提高机体的免疫力。

食用功效

洋葱不含脂肪，其精油中含有可降低胆固醇的含硫化合物的混合物，可用于治疗消化不良、食欲不振、食积内停等症。洋葱既有对抗人体内儿茶酚胺等升压物质的作用，又能促进钠盐的排泄，从而使血压下降。经常食用对高血压、高血脂等心脑血管病患者都有保健作用。

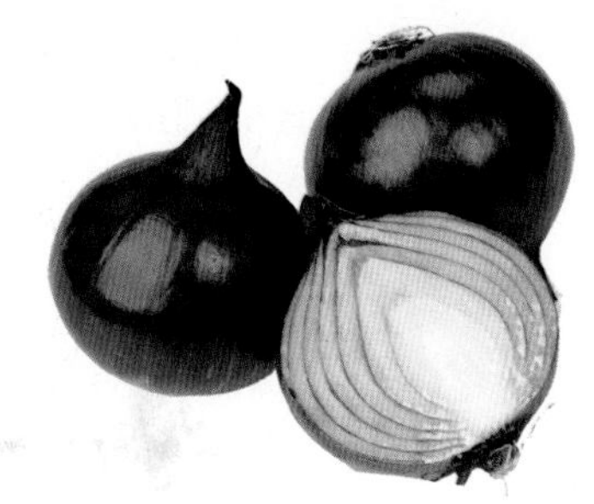

食用宜忌

洋葱不可过量食用，因为它易产生挥发性气体，过量食用会导致胀气和排气过多，给人造成不快。

小贴士

根据皮色，洋葱可分为白皮、黄皮和紫皮三种。从营养价值的角度评估，紫皮洋葱的营养更好一些。这是因为紫皮洋葱相对于其他两个品种的洋葱味道更辛辣，这就意味着其含有更多的蒜素。此外，紫皮洋葱的紫皮部分含有更多的槲皮素。

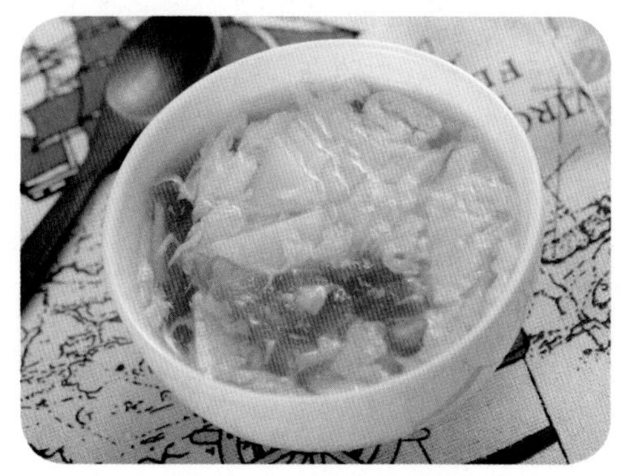

◆ 西红柿洋葱鸡蛋汤

主　料：西红柿、洋葱各50克，鸡蛋1个。

调　料：海带清汤、盐、白糖、酱油各适量。

做　法：

1. 将西红柿洗净，焯烫后去皮，切块；洋葱洗净，切碎；鸡蛋打散，搅拌均匀。

2. 锅置火上，放入海带清汤，大火煮沸后加入洋葱、酱油，转中火。再次煮沸后加入西红柿，转小火煮2分钟。

3. 待锅里的西红柿和洋葱汤煮沸后，加入蛋液，搅拌均匀，加盐、白糖调味即可。

功　效：健胃消食，可降脂降压，防止血栓的发生。

◆ 洋葱炒湖虾

主　料：小湖虾200克。

辅　料：洋葱丝30克，香菜20克。

调　料：盐5克，鸡粉3克，香油3克，料酒5克，胡椒粉、植物油各适量。

做　法：

1. 小湖虾清洗干净，洋葱改刀成丝，香菜洗净切段。

2. 将小湖虾拍干淀粉炸成金黄色，控油。

3. 锅内留底油煸香葱头，放入炸好的小湖虾烹料酒加盐、鸡粉、胡椒粉翻炒几下，入味后撒香菜即可。

功　效：降脂减肥。

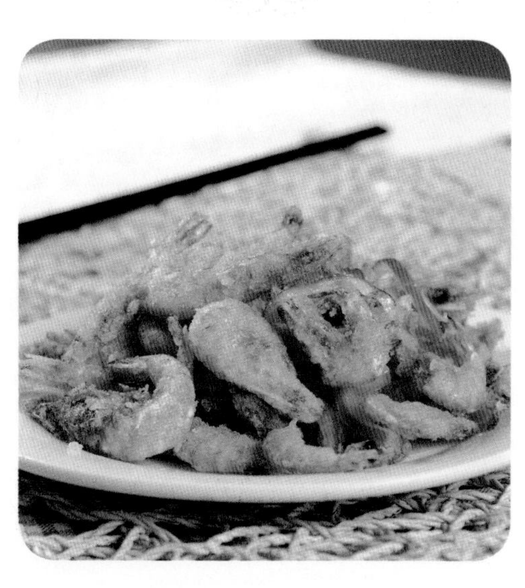

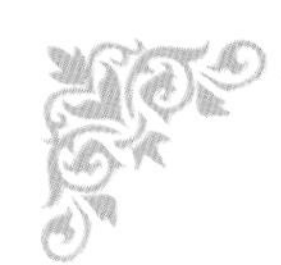

黑木耳

防治动脉粥样硬化

别　　名　木耳、云耳、桑耳、松耳、中国黑真菌。

性味归经　性平，味甘；归胃、大肠经。

建议食用量　干木耳每餐约5克，泡发木耳每餐约50克。

营养成分

蛋白质、脂肪、碳水化合物、粗纤维、维生素 B_1、维生素 B_2、烟酸、钙、铁等。

降脂功效

黑木耳有抗血小板聚集、降低血脂与阻止胆固醇沉积的功效，与此同时，还发现黑木耳有抗脂质过氧化作用。脂质过氧化和衰老有紧密的关系。因此，老人常吃黑木耳，能够防治高脂血症、动脉硬化与冠心病，并且可以益寿延年。

降脂良方

白木耳、黑木耳各 10 克，冰糖 5 克。黑、白木耳温水泡发，放入小碗加水、冰糖，置蒸锅中蒸一小时，即可饮汤吃木耳。有滋阴润肺、凉血止血、益气的功效。

食用功效

黑木耳中含有丰富的纤维素和一种特殊的植物胶原，这两种物质能够促进胃肠蠕动，防止便秘，有利于体内大便中有毒物质的及时清除和排出，并且对胆结石、肾结石等内源性异物有一定的化解功能。

常吃黑木耳能养血驻颜，令人肌肤红润，并可防治缺铁性贫血；黑木耳中的胶质可把残留在人体消化道内的灰尘、杂质吸附起来排出体外，从而起到清胃涤肠的作用；黑木耳还含有抗肿瘤活性物质，能增强人体免疫力，经常食用可防癌抗癌。

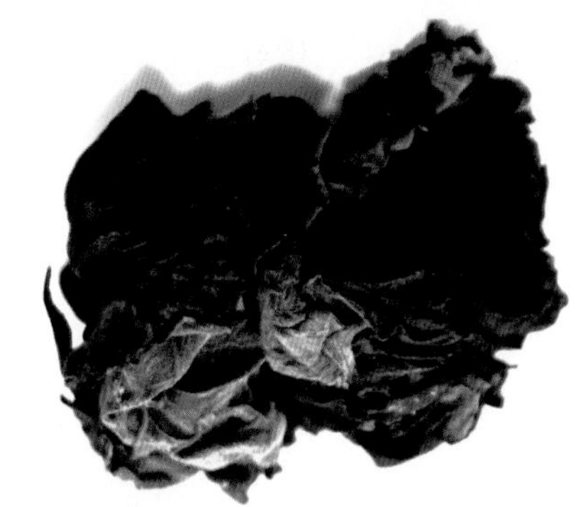

食用宜忌

鲜黑木耳含有一种叫卟啉的光感物质，人食用未经处理的鲜黑木耳后经太阳照射可引起皮肤瘙痒、水肿，严重的可致皮肤坏死。干黑木耳是经暴晒处理的成品，在暴晒过程中会分解大部分卟啉，而在食用前，干黑木耳又经水浸泡，其中含有的剩余卟啉会溶于水，因而水发的干黑木耳可安全食用。

养生食谱

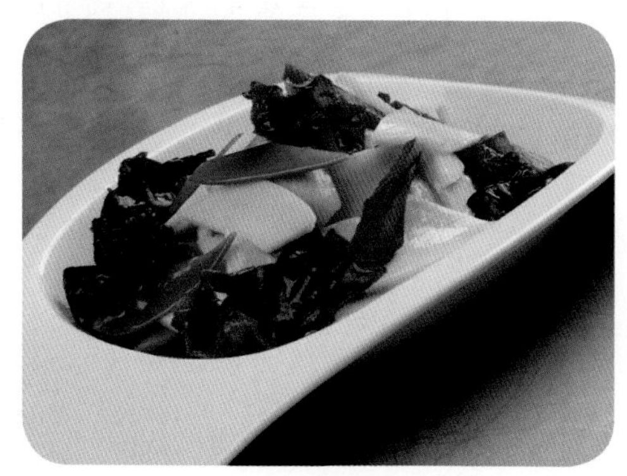

◆ 木耳茭白

主　料： 茭白250克，水发木耳100克。

辅　料： 泡辣椒碎5克，蒜、姜、葱、盐、胡椒粉、味精、淀粉、植物油各适量。

做　法：

1. 茭白切成长4厘米的薄片，木耳洗净，葱、姜、蒜、泡辣椒切碎；将盐、胡椒粉、味精、鲜汤加淀粉调成咸鲜芡汁。

2. 锅里放油烧热，把泡辣椒碎、姜片、蒜片炒香，再倒入茭白片、木耳翻炒至断生，淋入芡汁，撒上葱花即可。

功　效： 补血，降脂降压。

◆ 凉拌核桃黑木耳

主　料： 黑木耳150克，核桃碎50克。

辅　料： 红绿辣椒适量。

调　料： 姜、蒜、调味料各适量。

做　法：

1. 黑木耳洗净撕小块，红绿辣椒切丝，姜蒜切末。

2. 黑木耳、红绿辣椒丝焯水，备用。

3. 核桃碎用小火炒香。

4. 碗中放入黑木耳、红绿辣椒丝、核桃碎和姜、蒜末，加入调味料拌匀。

功　效： 降脂降压。适合心脑血管疾病、结石症患者，特别适合缺铁的人士食用。

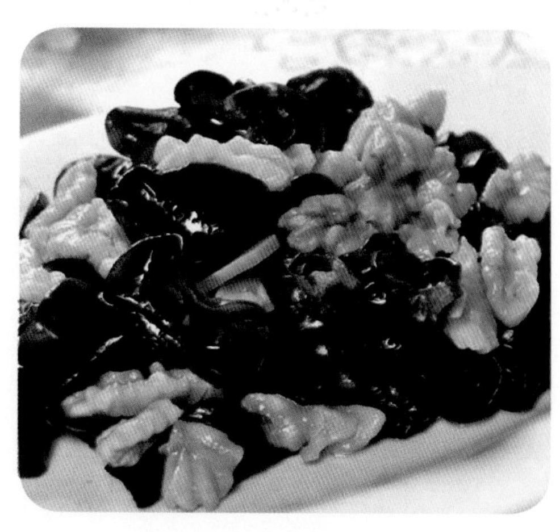

韭菜

降低血清胆固醇，益于高血脂和冠心病

别　　名　草钟乳、杜阳草。

性味归经　性温，味甘、辛、咸；归肝、胃、肾经。

建议食用量　每次50～100克。

营养成分

膳食纤维素、挥发性精油、含硫化合物、胡萝卜素、维生素C、蛋白质、脂肪、糖类、磷、钙、铁、维生素B_1、维生素B_3、维生素PP等。

降脂功效

韭菜中含有丰富的纤维素和膳食纤维，能促进肠胃蠕动，能排出肠道中过多的脂肪和毒素，减少胆固醇的吸收；具有降血脂的作用，可有效地减少内脏脂肪的堆积。

黄金搭配

韭菜＋鸡蛋

韭菜与鸡蛋可补肾，对痔疮及胃病有一定的疗效。

经典论述

《日华子本草》：“止泄精尿血，暖腰膝，除心腹痼冷、胸中痹冷、痃癖气及腹痛等。”

食用功效

韭菜具有健胃、提神、行气活血、散瘀止疼、温补肝肾、助阳固精、增进肠蠕动和降低血压、降低血脂、降低胆固醇、止遗、止嗝、止血功能，对预防治疗胸脘隐痛、痔疮、便秘、脱肛、高血压、高血脂、心脏病、男子阳痿遗精、女性子宫脱垂、小儿尿床、误吞金属器物等，有比较好的食疗作用。

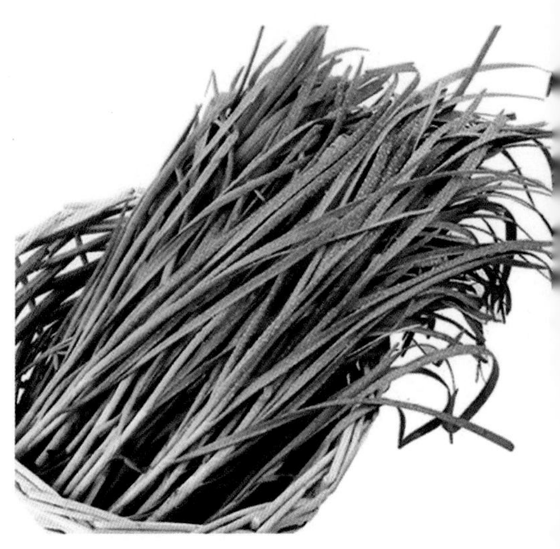

食用宜忌

宜食：适宜便秘、产后乳汁不足女性、寒性体质等人群。

忌食：阴虚内热及疮疡、目疾患者均忌食。另外，韭菜忌过夜食用，且忌生食。

韭菜忌蜂蜜，韭菜含有丰富的维生素C，容易被蜂蜜中的矿物质铜、铁等离子氧化而破坏。

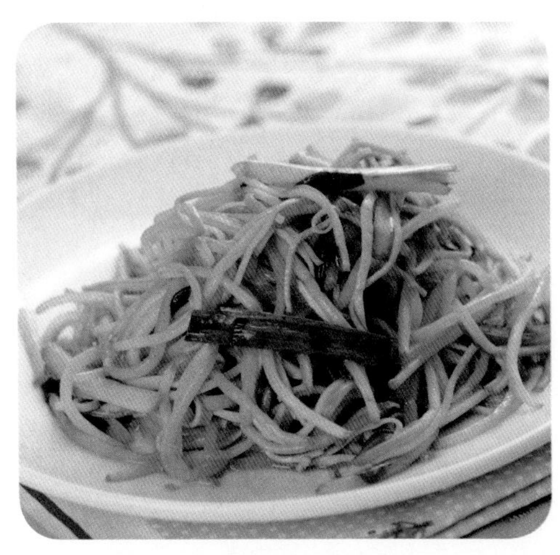

◆ 炒三丝

主　料：豆腐丝、韭菜、绿豆芽各100克。

调　料：盐、味精、植物油各适量。

做　法：

1. 绿豆芽洗净；韭菜洗净，切段备用。

2. 锅置火上，加入适量油烧热，倒入豆腐丝，迅速用菜勺搅开，放入绿豆芽煸炒一会儿，再放入韭菜段翻炒，加入盐、味精翻炒匀透，装盘即可。

功　效：补血，降脂降压。

◆ 韭菜炒鸡蛋

主　料：韭菜150克，鸡蛋3个，彩椒20克。

调　料：花生油15克，盐5克。

做　法：

1. 将韭菜洗净切成段，鸡蛋打散，彩椒洗净切成丝。

2. 锅内烧油，下入打散的鸡蛋，用小火炒至蛋五成熟。

3. 然后加入韭菜段、彩椒丝，调入盐，再用小火炒熟即可。

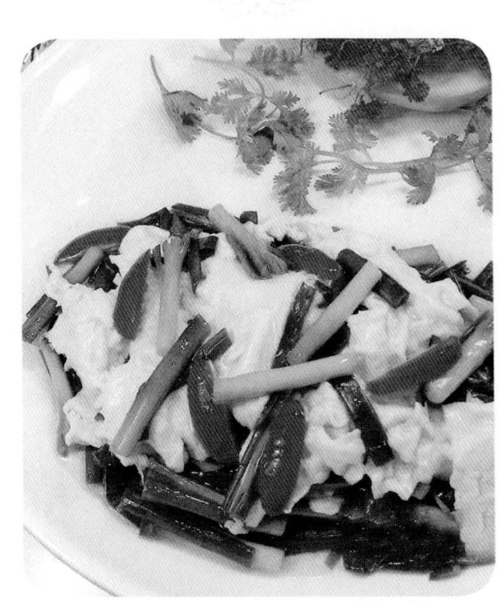

冬瓜

祛除体内多余脂肪

别　　名　白瓜、枕瓜、东瓜。

性味归经　性凉，味甘；归肺、大肠、小肠、膀胱经。

建议食用量　建议食用量100～500克。

营养成分

蛋白质、糖、粗纤维、灰分、钙、磷、铁、胡萝卜素、硫胺素、核黄素、烟酸、维生素C等。

降脂功效

冬瓜中所含的丙醇二酸，能抑制糖类转化为脂肪，烟酸能够降低血中胆固醇的含量，加之冬瓜本身含脂肪少，热量不高，对于防止人体发胖非常有益。

降脂良方

冬瓜连皮，每日30～60克，煎汤当茶分数次饮服，连服1～3个月。冬瓜是瓜蔬中唯一不含脂肪的，所含的丙醇二酸可抑制糖类转化为脂肪，有防止体内脂肪堆积、血脂增高作用，可减体重，降血脂。也可与赤豆同煮服食。

黄金搭配

冬瓜＋红枣

常食可消除体内多余脂肪，具有减肥降脂的作用。

食用功效

冬瓜维生素中以抗坏血酸、硫胺素、核黄素及烟酸含量较高，具防治癌症效果的维生素B_1，在冬瓜子中含量相当丰富；矿质元素有钾、钠、钙、铁、锌、铜、磷、硒8种，其中含钾量显著高于含钠量，属典型的高钾低钠型蔬菜，对需进食低钠盐食物的肾脏病、高血压、浮肿病患者大有益处，其中元素硒还具有抗癌等多种功能；含有除色氨酸外的8种人体必需氨基酸，谷氨酸和天门冬氨酸含量较高，还含有鸟氨酸和y-氨基丁酸以及儿童特需的组氨酸；冬瓜不含脂肪，膳食纤维高达0.8%，营养丰富而且结构合理，营养质量指数计算表明，冬瓜为有益健康的优质食物。

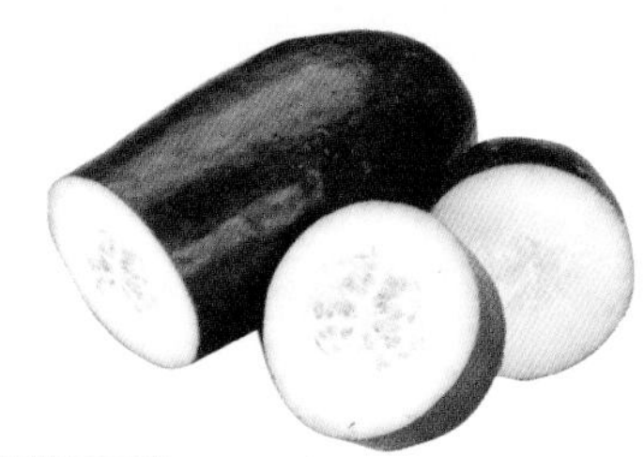

饮食宝典

将冬瓜子晒干研细末，调入牛奶、豆浆或其他食品中，每日早晚各服1次，每次6～10克，连续服食2个月，可令皮肤白皙、细腻光滑，起到延缓衰老之功效。

经典论述

《名医别录》：“主治小腹水胀，利小便止渴。”

养生食谱

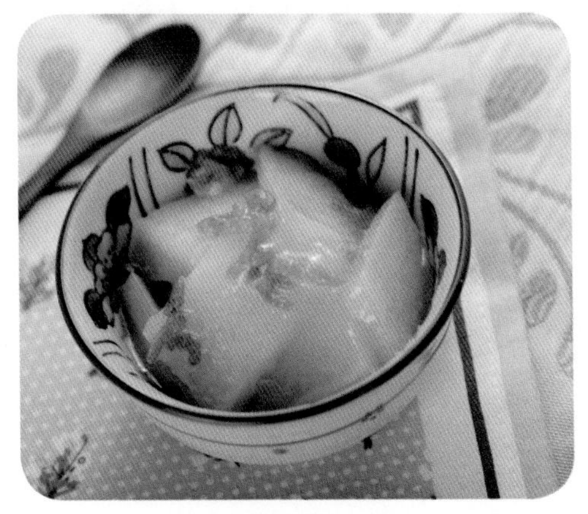

◆ 海米冬瓜

主　料：冬瓜350克。

辅　料：海米15克。

调　料：葱姜5克，盐4克，鸡粉3克，水淀粉20克，香油2克，料酒、胡椒粉各适量。

做　法：

1. 将冬瓜去皮改刀成长5厘米的条。

2. 海米用水泡发好。

3. 锅内放入少许油放入葱姜海米煸香放冬瓜烹料酒、盐、鸡粉、胡椒粉加少许水调好味炖至冬瓜软烂汤汁浓稠后，勾少许芡淋香油即可。

◆ 清蒸冬瓜盅

主　料：冬瓜200克。

辅　料：熟冬笋、水发冬菇、蘑菇各40克，彩椒20克。

调　料：香油、料酒、酱油、味精、白糖、淀粉各适量。

做　法：

1. 将冬瓜选肉厚处用圆槽刀捅出14个圆柱形，焯水后抹香油待用。

2. 冬菇、蘑菇洗净，冬笋去皮，各切碎末；锅置火上，下6成热油中煸炒，再加料酒、酱油、白糖、味精、冬菇汤，烧开后勾厚芡，冷后成馅。

3. 冬瓜柱掏空填上馅，放盘中，上笼蒸10分钟取出装盘，盘中汤汁烧开调好味后勾芡，浇在冬瓜盅上即可。

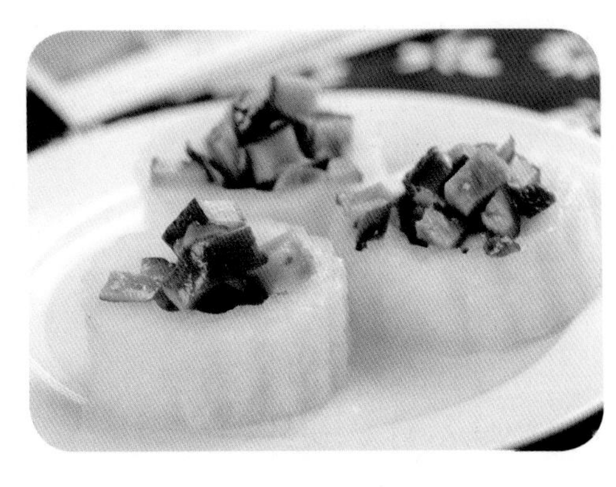

胡萝卜

溶解脂肪降血脂

别　　名　红萝卜、黄萝卜、金笋、丁香萝卜、药萝卜。

性味归经　性平，味甘；归肺、脾、肝经。

建议食用量　每次100～200克。

营养成分

糖类、蛋白质、脂肪、挥发油、胡萝卜素、维生素A、维生素B_1、维生素B_2、花青素、钙、铁、磷、槲皮素、木质素、干扰素诱生剂等。

降脂功效

胡萝卜含果胶酸钙，它能与胆汁酸结合从大便中排出。身体要产生胆汁酸需用血液中的胆固醇，至使血液中胆固醇的水平降低，从而能预防冠状动脉硬化、中风的发生。胡萝卜还含有降糖物质，是糖尿病人的良好食品，其所含的某些成分，如槲皮素、山柰酚能增加冠状动脉血流量，降低血脂，促进肾上腺素的合成，还有降压，强心作用，是高血压、冠心病患者的食疗佳品。

经典论述

《医林纂要》："胡萝卜，甘补辛润，故壮阳暖下，功用似蛇床子。"

食用功效

胡萝卜含有大量胡萝卜素，有补肝明目的作用，可治疗夜盲症；胡萝卜含有植物纤维，吸水性强，在肠道中体积容易膨胀，是肠道中的"充盈物质"，可加强肠道的蠕动，从而利膈宽肠，通便防癌；胡萝卜素摄入人体消化器官后，可以转化为维生素A，是骨骼正常生长发育的必需物质，有助于细胞增殖与生长，对促进婴幼儿的生长发育具有重要意义；胡萝卜中的木质素也能提高人体免疫机制，间接消灭癌细胞。

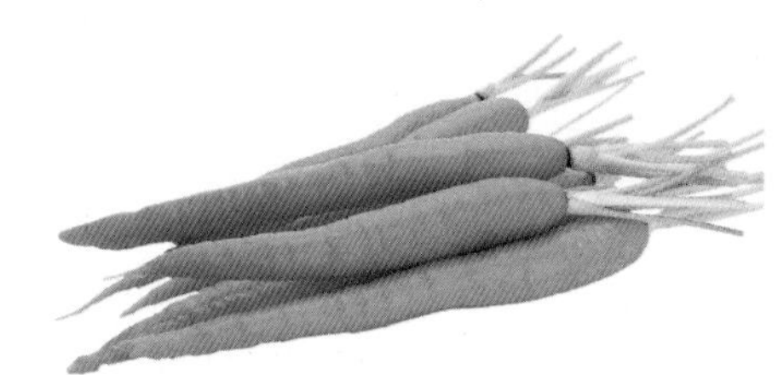

食用宜忌

胡萝卜适宜高血压、夜盲症、干眼症患者以及营养不良、食欲不振者、皮肤粗糙者食用。

胡萝卜最好炒熟后食用，因为胡萝卜中所含的是脂溶性的维生素，与油混合后有利于吸收。

黄金搭配

胡萝卜＋肉类

胡萝卜还宜与肉类搭配，可以促进人体吸收胡萝卜素。胡萝卜宜与黄芪搭配做药用。

养生食谱

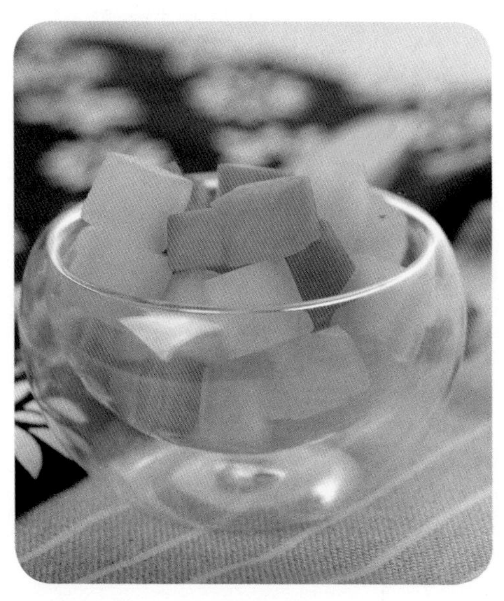

◆ 胡萝卜小米粥

主　料： 小米100克，胡萝卜100克，矿泉水适量。

做　法：

1. 小米洗净，胡萝卜去皮切丝。

2. 把水烧开加入小米和胡萝卜丝同煮15分钟，小米软糯即可。

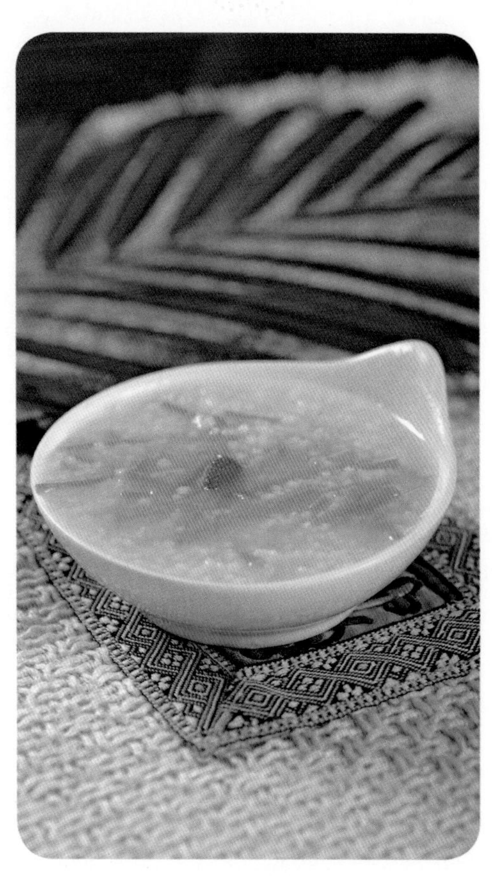

◆ 胡萝卜拌莴笋

主　料： 胡萝卜200克，莴笋100克。

调　料： 盐、香油各适量。

做　法：

1. 胡萝卜去皮，洗净，切片；莴笋洗净，切片。

2. 锅置火上，放入适量水煮沸后，下入胡萝卜片和莴笋片焯熟，捞出，沥干水分。

3. 将胡萝卜片和莴笋片放入碗内加盐、香油拌匀即可。

南瓜

防止血脂升高和动脉硬化

别　　名　麦瓜、番瓜、倭瓜、金瓜、伏瓜、饭瓜、北瓜。

性味归经　性温，味甘；归脾、胃经。

建议食用量　每次200～500克。

营养成分

蛋白质、膳食纤维、碳水化合物、烟酸、维生素C、氨基酸、活性蛋白、胡萝卜素、维生素A、钙、钾、磷、镁、铁、铜、锰、铬、硼等。

降脂功效

南瓜中的果胶能调节胃内食物的吸收速率，使糖类吸收减慢，可溶性纤维素能推迟胃内食物的排空，控制饭后血糖上升。果胶还能和体内多余的胆固醇结合在一起，使胆固醇吸收减少，血胆固醇浓度下降。

黄金搭配

南瓜＋小米

两者搭配食用具有补中益气、健脾益胃的功效。对脾胃虚弱、气短倦怠等症有很好的辅助食疗的作用。

南瓜＋杏仁

两者搭配食用具有润肠通便、降脂减肥的食疗效果。

食用功效

南瓜含有丰富的维生素和果胶，尤其是胡萝卜素的含量很高，果胶有很好的吸附性，能黏结与消除体内细菌毒素和其他有害物质，如重金属中的铅、汞和放射性元素，能起到解毒作用。

南瓜所含果胶还可以保护胃肠道黏膜，使其免受粗糙食品的刺激，促进溃疡愈合，所以适合胃病患者。

南瓜含有微量元素钴，能活跃人体的新陈代谢，促进造血功能，并参与人体内维生素B_{12}的合成，是人体胰岛细胞所必需的微量元素，对防治糖尿病、降低血糖有特殊的疗效。

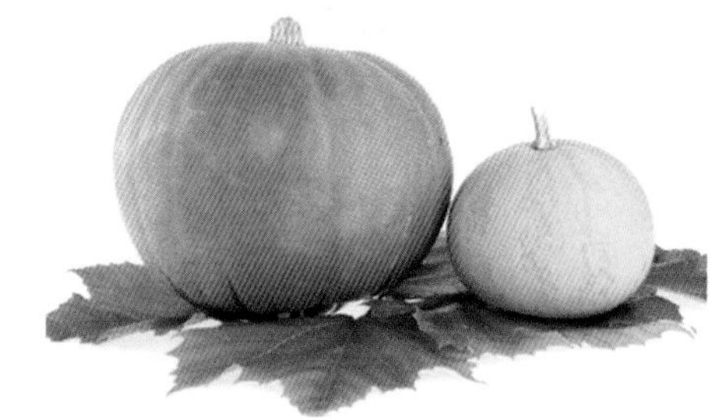

食用宜忌

宜食：适宜肥胖者、糖尿病患者和中老年人食用。

忌食：南瓜性温，胃热炽盛者、湿热气滞者少吃。

经典论述

《随息居饮食谱》："凡时病疳症，疸痢胀满，脚气痞闷，产后痧痘，皆忌之。"

养生食谱

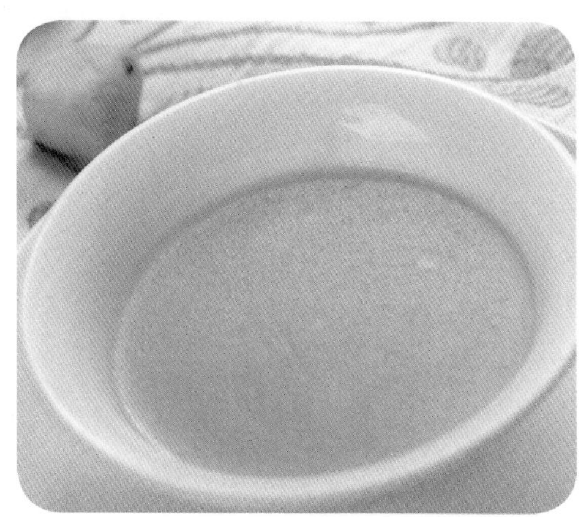

◆ 百合炒南瓜

主　料： 南瓜300克，百合50克。

调　料： 植物油、盐、鸡粉、水淀粉各适量。

做　法：

1. 将南瓜去皮改刀成象眼片，百合去根洗净备用。
2. 将南瓜和百合分别焯水。
3. 锅内放入少许的油放南瓜百合加盐、鸡粉炒熟勾少许芡即可。

功　效： 补中益气，清肺润燥，清心安神。

◆ 南瓜玉米羹

主　料： 南瓜50克，玉米面200克。

调　料： 白糖、盐、植物油、清汤各适量。

做　法：

1. 将南瓜去皮，洗净，切成小块。
2. 锅置火上，放适量的油烧热，放入南瓜块略炒后，再加入清汤，炖10分钟左右至熟。
3. 将玉米面用水调好，倒入锅内，与南瓜汤混合，边搅拌边用小火煮，3分钟后，搅拌至黏稠后，加盐和白糖调味即可。

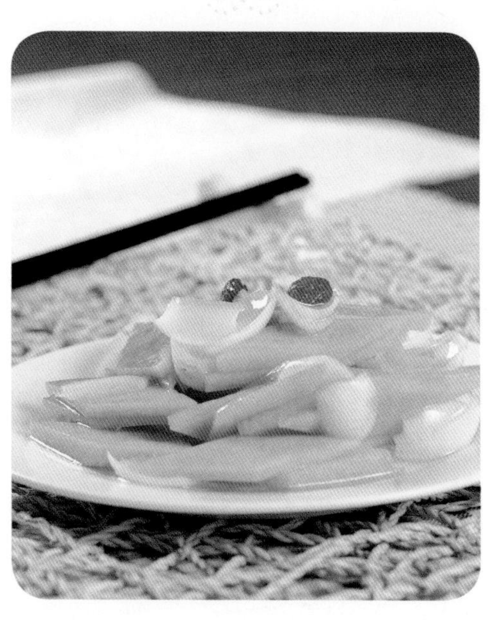

西红柿

降低血浆胆固醇浓度

别　　名　番茄、洋柿子。

性味归经　性微寒，味甘、酸；归心、肺、胃经。

建议食用量　每天吃2～3个。

营养成分

蛋白质、脂肪、葡萄糖、蔗糖、维生素 B_1、维生素 B_2、维生素 C、纤维素和磷、钙、铁、锌等。

降脂功效

西红柿富含维生素 A、B 族维生素、维生素 C 及钙、镁、钾等矿物质，有利尿、降血压的作用，还可有效降低体内胆固醇含量，预防动脉粥样硬化和冠心病，并对糖尿病、高血压病有一定的辅助治疗作用。

黄金搭配

西红柿＋菜花

西红柿宜与菜花搭配食用，可以增强抗毒能力，治疗胃溃疡、便秘、皮肤化脓、牙周炎、高血压、高血脂等。

西红柿＋芹菜

番茄与芹菜一起吃，降压、降脂作用更显著，对高血压、高血脂患者适宜。

食用功效

西红柿含有丰富的维生素、矿物质、碳水化合物、有机酸及少量的蛋白质，有促进消化、利尿、抑制多种细菌的作用。西红柿中含有的维生素可以保护血管，治疗高血压，还有延缓细胞衰老、增加人体抗癌能力的作用。西红柿中的胡萝卜素可维持皮肤弹性，促进骨骼钙化，防治儿童佝偻病、夜盲症和眼睛干燥症。

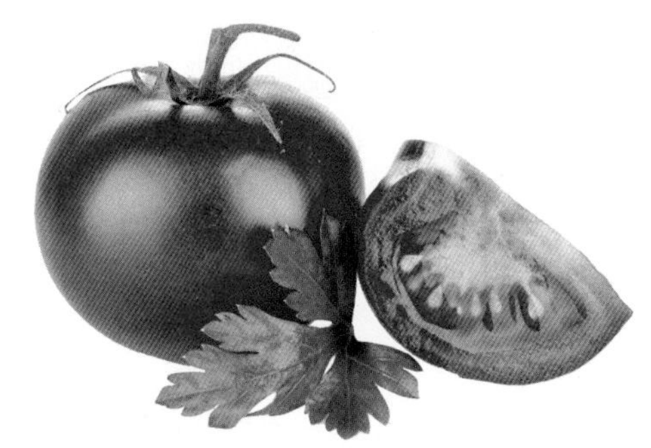

食用宜忌

不要吃不成熟的西红柿，因为青色的西红柿含有大量有毒的番茄碱，尤其是孕妇食用后，会出现恶心、呕吐、全身乏力等中毒症状，对胎儿发育有害。

生活实用小窍门

西红柿去皮分步骤：

1. 用刀在西红柿底部划个小十字。
2. 将西红柿放入沸水中烫五六秒钟。
3. 立即取出西红柿浸入冷水中。
4. 从十字形部位开始剥皮。

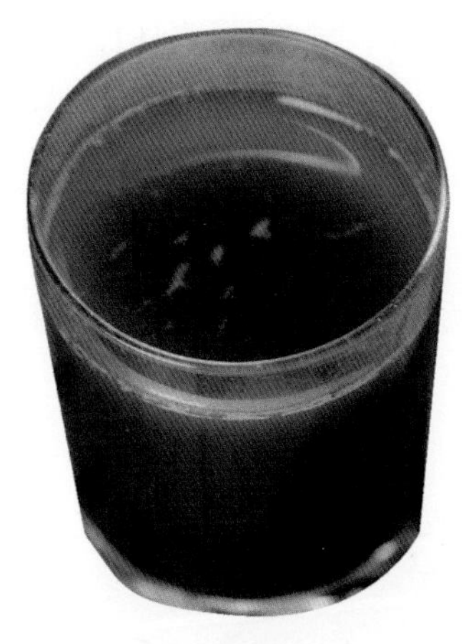

◆ 西红柿汁

主　料：西红柿500克。

做　法：

1. 把西红柿洗干净，用热水烫后去皮。

2. 用纱布包好用手挤压出汁倒入杯中，再加入少许的温开水调匀，即可食用。

◆ 西红柿菠菜汁

主　料：菠菜2棵，西红柿1个。

调　料：蜂蜜适量。

做　法：

1. 菠菜洗净，焯熟，切成小段。

2. 西红柿洗净，切小块。将菠菜、西红柿倒入榨汁机，加凉开水搅打成汁，调入适量蜂蜜即可。

功　效：补充维生素、铁和叶酸。

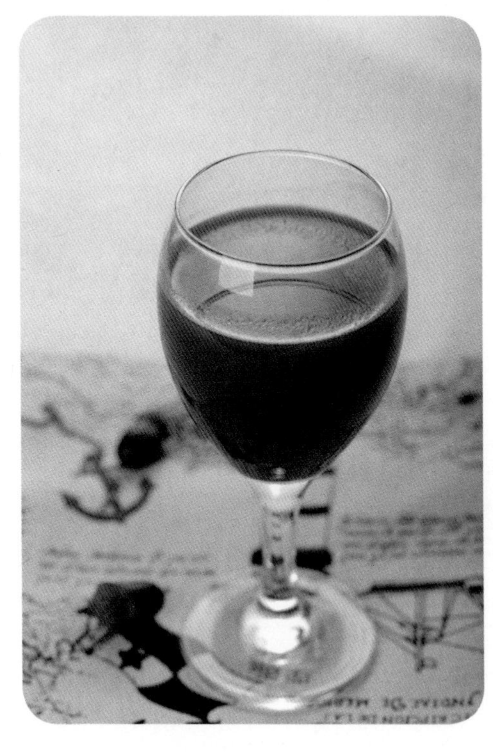

海带

含钙丰富，降胆固醇

别　　名　昆布、江白菜、纶布、海昆布、海草。

性味归经　性寒，味咸；归肝、胃、肾经。

建议食用量　每餐干品约30克。

营养成分

蛋白质、脂肪、膳食纤维、碳水化合物、硫胺素、核黄素、烟酸、维生素E、钾、钠、钙、碘、镁、铁、锰、锌、磷、硒等。

降脂功效

海带包含较多的不饱和脂肪酸，可以去除附着在人体血管壁上的胆固醇。海带里的食物纤维褐藻酸，可以调理肠胃，增进胆固醇的排泄，控制胆固醇的吸收。海带里钙的含量极为丰富，钙能够降低人体对胆固醇的吸收，降低血压。这三种物质协同作用，对预防高血压、高血脂和动脉硬化非常有好处。

黄金搭配

海带 + 豆腐

海带与豆腐做汤共食，营养极其丰富，可提高人体对钙的吸收率，避免降低甲状腺功能。

食用功效

海带中含有大量的碘，碘是人体甲状腺素合成的主要物质，人体缺少碘，就会患“大脖子病”，即甲状腺功能减退症，所以，海带是甲状腺功能低下者的最佳食品。海带中还含有大量的甘露醇，具有利尿消肿的作用，可防治肾功能衰竭、老年性水肿、药物中毒等。甘露醇与碘、钾、烟酸等协同作用，对防治动脉硬化、高血压、慢性气管炎、慢性肝炎、贫血、水肿等疾病都有较好的效果。海带中的优质蛋白质和不饱和脂肪酸，对心脏病、糖尿病、高血压有一定的防治作用。海带胶质能促使体内的放射性物质随同大便排出体外，从而减少放射性物质在人体内的积聚。

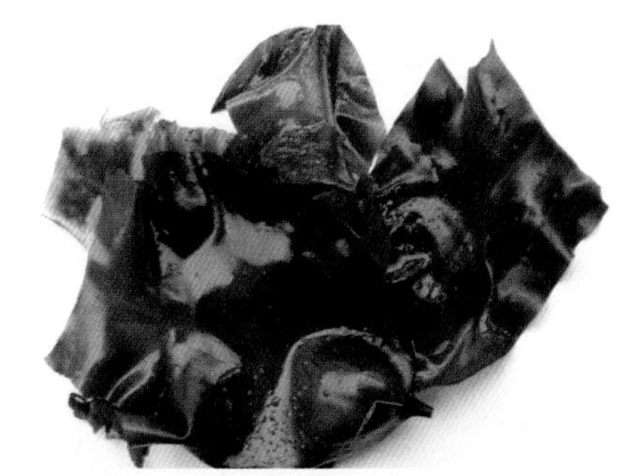

食用宜忌

宜食：缺碘、甲状腺肿大、高血压、高血脂、冠心病、糖尿病、动脉硬化、骨质疏松、营养不良性贫血以及头发稀疏者可多食。

忌食：脾胃虚寒的人慎食，甲亢病人要忌食。

养生食谱

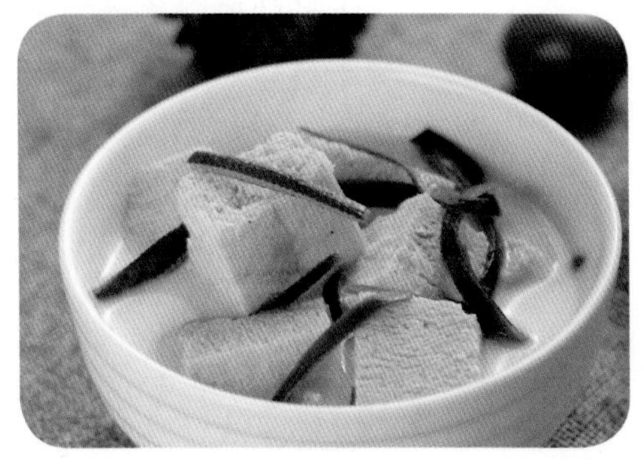

◆ 冻豆腐炖海带

主　料：冻豆腐（或北豆腐）200克，海带丝50克，蘑菇50克。

调　料：姜、葱、盐、植物油各适量。

做　法：

1. 冻豆腐块挤干水分，海带丝洗净，蘑菇洗净撕成小片。
2. 锅中油烧热后，放入冻豆腐，略煎一会儿。
3. 煎至豆腐表面有些发黄后，倒入水、海带丝、姜葱片。
4. 煮至水开后，转小火煮30分钟，煮至一半时将蘑菇倒入一起煮；出锅前撒盐调味即可。

◆ 香拌海带丝

主　料：海带丝200克。

调　料：盐2克，鸡粉2克，蒜蓉2克，香油2克，花椒油2克。

做　法：

1. 将海带清洗干净在油盐水中煮熟。
2. 将海带放凉后切成细丝，加入鸡粉、盐、蒜蓉、香油、花椒油拌匀即可。

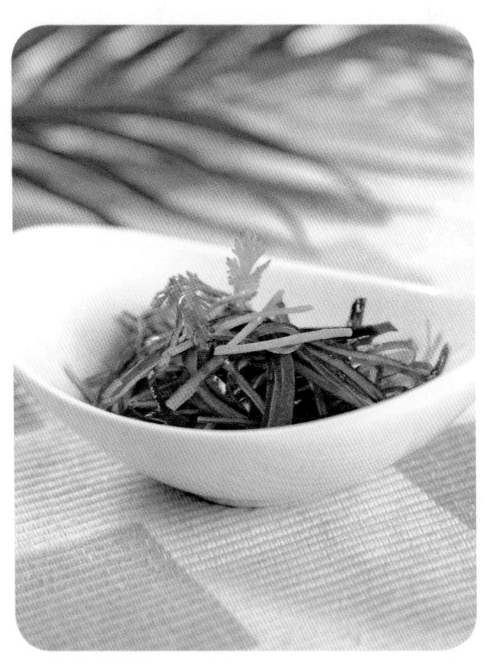

苦瓜

降脂良蔬

别　　名　凉瓜、锦荔枝、癞葡萄、癞瓜。

性味归经　性寒，味苦；归心、肝、脾、胃经。

建议食用量　鲜品每次100～500克，干品每次50～100克。

营养成分

蛋白质、脂肪、碳水化合物、粗纤维、胡萝卜素、维生素 B_1、维生素 B_2、维生素 C、维生素 E 及尼古酸等多类维生素，其中维生素 C 的含量每 100 克可达 56 毫克。

降脂功效

苦瓜中维生素 C 的含量首屈一指，可减少低密度脂蛋白及三酰甘油含量，增加高密度脂蛋白含量。另外，苦瓜里含有高能清脂素，可阻止脂肪吸收。

黄金搭配

苦瓜 + 辣椒

苦瓜、辣椒组合成菜，富含维生素 C、铁、辣椒素，女性常食能润肤容颜、明目、延年益寿，是理想的健美、抗衰老菜肴。

食用功效

苦瓜中的苦瓜苷和苦味素能增进食欲，健脾开胃；所含的生物碱类物质奎宁，有利尿活血、消炎退热、清心明目的功效；苦瓜中的蛋白质及大量维生素 C 能提高人体的免疫功能；从苦瓜子中提炼出的胰蛋白酶抑制剂，可以抑制癌细胞所分泌出来的蛋白酶，阻止恶性肿瘤生长；苦瓜的新鲜汁液，含有苦瓜苷和类似胰岛素的物质，具有良好的降血糖作用，是糖尿病患者的理想食品。

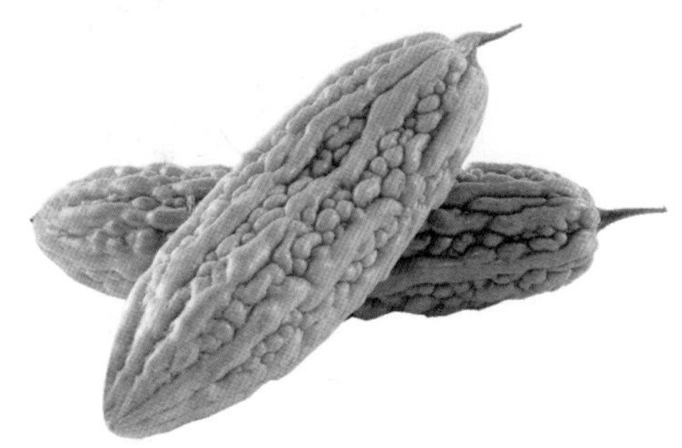

食用宜忌

宜食：适宜糖尿病、高血压、高血脂患者。

忌食：苦瓜性凉，脾胃虚寒者不宜多食。

经典论述

《本草纲目》载："苦瓜……结瓜长者四、五寸，短者二、三寸，青色，皮上痱瘤如癞及荔枝壳状。……南人以青皮煮肉及盐酱充蔬。"

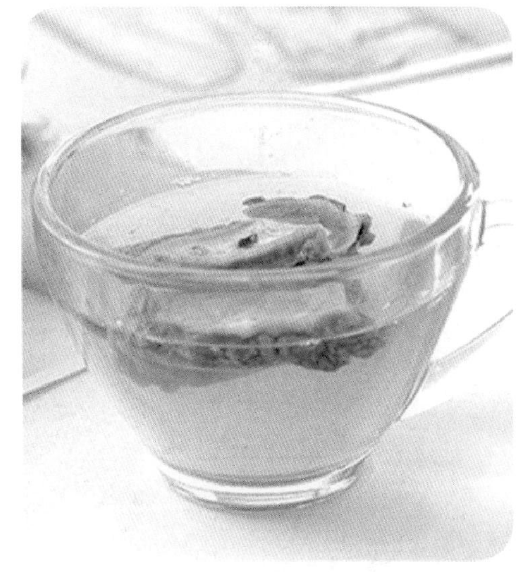

◆ 杏仁拌凉瓜

主　料：凉瓜200克。

辅　料：杏仁20克。

调　料：盐2克，味精1克，香油适量。

做　法：

1. 将凉瓜洗净切成片焯水备用。

2. 杏仁泡淡盐水20分钟，再与凉瓜一起放容器中加盐、味精、香油拌匀即可。

◆ 苦瓜绿茶

主　料：干苦瓜片15克。

辅　料：绿茶3克。

做　法：

1. 将干苦瓜片放入杯中。

2. 沸水冲泡，闷约10分钟，取出茶包饮用。

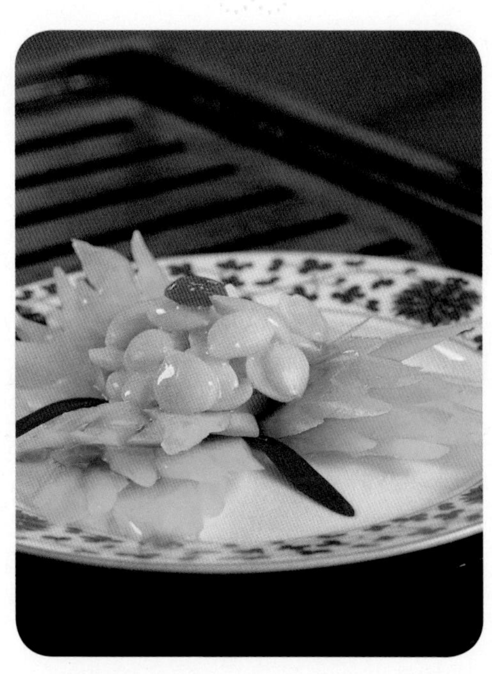

小贴士

可直接将干苦瓜片与绿茶装在茶包中，随用随取。喝苦瓜泡绿茶期间要配合运动和节食。

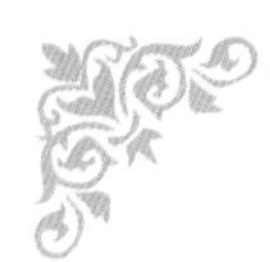

空心菜

降低胆固醇、三酰甘油

别　　名　藤藤菜、蕹菜、蓊菜、通心菜、无心菜、瓮菜、空筒菜、竹叶菜。

性味归经　性寒，味甘；归肝、心、大肠、小肠经。

建议食用量　每餐150～300克。

营养成分

蛋白质、脂肪、糖类、无机盐、胡萝卜素、维生素 B_1、维生素 B_2、维生素 C 等。

降脂功效

空心菜的粗纤维素的含量丰富，是由纤维素、半纤维素、木质素、胶浆及果胶等组成，具有促进肠蠕动、通便解毒作用。空心菜所含的烟酸、维生素 C 等能降低胆固醇、三酰甘油，具有降脂减肥的功效。

黄金搭配

空心菜 + 尖椒

尖椒配空心菜，是维生素和矿物质的良好搭配，可降血压、止头痛、解毒消肿、防治糖尿病和龋齿。

食用功效

空心菜的粗纤维含量极为丰富，有纤维素、木质素和果胶等。果胶能使体内有毒物质加速排泄。木质素能提高巨噬细胞吞食细菌的活力，杀菌消炎。空心菜的纤维素可增进肠道蠕动，加速排便，对于防治便秘及减少肠道癌变有积极的作用。

空心菜含有丰富的维生素 C 和胡萝卜素，其维生素含量高于大白菜，有助于增强体质，防病抗病。空心菜中的叶绿素，可洁齿防龋，润泽皮肤。

紫色茎的空心菜能降低血糖，可作为糖尿病患者的食疗佳蔬。

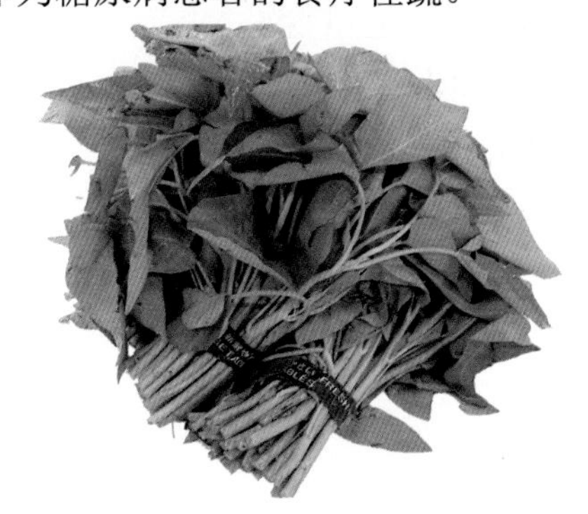

饮食宝典

空心菜生熟皆宜，荤素俱佳，宜大火快炒，避免营养损失。

空心菜遇热容易变黄，烹调时要充分热锅，大火快炒，不等叶片变软即可熄火盛出。因为空心菜加热的时间较短，茎部的老梗会生涩难咽，所以要预先择去。

养生食谱

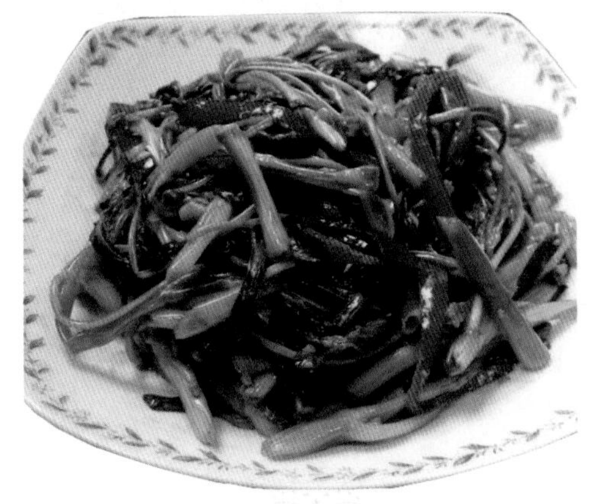

◆ 辣味空心菜

主　料：嫩空心菜300克。

辅　料：鲜红辣椒50克。

调　料：精盐10克，葱5克，生姜丝10克，味精5克，花椒油适量。

做　法：

1.将空心菜去根、叶留秆，洗净控干水分，切成1.5厘米长的段，用5克盐腌约2小时后，沥去水分。

2.将红辣椒去蒂、籽，洗净，改刀切成粗丝，用沸水略烫捞出，放在冷水中过一下，捞出，控干水分。

3.取一盆把空心菜秆、红辣椒丝、精盐、葱、姜丝、花椒油、味精一起搅拌均匀即可食用。

功　效：清热降脂，利尿除湿。

◆ 凉拌空心菜

主　料：空心菜300克。

辅　料：培根2片。

调　料：大蒜（白皮）、香油、白砂糖、盐各适量。

做　法：

1.空心菜洗净，切成段；蒜洗净，切成末。

2.水烧开，放入空心菜，滚三滚后捞出沥干。

3.蒜末、白糖、精盐与少量水调匀后，再浇入热香油、味汁和空心菜、培根拌匀即可。

功　效：清热凉血，利尿除湿，解毒。

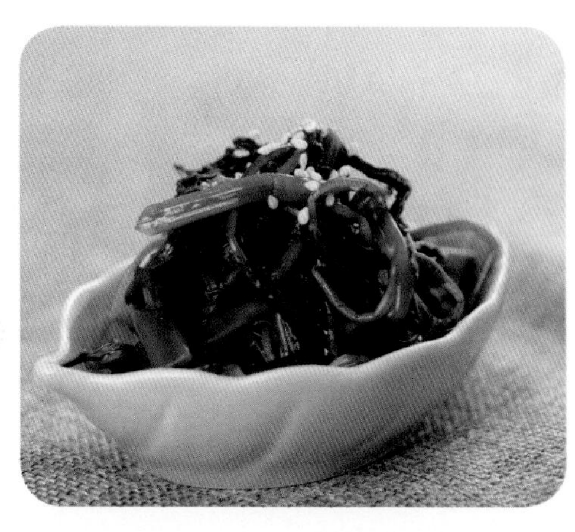

菠菜

可降低中风的危险

别　　名　菠棱菜、赤根菜、波斯草、鹦鹉菜、鼠根菜、角菜。

性味归经　性凉，味甘辛，无毒；归肠、胃经。

建议食用量　每餐100～250克。

营养成分

胡萝卜素、维生素C、钙、磷、铁、维生素E、芸香苷、辅酶 Q_{10} 等。

降脂功效

菠菜含有大量的植物粗纤维，具有促进肠道蠕动的作用，利于排便，且能促进胰腺分泌，帮助消化。菠菜中的微量元素，能促进人体新陈代谢，增进身体健康。大量食用菠菜，可降低中风的危险。

黄金搭配

菠菜＋猪肝

菠菜和猪肝同时食用有预防和治疗缺铁性贫血的功效。

菠菜＋鸡血

菠菜同鸡血一起食用可以补充人体多种维生素和微量元素。

食用功效

菠菜中所含的微量元素，能促进人体新陈代谢，增强身体免疫功能。菠菜提取物具有促进培养细胞增殖的作用，既抗衰老又能增强青春活力。我国民间以菠菜捣烂取汁，每周洗脸数次，连续使用一段时间，可清洁皮肤毛孔，减少皱纹及色素斑，保持皮肤光洁。菠菜含有大量的植物粗纤维，具有促进肠道蠕动的作用，利于排便；且能促进胰腺分泌，帮助消化；对于痔疮、慢性胰腺炎、便秘、肛裂等病症有治疗作用。

食用宜忌

生菠菜不宜与豆腐共煮，以免妨碍消化影响疗效，将其用沸水焯烫后便可与豆腐共煮。

电脑工作者、爱美的人应常食菠菜。糖尿病患者（尤其2型糖尿病患者）经常吃些菠菜有利于血糖保持稳定。菠菜还适宜高血压、便秘、贫血、维生素C缺乏病患者和皮肤粗糙者、过敏者。

经典论述

《食疗本草》：“利五脏，通肠胃热，解酒毒。”

养生食谱

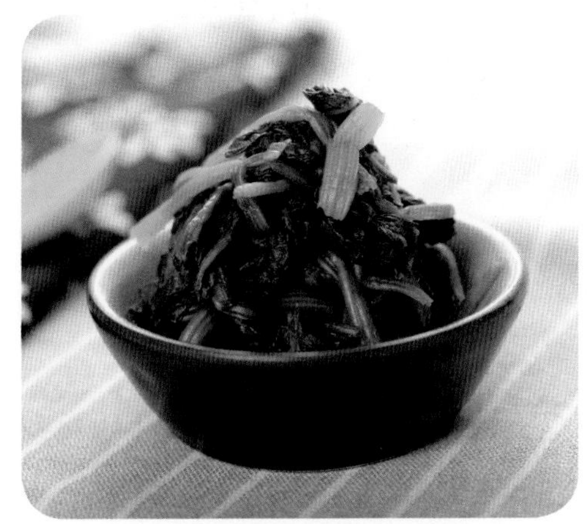

◆ 怪味菠菜沙拉

主　料：菠菜200克。

调　料：花椒、芝麻酱、盐、醋、酱油、香油各适量。

做　法：

1. 菠菜洗净，用沸水焯过后，捞出，沥水，切段；芝麻酱加酱油、醋、适量温开水调匀。

2. 锅置火上，烧热后放入花椒炒熟，捞出，研成碎末。

3. 在菠菜里放芝麻酱、花椒末、盐，再淋上香油，搅拌均匀即可。

◆ 菠菜太极粥

主　料：菠菜50克，大米100克。

调　料：盐适量。

做　法：

1. 菠菜择洗干净，在沸水中焯一下，过凉水，捞起，用纱布将菠菜挤出汁备用；大米淘洗净。

2. 锅内倒水煮沸，放入大米，煮沸后转小火，熬煮30分钟至黏稠。

3. 将煮熟的粥分为两份，一份米粥中调入菠菜汁，调匀并加入盐。

4. 在碗中放上S型隔板，将两份备好的粥分别倒入隔板两侧，待粥稍凝便可以去除隔板，在菠菜粥的2/3处点一滴白粥，在白粥2/3处点一滴菠菜粥即可。

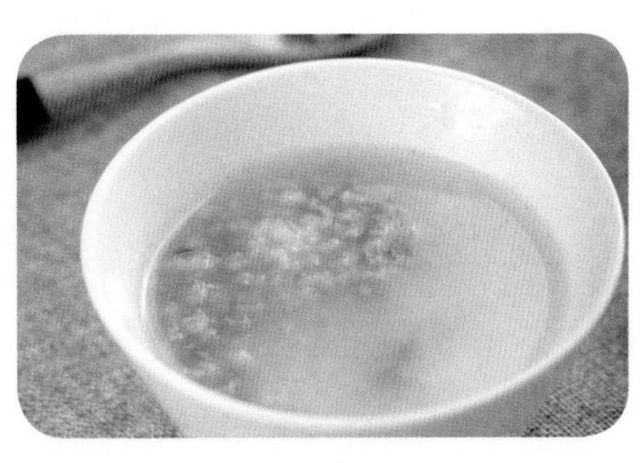

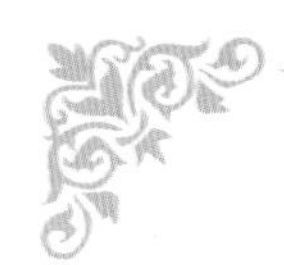

莲藕

降低胆固醇，减少脂肪吸收

别　　名　连菜、藕、菡萏、芙蕖。

性味归经　性寒，味甘、涩；归心、脾、胃经。

建议食用量　每餐100～200克。

营养成分

蛋白质、脂肪、碳水化合物、粗纤维、灰分、钙、磷、铁、胡萝卜素、硫胺素、核黄素、烟酸、抗坏血酸等。

降脂功效

莲藕中含有黏液蛋白和膳食纤维，能与人体内胆酸盐、食物中的胆固醇及三酰甘油结合，使其从粪便中排出，从而减少脂类的吸收。

黄金搭配

莲藕＋鳝鱼

鳝鱼与莲藕搭配食用，具有滋养身体的显著功效。

莲藕＋猪肉

藕性味甘寒，配以滋阴润燥、补中益气的猪肉，素荤搭配合用，具有滋阴血、健脾胃的功效。

食用功效

莲藕具有清热生津、凉血、活血散瘀、健脾益胃、润五脏、提高抗超氧化物歧化酶（SOD）活性、净化血液、降低血压、降低血脂、防止血栓形成及防癌、抗癌、解酒毒功能，对防治暑热烦渴、脾虚久泻、大便带血及胃、十二指肠溃疡、高血压、高血脂、动脉硬化、血栓形成、癌肿、酒精中毒等症，有较好的食疗功效。

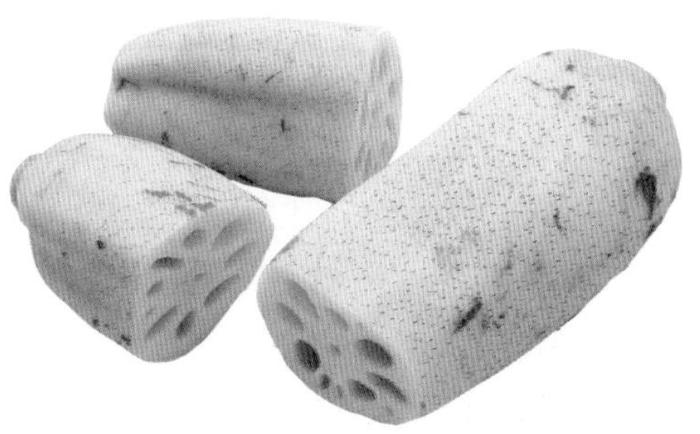

食用宜忌

宜食：老幼妇孺、体弱多病者尤宜，特别适宜高热、高血压、肝病、食欲不振、缺铁性贫血、营养不良者。

忌食：莲藕性寒，生吃清脆爽口，但碍脾胃。脾胃消化功能低下、大便溏泄者不宜生吃。

经典论述

1.《日用本草》：“清热除烦。凡呕血、吐血、瘀血、败血，一切血证宜食之。”

2.《饮膳正要》：“主补中，益神益气，除疾，消热渴，散血。”

养生食谱

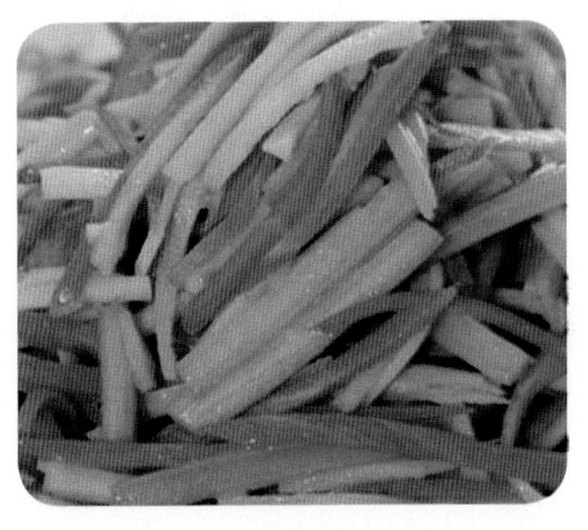

◆ 莲藕汤

主　料：莲藕30克，冬菇15克。

做　法：

1. 莲藕削皮，切片；冬菇放温水中泡发，去蒂，洗净，切片。

2. 锅内加入适量清水，放入藕片，冬菇片，大火煮沸，取汤即可。

◆ 莲藕萝卜

主　料：胡萝卜80克，白萝卜80克，莲藕150克。

辅　料：红辣椒20克，精盐、白糖、味精、香油适量。

做　法：

1. 将莲藕去皮洗净切细条，用清水略泡，捞出控水；胡萝卜、白萝卜洗净，切细条，加精盐拌匀腌软；红辣椒去蒂、籽洗净，切细丝。

2. 将莲藕细条、胡萝卜、白萝卜、辣椒丝加精盐、白糖、味精、香油拌匀即可。

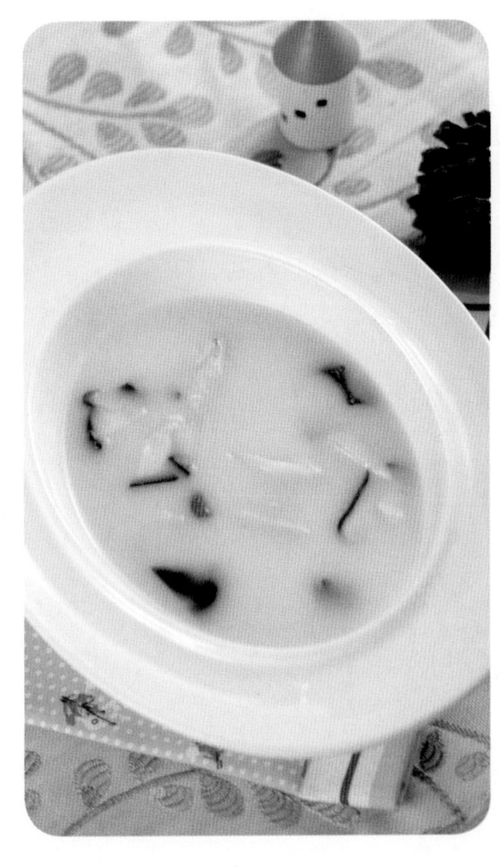

莴笋

降低胆固醇的含量

别　　名　莴苣、春菜、生笋、茎用莴苣、青笋、莴菜、香马笋。

性味归经　性凉，味甘、苦；归肠、胃经。

建议食用量　每次100~200克。

营养成分

钙、胡萝卜素、维生素C和微元素铁、蛋白质、脂肪、糖类、磷、钾和维生素B_1、维生素B_2、维生素PP、苹果酸等。

降脂功效

莴笋中碳水化合物的含量较低，而无机盐、维生素则含量较丰富，能有效分解脂肪和有助减肥。维生素C还能降低胆固醇的含量，使血糖趋于平稳，消除体内的脂肪和垃圾。

黄金搭配

莴笋+黑木耳

莴笋与黑木耳搭配食用，可预防脑出血、心肌梗死等疾病的发生。

莴笋+蒜苗

莴笋与蒜苗搭配食用，可降低血脂，预防血栓形成。

食用功效

莴笋味道清新且略带苦味，可刺激消化酶分泌，增进食欲，其皮和肉之间的乳状浆液，可促进胃酸、胆汁等消化液的分泌，从而促进各消化器官的功能，对消化功能减弱、消化道中酸性降低和便秘的病人尤其有利。莴笋钾含量大大高于钠含量，有利于体内的水电解质平衡，促进排尿和乳汁的分泌。对高血压、水肿、心脏病患者有一定的食疗作用。莴笋中含有少量的碘元素，它对人体的基础代谢、心智和情绪都有重大影响。

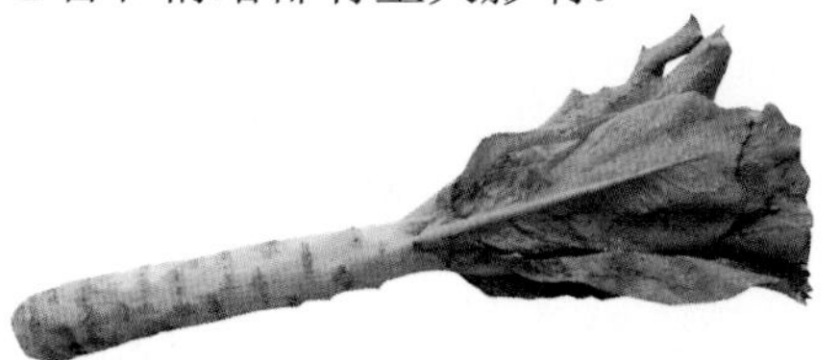

食用宜忌

宜食：小便不通、尿血及水肿、糖尿病和肥胖、神经衰弱症、高血压、心律不齐、失眠患者食用；妇女产后缺奶或乳汁不通也宜食用；酒后食用可解酒；儿童少年生长发育期时食用更佳。

忌食：多食使人目糊，停食自复，故视力弱者不宜多食，有眼疾特别是夜盲症的人也应少食。

经典论述

《本草纲目》：“通乳汁，利小便，杀虫蛇毒。”

养生食谱

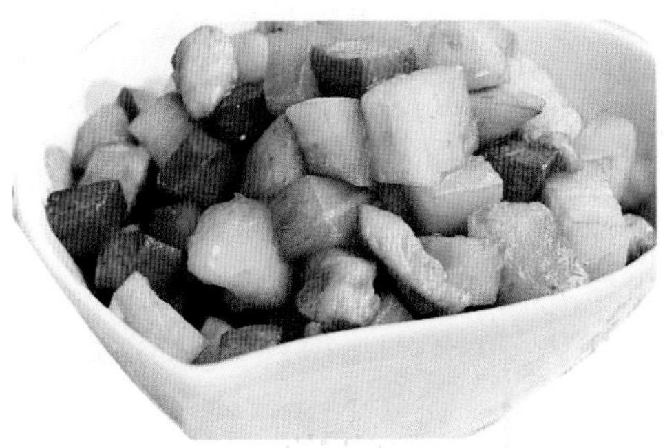

◆ 莴笋胡萝卜

主　料：胡萝卜2根，莴笋1根。

调　料：食用油、葱、姜、精盐、酱油、料酒、水淀粉、香油、植物油各适量。

做　法：

1. 将去皮莴笋、胡萝卜分别洗净，切成均匀小块，放入开水锅中烫一下，捞出；将葱切段、姜切片备用。

2. 炒锅上火，倒入油，加热后放入葱、姜，翻炒片刻，将葱、姜拣出，再加入清汤，随后把莴笋、胡萝卜倒入锅中，加精盐、酱油、料酒，用大火烧沸后，改用小火把莴笋和胡萝卜煨3～5分钟，再加入水淀粉勾芡，最后淋入香油，出锅即可。

◆ 油泼莴笋

主　料：嫩莴笋500克。

辅　料：葱10克，姜5克，红辣椒碎3克，香油3克。

调　料：橄榄油5克，盐5克，生抽10克，花椒3克，植物油适量。

做　法：

1. 嫩莴笋去皮切成菱形片焯水放入盘中。

2. 锅置火上，锅内放少许油，煸香花椒和红辣椒碎，放入葱姜、盐、生抽调成汁淋在青笋上即可。

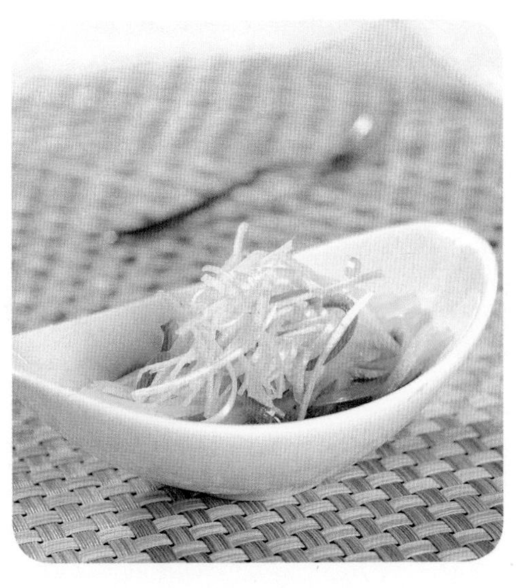

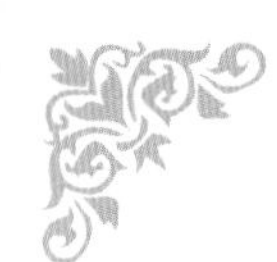

土豆

减缓胆固醇在身体内的合成

别　　名　马铃薯、洋芋、地蛋、山药蛋。

性味归经　性平、微凉，味甘；归脾、胃、大肠经。

建议食用量　每餐100～200克。

营养成分

淀粉、膳食纤维素、胶质、蛋白质、脂肪、磷、钙、铁、钾、多类维生素与核酸、柠檬酸、土豆素等。

降脂功效

土豆属于低热量、高蛋白的碱性食物，含有丰富的维生素C和钾元素，有利尿的作用，土豆还可减缓胆固醇在身体内的合成，并且促使其排出。

黄金搭配

土豆＋芹菜

土豆与芹菜搭配可以健脾除湿、降压。

食用宜忌

土豆发芽，须深挖及削去芽附近的皮层，再用水浸泡，长时间煮，以清除和破坏龙葵碱，防止多食中毒。脾胃虚寒易腹泻者应少食。

食用功效

土豆含有大量淀粉以及蛋白质、B族维生素、维生素C和钾等，能促进脾胃的消化功能；土豆含有大量膳食纤维，能宽肠通便，帮助人体及时排泄代谢毒素，防止便秘，预防肠道疾病的发生；土豆能供给人体大量有特殊保护作用的黏液蛋白，能增进消化道、呼吸道以及关节腔、浆膜腔的润滑，预防心血管系统的脂肪沉积，保持血管的弹性，有利于预防动脉粥样硬化的发生。土豆是一种碱性食品，有利于体内酸碱平衡，中和体内代谢后产生的酸性物质，从而有一定的美容、抗衰老作用。

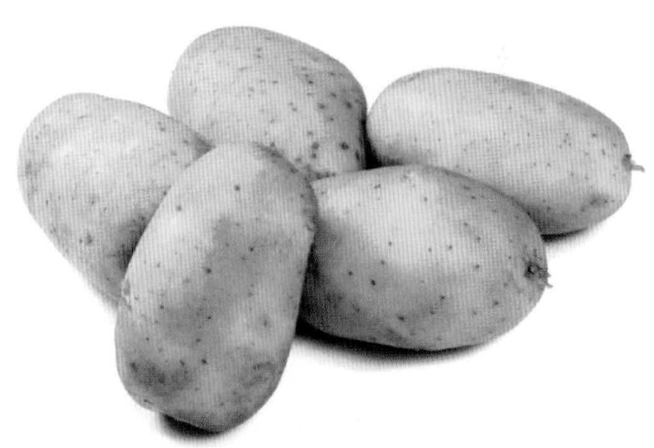

经典论述

1.《本草纲目》：“功能稀痘，小儿熟食，大解痘毒。”

2.《湖南药物志》：“补中益气，健脾胃，消炎。”

养生食谱

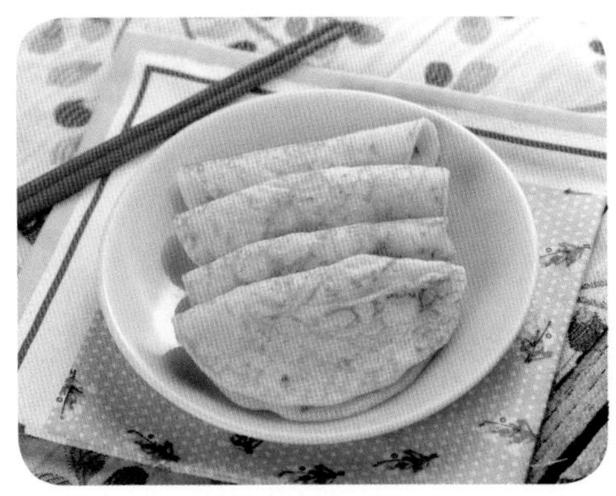

◆ 土豆泥饼

主　料：土豆100克，面粉200克，鸡蛋2个。

调　料：植物油、盐各适量。

做　法：

1. 把土豆洗净、蒸熟、去皮、捣成泥状，加入鸡蛋、盐、面粉和在一起，做成10个圆形的等分饼坯。

2. 锅中加油烧热，把土豆饼坯逐个放到油锅里炸1分钟捞出。

3. 将油锅继续加热，至七成热时，再将土豆饼坯放进去，再炸半分钟成金黄色即可。

◆ 风味土豆泥

主　料：土豆200克。

辅　料：胡萝卜丁20克，西芹丁20克。

调　料：炼乳20克，奶粉10克。

做　法：

1. 把土豆清洗干净、去皮、切成片，进蒸箱蒸30分钟，软烂后打成泥状，放入容器里加奶粉、炼乳拌匀。

2. 胡萝卜去皮、切成丁、焯水，放入土豆泥中。

3. 西芹切粒，焯水，放人土豆泥中拌匀即可。

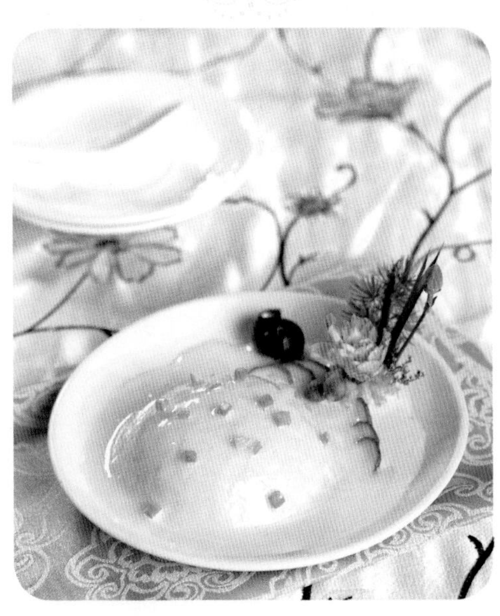

平菇

促进新陈代谢

别　　名　侧耳、耳菇、青蘑、薄菇、蚝菇。

性味归经　性平，味甘；归肝、胃经。

建议食用量　每次约100克。

营养成分

蛋白质、脂肪、碳水化合物、纤维素、灰分、维生素、钾、钠、钙、镁、锰、铜、锌、硫、平菇素。

降脂功效

平菇含有很高的植物纤维素，可防止便秘、降低血液中的胆固醇含量，同时，平菇中的维生素C比一般水果要高很多，可促进人体的新陈代谢，适当吃还能减肥。

黄金搭配

口蘑+草菇+平菇

三者搭配均具有滋补、降压、降脂、抗癌的功效。草菇能降血压，促进伤口愈合，增强机体抗病能力，抑制癌细胞生长。平菇有增强人体免疫力、抑制细胞病毒的作用，是心血管病、肥胖病患者的理想食品。

食用功效

平菇含有具有抗癌作用的硒、多糖体等物质，对肿瘤细胞有很强的抑制作用，且具有免疫特性；平菇含有的多种维生素及矿物质，具有改善人体新陈代谢、增强体质、调节自主神经功能等作用，故可作为体弱病人的营养品，对肝炎、慢性胃炎、胃和十二指肠溃疡、软骨病、高血压等都有疗效，对降低血胆固醇和防治尿道结石也有一定效果，对妇女更年期综合征可起调理作用。

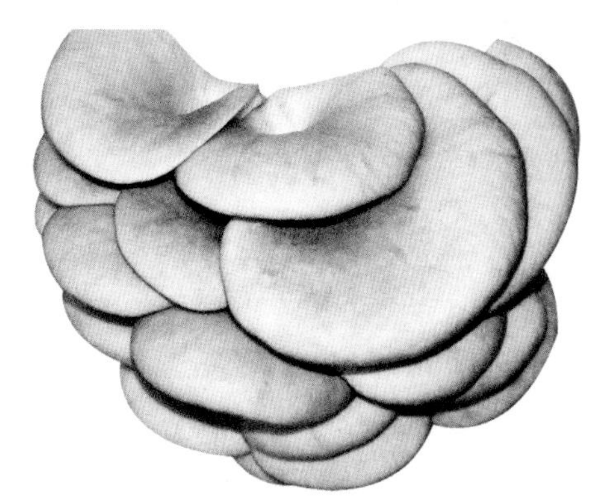

食用宜忌

小心平菇孢子危害：平菇孢子会对气管、肺组织产生刺激引起炎症，严重者可发生咳嗽、寒战、乏力、头痛、流涕、低热、多痰、心率加快、呼吸短促等过敏症状。一旦发生，可用氯苯那敏、阿司咪唑等药物治疗。

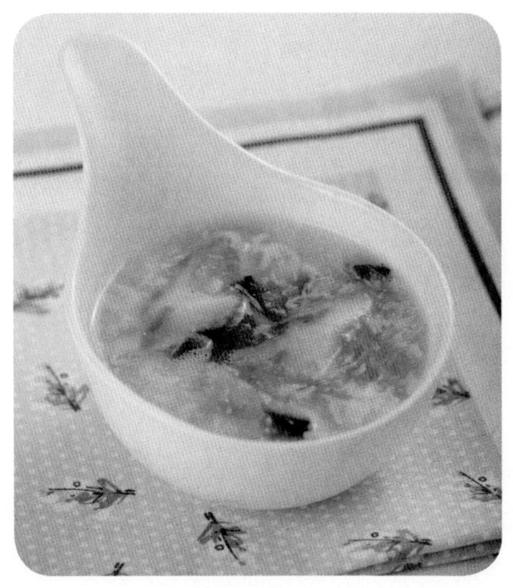

◆ 丝瓜蘑菇汤

主　料：丝瓜250克，平菇100克。

调　料：葱、姜、味精、盐各适量，植物油少许。

做　法：

1. 将丝瓜洗净，去皮棱，切开，去瓤，再切成段；平菇洗净。

2. 起油锅，将平菇略炒，加清水适量煮沸3～5分钟，入丝瓜稍煮，加葱、姜、盐、味精调味即成。

◆ 三菇炒肉丝

主　料：瘦肉50克，平菇100克，胡萝卜50克，金针菇30克。

调　料：植物油、料酒、酱油、水淀粉、盐、糖各适量。

做　法：

1. 先将瘦肉切丝，加入料酒半匙、酱油2匙、水淀粉半匙腌制10分钟。

2. 胡萝卜去皮、煮熟、切片；金针菇洗净，切小段；平菇洗净，切片。

3. 先用油将肉丝炒散，变白时盛出，再以余油炒金针菇，并喷少许水同炒，然后放入胡萝卜片和平菇炒熟，最后加入肉丝，并放入适量酒、盐、糖调味即可。

功　效：此菜味淡爽口，有降低胆固醇的功效。

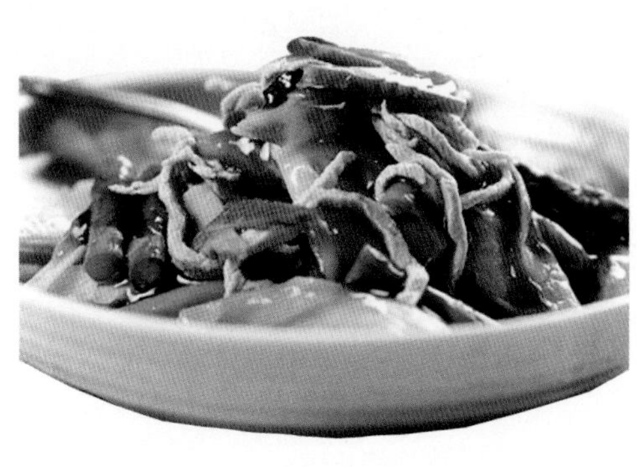

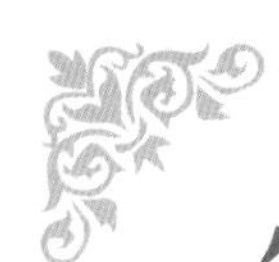

第二节　可降脂的五谷杂粮

玉米

降低血清胆固醇

别　　名　棒子、苞米、苞谷、玉蜀黍。

性味归经　性平，味甘；归脾、胃、肾经。

建议食用量　每餐80～100克。

营养成分

蛋白质、脂肪、淀粉、维生素 B_1、维生素 B_2、维生素 B_6、维生素 A、维生素 E、胡萝卜素、纤维素及磷、钙、铁等。

降脂功效

玉米含有丰富的钙、磷、硒和卵磷脂、维生素 E 等，均具有降低胆固醇的作用。玉米含有的不饱和脂肪酸中，亚油酸的比例高达 60% 以上，它和玉米胚芽中的维生素 E 协同作用，可降低血液胆固醇浓度并防止其沉积于血管壁，对冠心病、动脉粥样硬化、高血脂及高血压等都有一定的预防和治疗作用。

黄金搭配

玉米 + 木瓜

玉米和木瓜同时食用，可以预防冠心病和糖尿病。

食用功效

玉米是一种减肥食物。因为玉米里粗纤维含量丰富，同等的玉米和大米所含的热量相差无几，但是玉米可以帮助肠道蠕动，进而促进消化和吸收，减少体内脂肪的堆积，对减肥有辅助作用。因此，玉米是减肥的理想主食。

玉米中还含有一种长寿因子——谷胱甘肽，它在硒的参与下，生成谷胱甘肽还原酶，具有清除自由基、延缓衰老的功效。玉米中还含有丰富的膳食纤维、胡萝卜素、B 族维生素和矿物质。

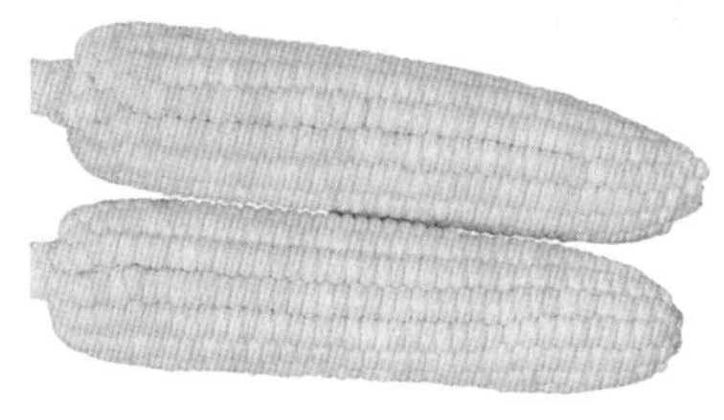

食用宜忌

宜食：尤适宜脾胃气虚、气血不足、营养不良、动脉硬化、高血压、高脂血症、冠心病、心血管疾病、肥胖症、脂肪肝、癌症患者、记忆力减退、习惯性便秘、慢性肾炎水肿以及中老年人食用。

忌食：脾胃虚弱者，食后易腹泻。

经典论述

《本草推陈》：“煎服有利尿之功。”

养生食谱

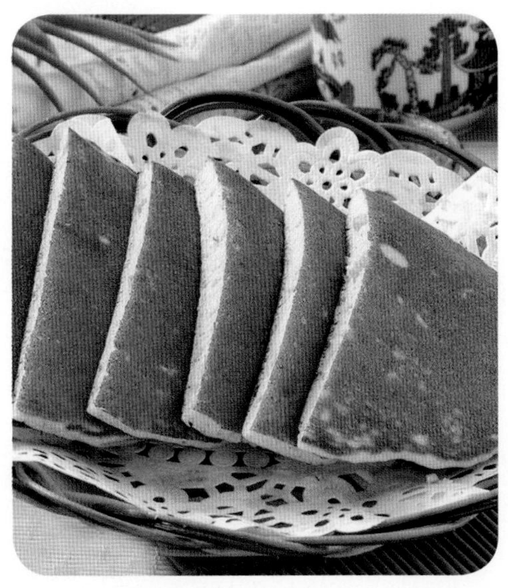

◆ 松仁玉米

主　料：玉米粒200克。

辅　料：松仁50克。

调　料：盐2克，香油3克，鸡粉2克，植物油适量。

做　法：

1. 玉米粒焯水。

2. 热锅后，放入松仁炒香后即可盛出，注意不要在锅内停留太久。

3. 锅中加油烧热，加入玉米粒，炒至入味，再加炒香的松仁和鸡粉、盐、香油即可。

◆ 玉米饼

主　料：玉米粉500克，麦芽糖150克。

调　料：食用油适量。

做　法：

1. 将麦芽糖倒入水中混合，再倒入锅中烧开。

2. 糖水沸腾后，倒入玉米粉，搅拌均匀。

3. 将面团擀成厚片。

4. 用食用油将面饼炸至金黄色即可。

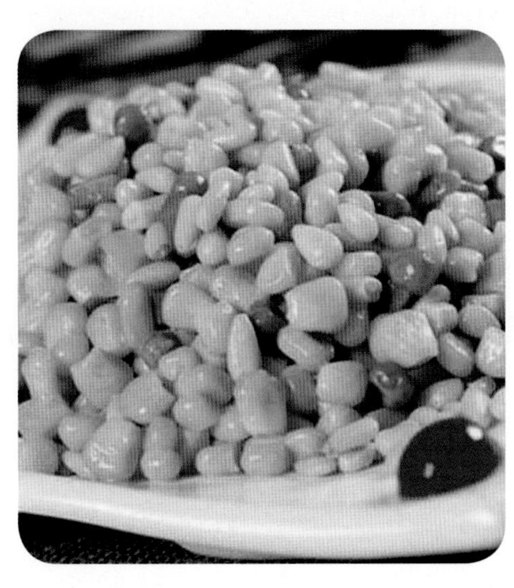

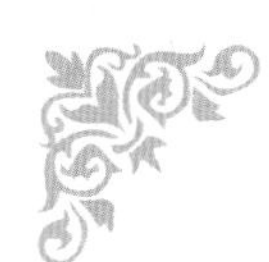

红薯

预防心血管系统的脂质沉积

别　　名　蕃薯、地瓜、甘薯。

性味归经　性凉，性平，味甘；归脾、胃、大肠经。

建议食用量　每次约150克。

营养成分

糖、蛋白质、脂肪、粗纤维、胡萝卜素、维生素 B_1、维生素 B_2、维生素 C 和钙、磷、铁等。

降脂功效

红薯能中和体内因过多食用肉食和蛋类所产生的过度的酸，保持人体酸碱平衡。红薯含有较多的纤维素，能吸收胃肠中较多的水分，润滑消化道，起通便作用，并可将肠道内过多的脂肪、糖、毒素排出体外，起到降脂作用。

食用宜忌

红薯适宜放置在阴凉、通风、干燥处保存。需注意防潮、防霉。清洗时要注意，用刷子轻轻刷掉红薯表皮上的泥土，刷洗干净即可，尽量不要破坏红薯的外皮，以免导致红薯贮存时间变短。

食用功效

甘薯含有丰富的糖、纤维素和多种矿物质、维生素，其中胡萝卜素、维生素 C 和钾尤多。经过蒸煮后，甘薯内部淀粉发生变化，膳食纤维增加，能有效刺激肠道的蠕动，促进排便。甘薯中还含有大量黏液蛋白，能够防止肝脏和肾脏结缔组织萎缩，提高人体免疫力。甘薯中还含有丰富的矿物质，对于维持和调节人体功能，起着十分重要的作用，其中的钙和镁可以预防骨质疏松症。甘薯中还含有很多植物化学物质，能够防治结肠癌和乳腺癌。

经典论述

1.《本草纲目拾遗》载番薯“补中，和血，暖胃，肥五脏。白皮白肉者，益肺生津。煮时加生姜一片调中与姜枣同功；同红花煮食，可理脾血，使不外泄”。

2.《随息居饮食谱》称“食补脾胃，益气力，御风寒，益颜色。凡渡海注船者，不论生熟，食少许即安。”红薯与醋煮食，消全身浮肿。若煮熟食，饮少许黄酒，再饮红糖姜茶，治产妇腹痛。

养生食谱

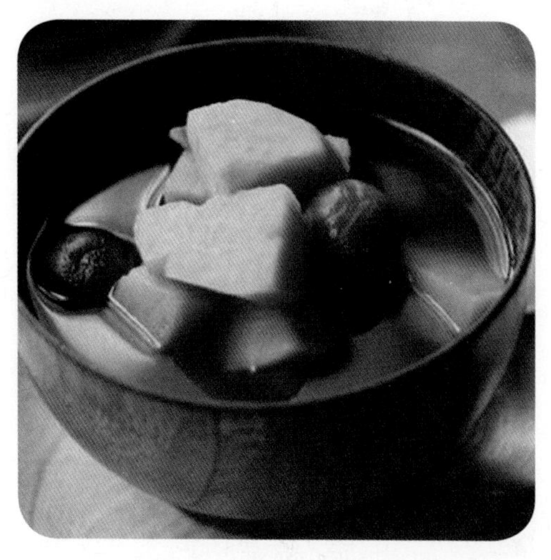

◆ 红薯粥

主　料：红薯500克，粳米100克。

做　法：

1．将洗净的红薯去皮切成丁，粳米淘洗干净。

2．在锅中放入适量的清水，将红薯丁和粳米放进去一起煮粥。

3．先用大火烧开，然后再换成小火熬成粥即可。

功　效：养胃润肠。

◆ 红薯桂圆汤

主　料：玉竹末3克，炙甘草末2克，桂圆肉5克，红薯50克。

做　法：红薯洗净，带皮切块，用500毫升的水加玉竹末、炙甘草末、桂圆肉一起煮沸后，转小火炖煮2分钟即可。

功　效：缓解脂肪肝引起的不适。

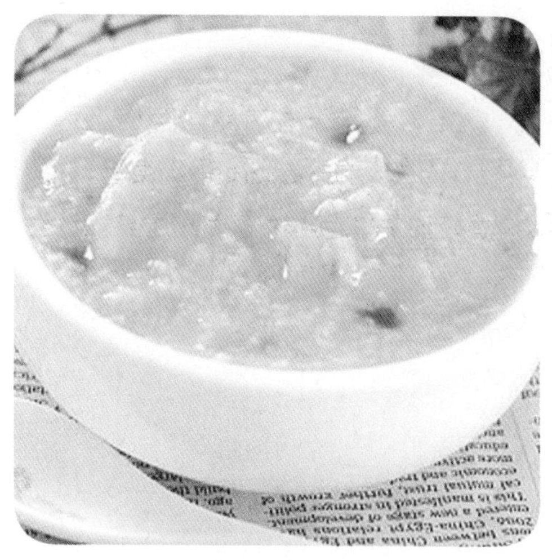

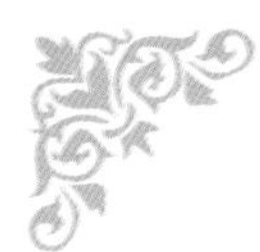

黄豆

降低血脂和胆固醇，软化动脉血管

别　　名　黄大豆、豉豆。

性味归经　性平，味甘；归脾、大肠经。

建议食用量　每天约40克。

营养成分

蛋白质、优质脂肪、氨基酸和维生素E、卵磷脂、皂苷素、磷、钙、铁、锌等。

降脂功效

大豆中所含的不饱和脂肪酸、维生素E、卵磷脂、皂苷素等成分都能减低血液中的胆固醇、三酰甘油和低密度脂蛋白，这三种物质都能造成动脉硬化。大豆所含的蛋白质还有利于动脉硬化的修复，从而起到保护血管和心脏的作用。

饮食宝典

大豆可以加工豆腐、豆浆、腐竹等豆制品，还可以提炼大豆异黄酮。其中，发酵豆制品包括腐乳、臭豆腐、豆瓣酱、酱油、豆豉、纳豆等。而非发酵豆制品包括水豆腐、干豆腐（百页）、豆芽、卤制豆制品、油炸豆制品、熏制豆制品、炸卤豆制品、冷冻豆制品、干燥豆制品等。

食用功效

黄豆蛋白质中所含必需氨基酸比较齐全，尤其富含赖氨酸，正好补充谷类赖氨酸不足的缺陷，而黄豆中缺乏的蛋氨酸，又可从谷类得到补充，因此谷豆混食是科学的食用方法。黄豆脂肪中的亚麻酸及亚油酸，有降低胆固醇的作用；卵磷脂含量也较多，对神经系统的发育有好处。

黄豆中含有较多的黄豆异黄酮，这是一种植物雌激素，对骨骼健康和缓解女性更年期症状有益。黄豆中的钙对预防小儿佝偻病及老年人骨质疏松很适宜，对神经衰弱和体虚者也大有裨益。

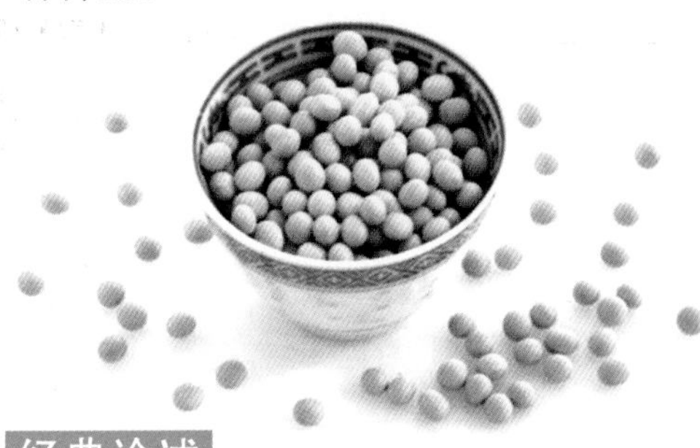

经典论述

1.《本草汇言》：“煮汁饮，能润脾燥，故消积痢。”

2.《日用本草》：“宽中下气，利大肠，消水胀，治肿毒。”

3.《本经逢原》：“误食毒物，黄大豆生捣研水灌吐；诸菌毒不得吐者，浓煎汁饮之；又试内痈及臭毒腹痛，并与生黄豆嚼，甜而不恶心者，为上部有痈脓及臭毒发瘀之真候。”

养生食谱

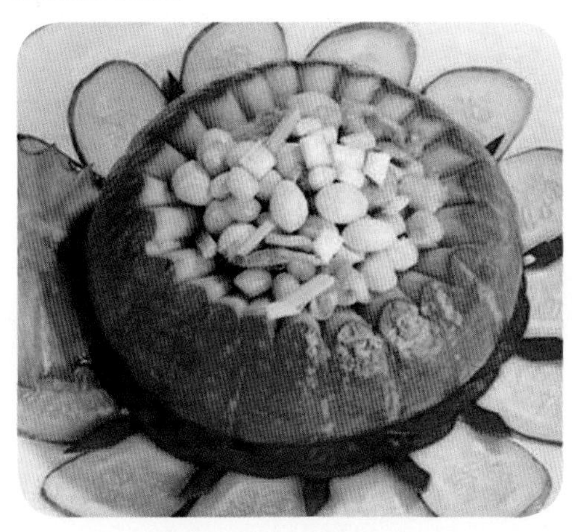

◆ 黄豆蒸南瓜

主　料：黄豆100克，南瓜100克。

调　料：香油、葱、蒜各适量。

做　法：

1. 黄豆泡发，洗净备用。
2. 南瓜洗净做成盅，掏净籽，将南瓜和黄豆摆盘，并放入葱、蒜，放入蒸锅内蒸15分钟左右。
3. 出锅前淋上香油即可食用。

功　效：健胃消食，补脾益气，消热解毒。

◆ 蜜枣黄豆牛奶

主　料：黄豆粉20克，干蜜枣15克，鲜奶240毫升，蚕豆50克。

调　料：冰糖20克。

做　法：

1. 将干蜜枣用温水泡软洗净备用。
2. 蚕豆用开水煮熟剥掉外皮，切成小丁备用。
3. 将黄豆粉、干蜜枣、鲜牛奶、煮熟的蚕豆放入果汁机内搅2分钟，倒入杯中加入冰糖即可食用。

功　效：清凉解渴，补铁养血。

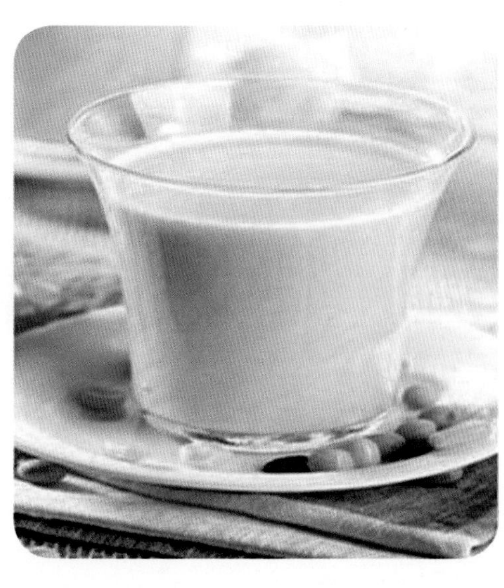

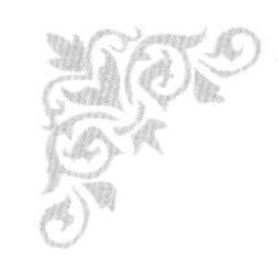

燕麦

富含粗纤维，降低血清胆固醇

别　　名　油麦、玉麦。

性味归经　性平，味甘；归肝、脾、胃经。

建议食用量　每餐20～40克。

营养成分

粗蛋白质、水溶性膳食纤维、脂肪、B族维生素、烟酸、叶酸、泛酸、维生素E、磷、铁、钙等。

降脂功效

燕麦中的亚油酸占全部不饱和脂肪酸的35%～52%，燕麦的维生素E含量也很丰富，燕麦中的苷素可降低血浆胆固醇的浓度。燕麦有明显的降低血浆总胆固醇、三酰甘油及β脂蛋白的作用，并且能升高血浆高密度脂蛋白，不论对原发性还是继发性高血脂，都有较好的食疗效果。燕麦是一种高纤维食物，可增加胃肠蠕动，使脂肪和氮排泄增加，从而降低人体内胆固醇含量，防止动脉粥样硬化的形成。

黄金搭配

燕麦＋山药

益寿延年，是糖尿病、高血压、高血脂患者的食疗佳肴。

食用功效

燕麦含有高黏稠度的可溶性纤维，能延缓胃的排空，增加饱腹感，控制食欲，达到减少进食的效果。燕麦富含的维生素E、铜、锌、硒、镁，能清除人体内多余的自由基，对皮肤有益。丰富的膳食纤维能润肠通便，有效地排出毒素，从而起到养颜的作用。

燕麦可降低人体三酰甘油和低密度脂蛋白，预防冠心病，防治糖尿病，有利于减少糖尿病心血管并发症的发生；燕麦可通便导滞，对于习惯性便秘患者有很好的帮助；此外，燕麦中含有的钙、磷、铁、锌、锰等矿物质也有预防骨质疏松、促进伤口愈合、防止贫血的功效。

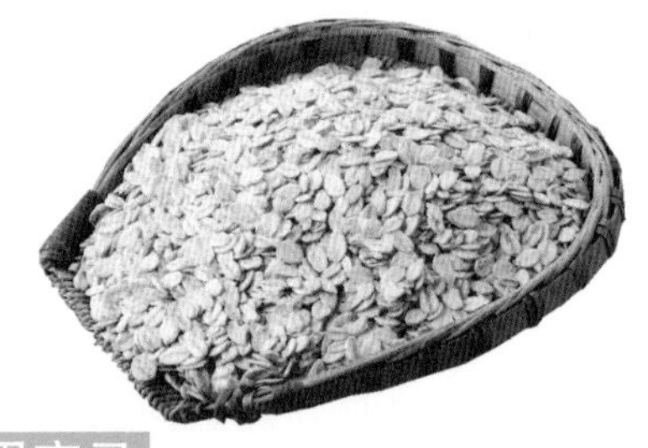

食用宜忌

燕麦一般人群均可食用，尤其适宜脂肪肝、糖尿病、水肿、习惯性便秘、高血压、高血脂、动脉硬化患者食用，产妇、婴幼儿、老年人以及空勤、海勤人员也适合食用。但是肠道敏感的人不宜吃太多，以免引起胀气、胃痛或腹泻等情况。

养生食谱

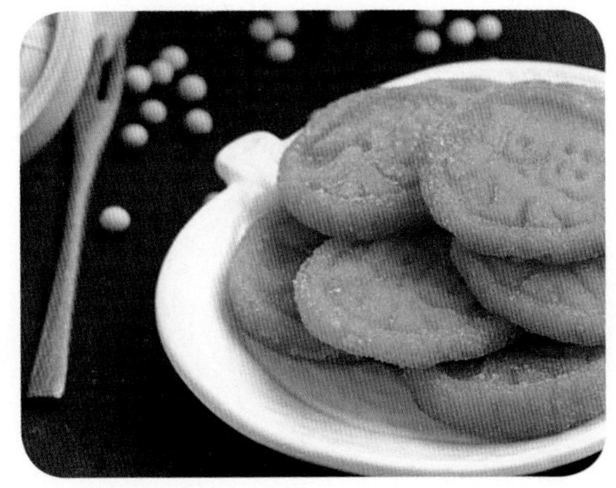

◆ 香酥燕麦南瓜饼

主　料：南瓜、糯米粉各250克，燕麦粉100克。

辅　料：奶粉、豆沙馅各适量。

调　料：白砂糖、食用油各适量。

做　法：

1．南瓜去皮切片，上笼蒸酥，加糯米粉、燕麦粉、奶粉、白砂糖搅拌均匀，将其揉成南瓜饼坯。

2．将豆沙搓成圆的馅心，取南瓜饼坯搓包上馅并且压制呈圆饼状。

3．锅中加油，待油温升至120℃时，把南瓜饼放入油炸至膨胀即可。

◆ 燕麦绿豆薏米粥

主　料：绿豆、粗燕麦片各30克，薏米80克。

辅　料：葡萄干、腰果、纯杏仁粉、芝麻粒各适量。

调　料：砂糖适量。

做　法：

1．将薏米、绿豆洗净，用1000毫升水泡2小时。

2．把葡萄干、腰果、纯杏仁粉、芝麻粒、薏米、绿豆、粗燕麦片一起放入锅内同煮，煮沸后转小火续煮至熟烂，放凉即可食用。可按个人口味放入适量砂糖。

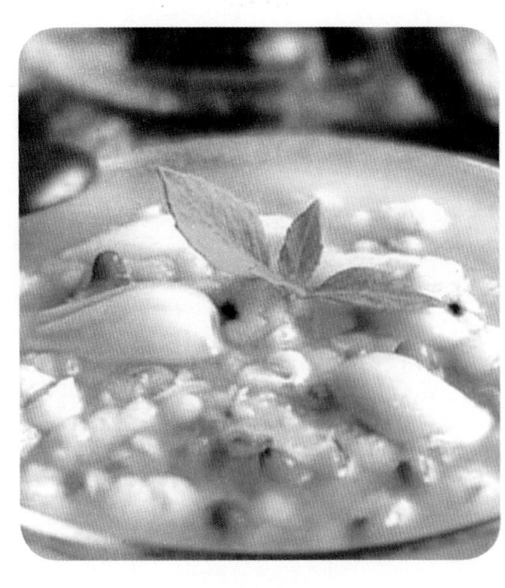

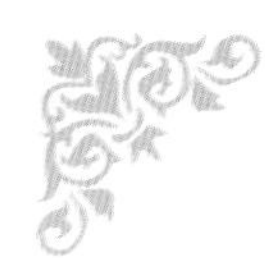

荞麦

降低人体血脂和胆固醇

别　　名　乌麦、胡荞麦。

性味归经　性凉，味甘；归脾、胃、大肠经。

建议食用量　每餐50～100克。

营养成分

蛋白质、赖氨酸、淀粉、B族维生素、维生素E、铬、磷、铁、赖氨酸、氨基酸、脂肪酸、亚油酸、烟碱酸、烟酸、芦丁等。

降脂功效

荞麦含脂肪2%～3%，这些脂肪有9种脂肪酸，其中最多的是油酸和亚油酸。油酸在人体内可以合成花生四烯酸，可降低人体血脂的作用；荞麦含有丰富的可溶性膳食纤维，同时还含有烟酸和芦丁（芸香苷），芦丁有降低人体胆固醇、软化血管、保护视力和预防脑血管出血的作用，烟酸能促进人体的新陈代谢，增强解毒能力，还具有扩张小血管和降低血液胆固醇的作用。

黄金搭配

荞麦＋黄豆

黄豆具有健脾益气、润燥补血、降低胆固醇、利水之功效，与荞麦一同榨成豆浆，对降脂很有效果。

食用功效

荞麦不仅营养丰富，还具有很高的药用和保健价值。荞麦丰富的蛋白质中含有十几种天然氨基酸，有丰富的赖氨酸成分，铁、锰、锌等矿物质也比一般谷物含量高。

荞麦含有丰富的镁，能促进人体纤维蛋白溶解，使血管扩张，抑制凝血块的形成，具有抗栓塞的作用。荞麦中的某些黄酮成分还具有抗菌、消炎、止咳、平喘、祛痰的作用，因此，荞麦还有“消炎粮食”的美称。

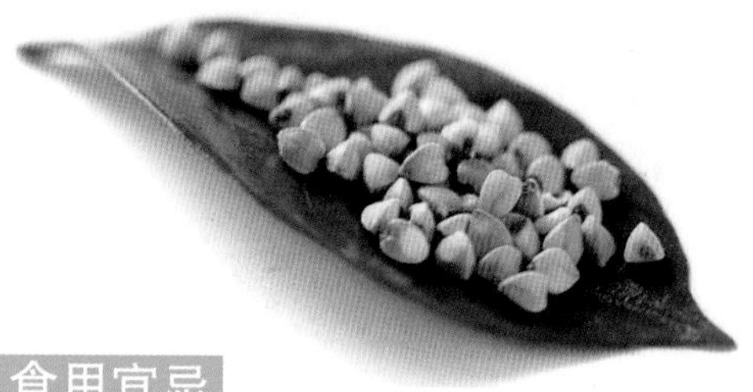

食用宜忌

荞麦一次不可食用太多，否则易造成消化不良。在食用荞麦时，要注意和其他谷物搭配，这样才能发挥其最大的食用保健效果。

经典论述

1.《本草纲目》：“降气宽肠，磨积滞，消热肿风痛，除白浊白带，脾积泄泻。”

2.《本草备要》：“解酒积。”

3.《安徽药材》：“治淋病。”

4.《中国药植图鉴》：“可收敛冷汗。”

养生食谱

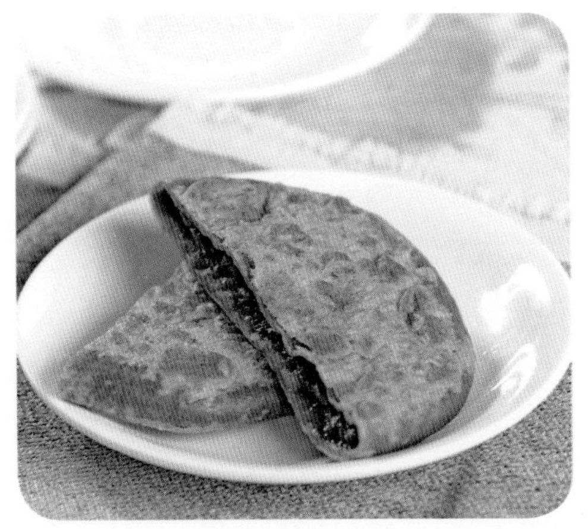

◆ 豆沙荞麦饼

主　料：全麦面粉100克，荞麦面150克，红豆100克。

调　料：白糖60克，泡打粉5克，酵母5克。

做　法：

1. 全麦面粉、荞麦面加水、泡打粉、酵母和成面团。

2. 红豆加少许水蒸熟，加白糖炒成豆沙。

3. 用面团和豆沙做成馅，擀成饼状烙熟，两面成金黄色即可。

◆ 荞麦粥

主　料：荞麦200克。

辅　料：鸡腿肉片、土豆、胡萝卜、扁豆各适量。

调　料：高汤4杯、低盐酱油10克、盐2克。

做　法：

1. 锅中加入适量清水，放入荞麦煮20分钟，捞出沥水。

2. 锅里加入高汤、低盐酱油、盐，煮开后放入荞麦米、鸡腿肉片、土豆、胡萝卜、扁豆一起煮20分钟，至所有材料变软即可。

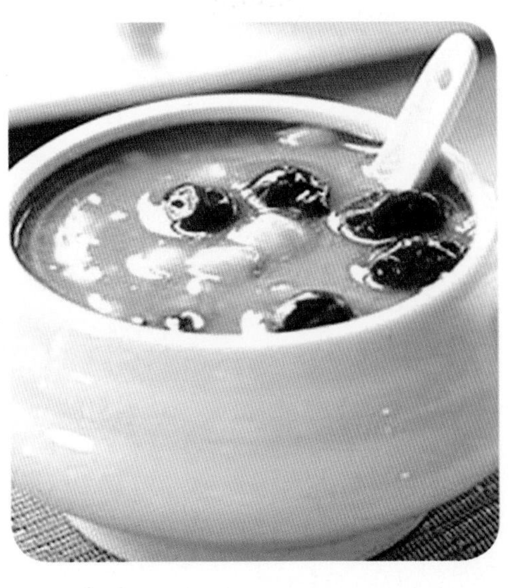

黑芝麻

调节胆固醇，保护心血管

别　　名　胡麻、脂麻、乌麻、黑油麻、乌芝麻、黑脂麻、巨胜子。

性味归经　性平，味甘；归肝、肾、大肠经。

建议食用量　每天10～20克。

营养成分

蛋白质、脂肪、钙、磷、铁、芝麻素、花生酸、芝麻酚、油酸、棕榈酸、硬脂酸、甾醇、卵磷脂、维生素A、维生素B、维生素D等。

降脂功效

黑芝麻含有不饱和脂肪酸，它能够降低胆固醇总量和低密度胆固醇，从而保护心血管的健康。此外，黑芝麻含有的卵磷脂也是分解、降低胆固醇的中坚力量。

降脂良方

黑芝麻60克，桑椹60克，白糖10克，大米50克。将黑芝麻、桑椹、大米洗净后，一同放入砂盘中捣碎，再放入砂锅内加清水3碗，煮成糊状后，加入白糖即可食用。

食用功效

黑芝麻中含有防止人体发胖的物质卵磷脂、胆碱、肌糖，因此芝麻吃多了也不会发胖。在节食减肥的同时，若配合黑芝麻的食用，粗糙的皮肤可获得改善。

黑芝麻药食两用，具有“补肝肾，滋五脏，益精血，润肠燥”等功效，被视为滋补圣品。黑芝麻具有保健功效，一方面是因为含有优质蛋白质和丰富的矿物质，另一方面是因为含有丰富的不饱和脂肪酸、维生素E和珍贵的芝麻素及黑色素。

芝麻是植物油中的佼佼者，芝麻所含的脂肪酸85%～90%为不饱和脂肪酸，易被人体吸收；芝麻中维生素E含量丰富，而维生素E可增强细胞的抗氧化作用，保护人体，延缓衰老。

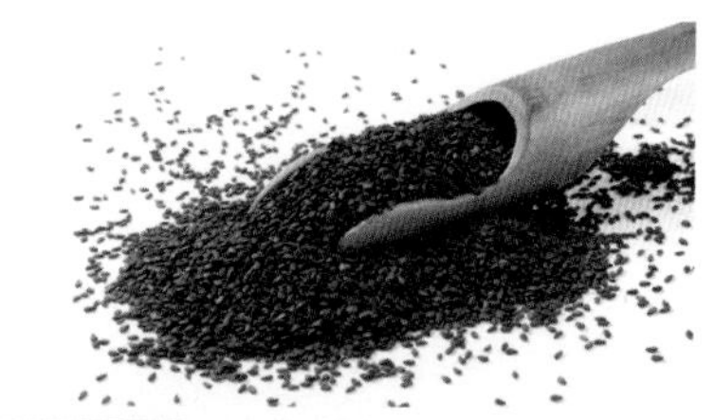

食用宜忌

芝麻仁外面有一层稍硬的膜，把它碾碎才能使人体吸收其中的营养，所以整粒的芝麻应加工后再吃。炒制芝麻时注意控制火候，切忌炒煳。

患有慢性肠炎、便溏腹泻者忌食；根据前人经验，男子阳痿、遗精者忌食。

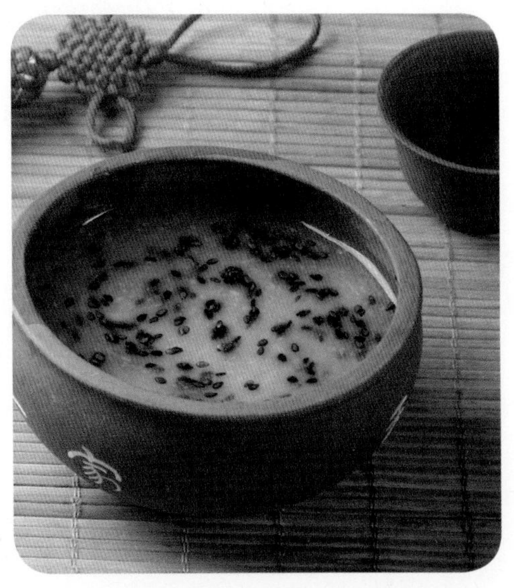

◆ 芝麻蜂蜜豆浆

主　料：豆浆70克，黑芝麻、杏仁各20克。

调　料：蜂蜜适量。

做　法：

1．将黑芝麻、杏仁用清水洗净，备用。

2．将杏仁与黑芝麻、豆浆装入豆浆机内，杯体内按规定加入清水。

3．启动豆浆机，十几分钟后豆浆煮熟。

4．根据个人喜好加入适量蜂蜜即可饮用。

◆ 芝麻淮粉羹

主　料：黑芝麻30克，淮山50克，白糖20克，清水250克。

做　法：

1.将黑芝麻、淮山研制成粉待用。

2.锅中水烧沸下入黑芝麻、淮山粉搅匀，熬至黏稠加白糖即可。黑芝麻与淮山一同食用具有乌发益肾、润肠通便的功效。

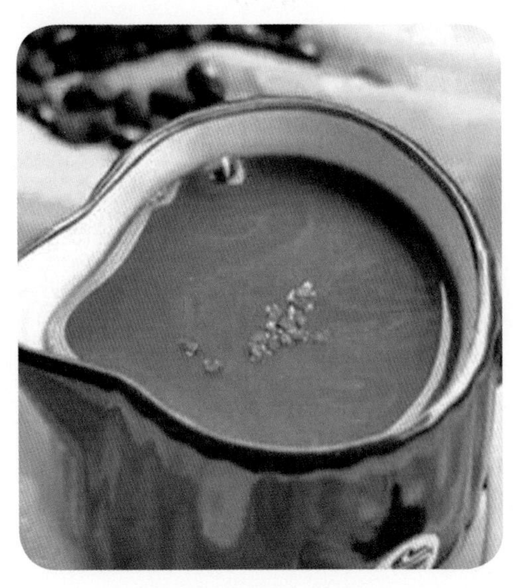

绿豆

降低血脂，保护心脏，防治冠心病

别　　名　青小豆、植豆。
性味归经　性凉，味甘；归心、胃经。
建议食用量　每餐40～80克。

营养成分

蛋白质、脂肪、钙、磷、铁、芝麻素、花生酸、芝麻酚、油酸、棕榈酸、硬脂酸、甾醇、卵磷脂、维生素A、维生素B、维生素D等。

降脂功效

绿豆含一种球蛋白，可以促进身体内胆固醇经肝脏分解成胆酸，加速胆汁里胆盐排出，降低小肠对胆固醇的吸收。绿豆里的多糖成分能够增强血清脂蛋白酶活性，使脂蛋白里三酰甘油水解，达到降低血脂的治疗效果，从而可以防治高血脂、冠心病、心绞痛。

降脂良方

茯神9克，绿豆100克，白糖15克。茯神研末，与绿豆同放锅中，加清水适量，用武火烧沸，改文火煮40分钟，以白糖调味即成。佐餐食用。宁心安神，化痰。适用于高血压、高脂血、冠心病、心绞痛、口渴口干诸症。

食用功效

绿豆营养丰富，药用价值也很高，其所含的蛋白质、磷脂均有兴奋神经、增进食欲的功效，可为人体许多重要脏器提供营养；绿豆对葡萄球菌以及某些病毒有抑制作用，能清热解毒；绿豆含有的胰蛋白酶抑制剂，能减少蛋白质分解，能够有效保护肾脏。

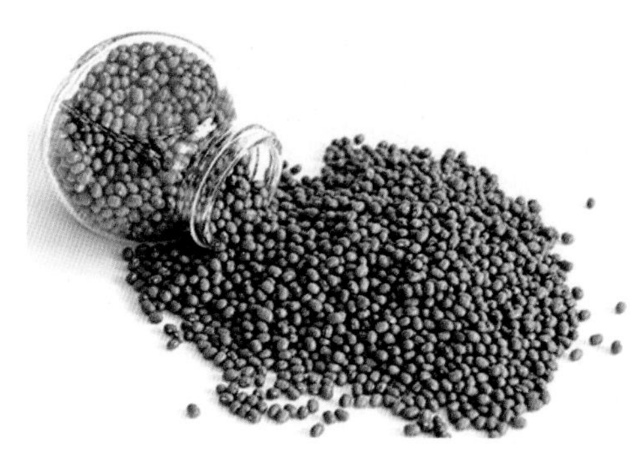

经典论述

1.《本草求真》：“绿豆味甘性寒，据书备极称善，有言能厚肠胃、润皮肤、和五脏及资脾胃。按此虽用参、芪、归、术，不是过也。”

2.《本草汇言》：“清暑热，解烦热，润燥热，解毒热。”

3.《随息居饮食谱》：“绿豆甘凉，煮食清胆养胃，解暑止渴，利小便，已泻痢。”

4.《本草纲目》：“厚肠胃。作枕，明目，治头风头痛。除吐逆。治痘毒，利肿胀。”

养生食谱

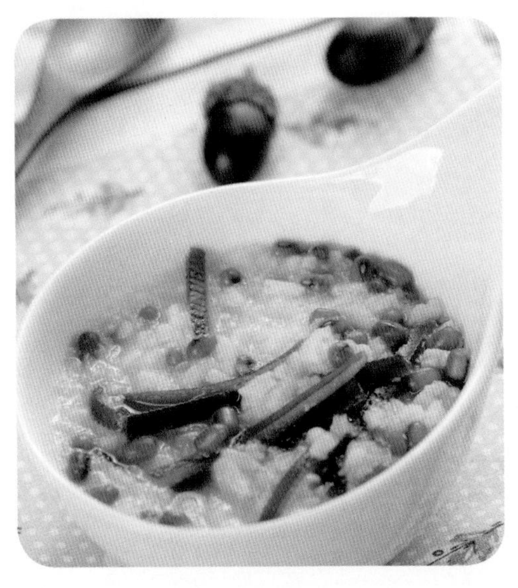

◆ 绿豆汤

主　料：绿豆100克。

调　料：冰糖适量。

做　法：

1.将绿豆洗净备用。

2.锅放清水烧开，然后放入绿豆，用大火煮，至汤水将收干时，添加开水，再煮15分钟，直至绿豆开花酥烂。

3.加入冰糖，再煮5分钟，过滤取汤即可。

◆ 海带绿豆粥

主　料：白米100克，绿豆、水发海带丝各50克。

调　料：盐适量，芹菜末少许。

做　法：

1.白米洗净沥干，绿豆洗净泡水2小时。

2.锅中加水煮开，放入白米、绿豆、海带丝略搅拌，待再煮开时改中小火熬煮40分钟，加入盐拌匀，撒上芹菜末即可食用。

功　效：化痰，软坚散结。

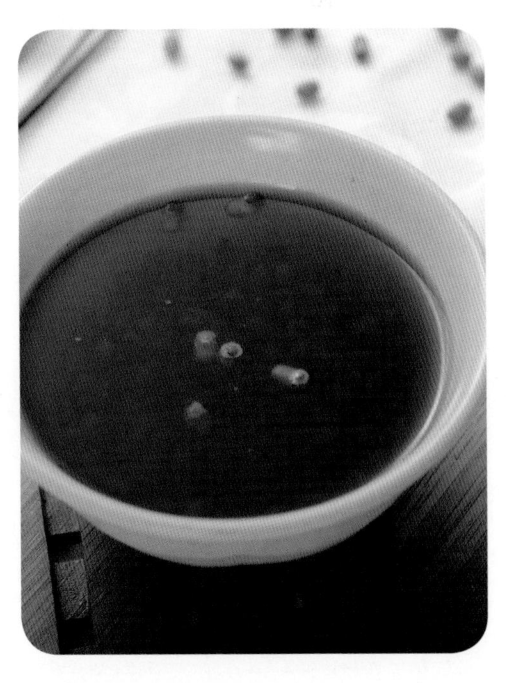

红豆

有效降低血清胆固醇，消脂减肥

别　　名　野赤豆、红小豆。

性味归经　性平，味甘、酸；归心、小肠、肾、膀胱经。

建议食用量　每餐约30克。

营养成分

蛋白质、脂肪、碳水化合物、粗纤维、三萜皂苷、灰分、钙、磷、铁、硫胺素、核黄素、烟酸。

降脂功效

红豆中含有较多的皂角苷，它能阻止过氧化脂质的产生、抑制脂肪吸收并促进其分解，达到降脂、瘦身、健美的目的。

降脂良方

鲫鱼1条（重约200克），红豆60克，紫皮大蒜1头，葱白1段。将鲫鱼去鳞及内脏，加葱、姜、料酒同赤小豆、大蒜一起文火炖熟，食鱼喝汤。

经典论述

《神农本草经》："主下水，排痈肿脓血。"

食用功效

红豆有生津、利尿、消胀、除肿、止吐的功效，具有良好的润肠通便、降血压、降血脂、调节血糖、解毒抗癌、预防结石、健美减肥的作用；红豆也是富含叶酸的食物，产妇、乳母多吃红小豆还有催乳的功效。

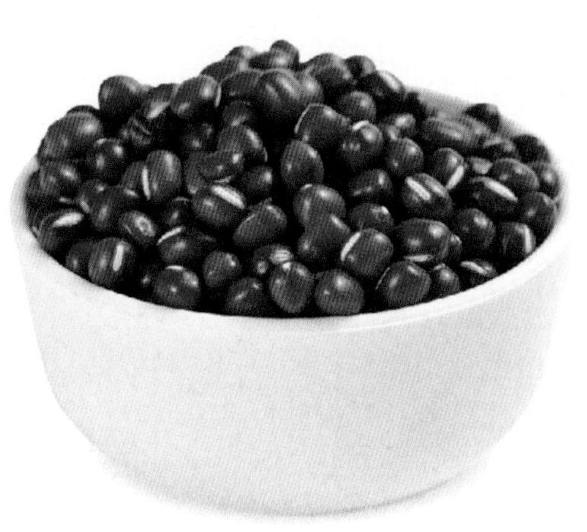

食用宜忌

红豆一般人群都可以食用。因其具有利水除湿、和血排脓、消肿解毒的功效，所以尤其适合水肿、哺乳期女性吃。红豆宜与其他谷类食品混合食用，一般制成豆沙包、豆饭或豆粥。但需要注意的是，红豆利尿，故尿频的人应少吃。阴虚无湿热者及小便清长者忌食。

养生食谱

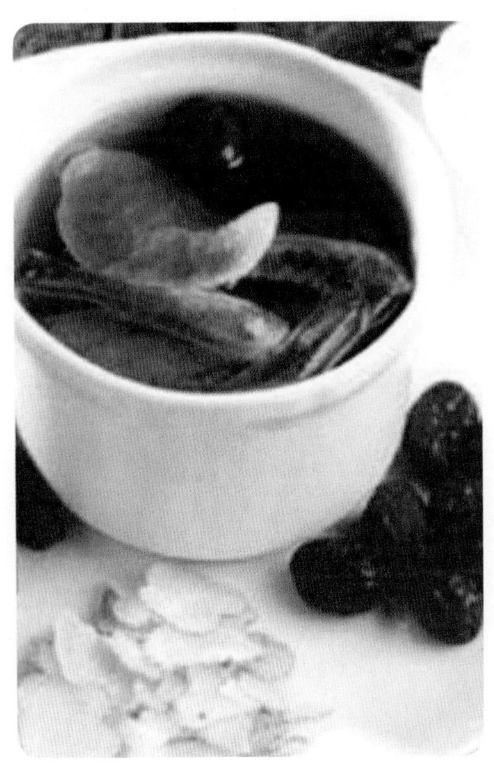

◆ 红豆粥

主　料： 红豆30克、粳米50克。

做　法： 将红豆、粳米洗净，入锅，加清水煮至米烂成粥即可。

功　效： 利水湿，健脾，减重。

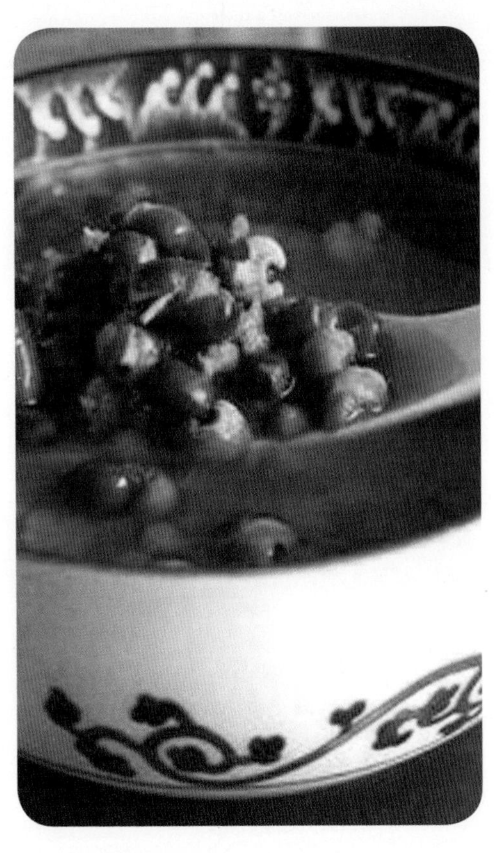

◆ 瓜皮红豆茶

主　料： 新鲜西瓜皮、冬瓜皮各50克，红豆30克。

做　法：

1. 新鲜西瓜皮、冬瓜、红豆这三味洗净，同置瓦罐中，加水500毫升。

2. 以小火煎20分钟，滤出汤汁，当茶饮用，连服10天。

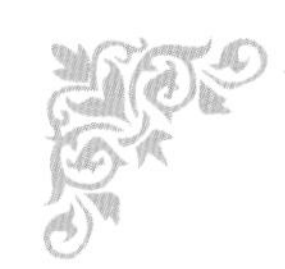

第三节 可降脂的水果

苹果

降低血液中的胆固醇浓度

别　　名　滔婆、柰、柰子、平波。

性味归经　性平，味甘、酸；归脾、肺经。

建议食用量　每天1～2个（200～300克）。

营养成分

糖类、蛋白质、脂肪、粗纤维、钾、钙、磷、铁、锌、胶质、有机酸、胡萝卜素、维生素 B_1、维生素 B_2、维生素C、烟酸、山梨醇、香橙素、黄酮类化合物等。

降脂功效

苹果里含有丰富的果胶，可以降低血液里胆固醇的浓度，还有防止脂肪聚集的功效。苹果里的果胶不能与其他降胆固醇的物质，如维生素C、果糖、镁等结合成新的化合物，以达到增强降血脂的作用。有关报告指出，每日吃1～2个苹果的人，其血中胆固醇的含量能够降低10%。苹果有降压通便作用，经常食用食能够改善血管硬化。苹果含有大量类黄酮，可以溶解血液里容易堵塞血管的某些化合物，减少患心肌梗死的危险。

食用功效

在空气污染的环境中，多吃苹果可改善呼吸系统和肺功能，保护肺部免受污染和烟尘的影响；苹果中含的多酚及黄酮类天然化学抗氧化物质，可以减少患癌的危险；苹果特有的香味可以缓解压力过大造成的不良情绪，还有提神醒脑的功效；苹果中富含粗纤维，可促进肠胃蠕动，协助人体顺利排出废物，减少有害物质对皮肤的危害；苹果中含有大量的镁、硫、铁、铜、碘、锰、锌等矿物质，可使皮肤细腻、润滑、红润有光泽。

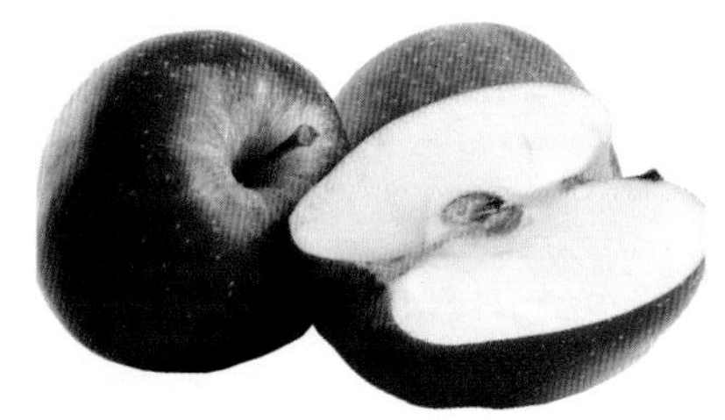

食用宜忌

苹果的营养很丰富。吃苹果时最好细嚼慢咽，这样有利于消化和吸收。食欲不好者不要饭前或饭后马上吃水果，以免影响正常的进食及消化。

黄金搭配

苹果＋鱼肉

苹果中富含果胶，有止泻的作用，与清淡的鱼肉搭配，营养丰富，美味可口。

养生食谱

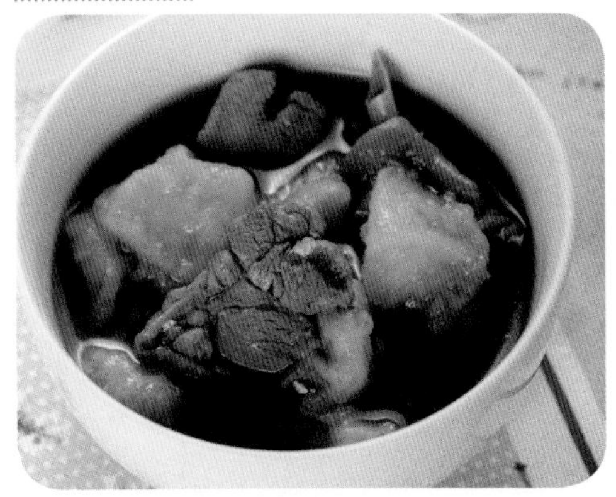

◆ 苹果鸡

主　料：鸡肉500克，苹果2个，水发口蘑25克。

调　料：酱油、白糖、醋、盐、清汤、植物油各适量。

做　法：

1. 将口蘑切成薄片；将鸡肉切成小块；苹果也切成小块；将鸡块用冷水煮开捞出。

2. 锅置火上，倒植物油，放入鸡块翻炒，放入白糖和醋快速翻炒后倒少许酱油上色，然后加入切好的苹果。

3. 加少许清汤盖上盖子煮至汤汁收干即可出锅，出锅前加盐调味。

◆ 苹果玉米羹

主　料：苹果2个，玉米粉50克。

调　料：红糖、红酒各适量。

做　法：

1. 苹果洗净，去皮、核，切丁。

2. 锅内放入苹果丁、玉米粉、红糖，加适量清水，大火烧沸，改用小火煮5分钟，关火后加入红酒，搅匀即成。

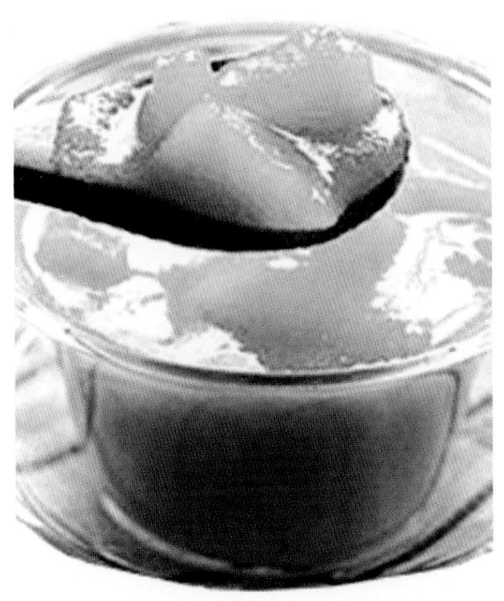

葡萄

降低胆固醇和血脂

别　　名　草龙珠、山葫芦、蒲桃、菩提子。

性味归经　性平，味甘、酸；归肺、脾、肾经。

建议食用量　每天100克。

营养成分

葡萄糖、果酸、钙、钾、磷、铁、维生素 B_1、维生素 B_2、维生素 B_6、维生素 C、维生素 P、氨基酸等。

降脂功效

葡萄汁与葡萄酒都含有白黎芦醇，是降低胆固醇的天然物质。动物实验也证明，它能使胆固醇降低，抑制血小板聚集，所以葡萄是高脂血症者最好的食品之一。研究发现，葡萄能比阿司匹林更好地阻止血栓形成，对预防心脑血管病有一定作用。

经典论述

1.《随息居饮食谱》："补气，滋肾液，益肝阴，强筋骨，止渴，安胎。"

2.《本草纲目》："可以造酒，人饮之，则陶然而醉，故有是名。其圆者名草龙珠，长者名马乳葡萄，白者名水晶葡萄，黑者名紫葡萄。"

食用功效

葡萄中的糖主要是葡萄糖，能很快被人体吸收。当人体出现低血糖时，若及时饮用葡萄汁，可很快使症状缓解。葡萄中含的类黄酮是一种强抗氧化剂，可抗衰老，并可清除体内自由基。

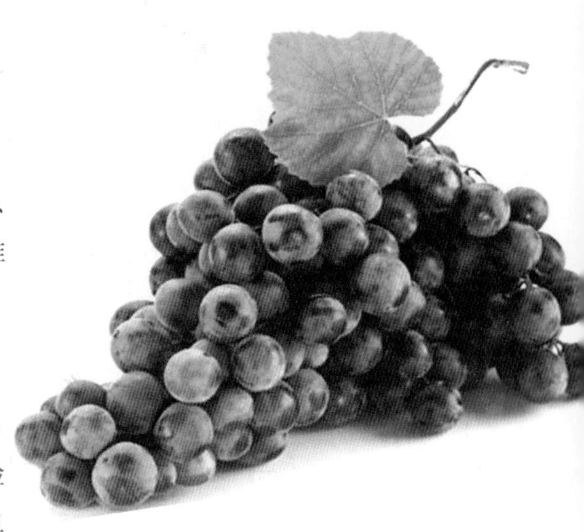

食用宜忌

宜食：肾炎、高血压、水肿患者，儿童、孕妇、贫血患者，神经衰弱、过度疲劳、体倦乏力、未老先衰者，肺虚咳嗽、盗汗者，风湿性关节炎、四肢筋骨疼痛者，癌症患者尤其适合食用。

忌食：糖尿病患者、便秘者、脾胃虚寒者应少食。忌与海鲜、鱼、萝卜、四环素同食。服用人参者忌食。吃后不能立刻喝水，否则易引发腹泻。

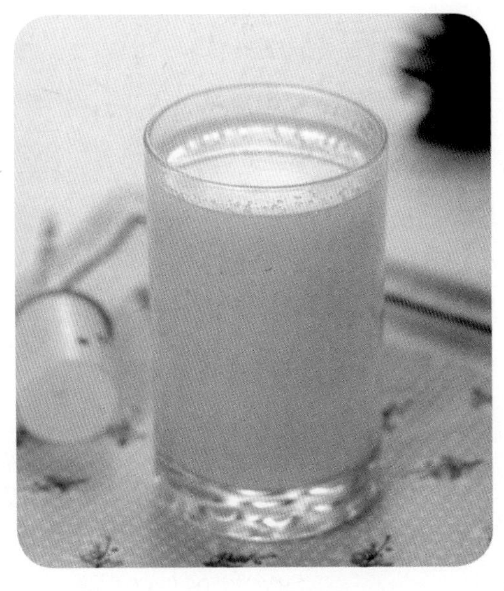

◆ 葡萄干蒸丝瓜

主　料： 丝瓜400克。

辅　料： 葡萄干50克。

调　料： 盐4克，豉油5克，味精4克。

做　法：

1. 丝瓜切条备用。

2. 将丝瓜摆盘放入盐、味精、葡萄干蒸5分钟，出锅后加入豉油即可。

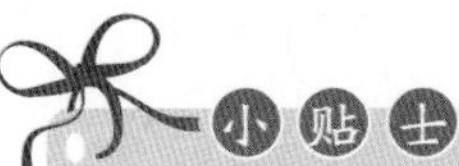

葡萄干用温水泡软，涨发后再蒸丝瓜。

◆ 葡萄汁

主　料： 葡萄150克，苹果1/2个。

做　法：

1. 葡萄洗净取果肉，洗净去皮去核切小块。

2. 将两种水果分别放入榨汁机中榨汁，然后将两种果汁混合煮沸。

3. 按1∶1的比例兑入白开水，即可饮用。

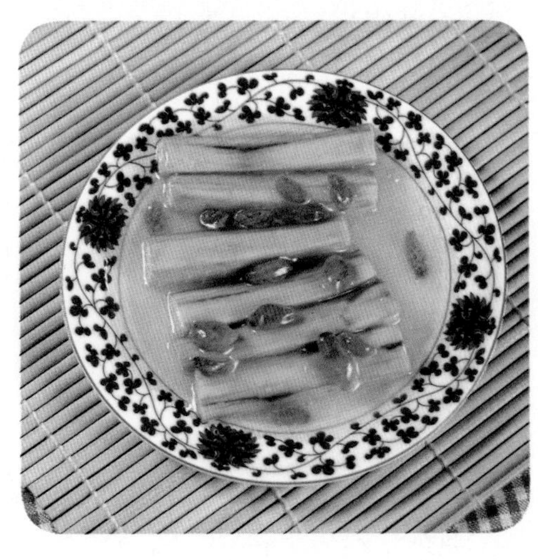

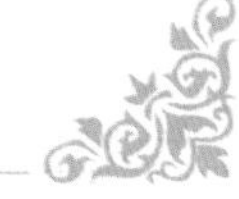

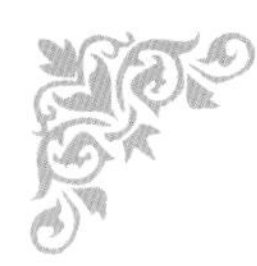

橙子

降低胆固醇和血脂

别　　名　金球、香橙、黄橙。
性味归经　性微凉，味甘、酸；归肺、脾、胃、肝经。
建议食用量　每天1～2个。

营养成分

维生素C、胡萝卜素、维生素P、钾、橙皮苷、柠檬酸、苹果酸、琥珀酸、糖类、果胶、维生素、挥发油、牻牛儿醛、柠檬烯等。

降脂功效

橙子中丰富的维生素C能够加速胆固醇转化，降低血液中血脂含量。维生素P则能防止维生素C被氧化，增强维生素C的效果，还能增强毛细血管壁，对高脂血症有益。橙子所含的类黄酮和柠檬酸成分可以增加血液中高密度脂蛋白含量，降低低密度脂蛋白的含量，从而减少患高脂血症的概率。

知识点

未成熟的橙子含有较多的草酸、苯甲酸等，在体内不易被氧化，反而容易与食物中所含的蛋白质结合，生成不易消化的沉淀物。因此，不要食用未成熟的橙子。

食用功效

橙子含有大量维生素C和胡萝卜素，可以抑制致癌物质的形成，还能软化和保护血管，促进血液循环，降低胆固醇和血脂。研究表明，每天喝3杯橙汁可以增加体内高密度脂蛋白(HDL)的含量，从而降低患心脏病的可能。橙汁内含有特定的化学成分类黄酮，可以促进HDL增加，并运送低密度脂蛋白(LDL)到体外。经常食用橙子对预防胆囊疾病有效。橙子发出的气味有利于缓解人们的心理压力。

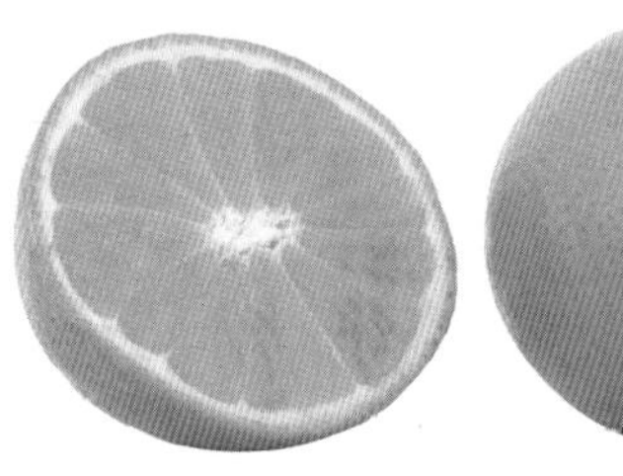
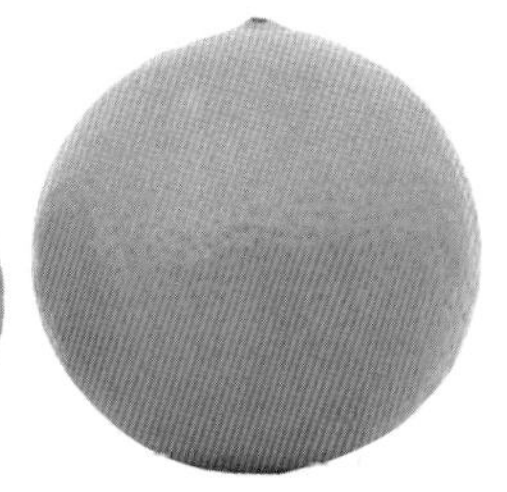

食用宜忌

宜食：适宜胆囊炎、高血压、高血脂、癌症、胆结石患者食用。

忌食：胃酸过多者不宜多食。

经典论述

1.《食性本草》："行风气，疗瘿气，发瘰疬，杀鱼虫（虫一作蟹）毒。"

2.《开宝本草》："瓤，去恶心，洗去酸汁，细切和盐蜜煎成，食之，去胃中浮风。"

3.《玉楸药解》："宽胸利气，解酒。"

养生食谱

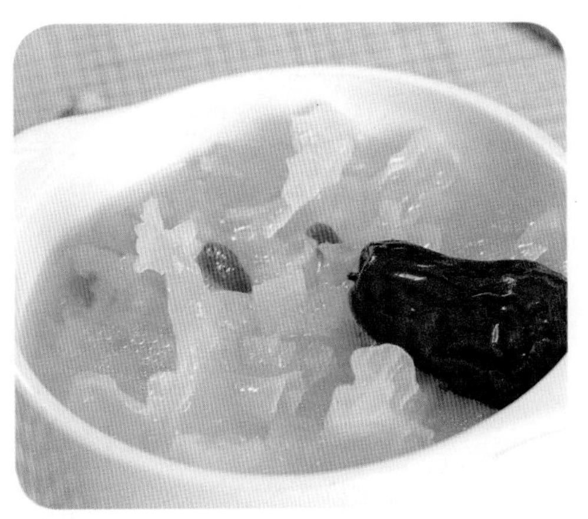

◆ 草莓酱配橙肉

主　料：橙子肉200克。

调　料：草莓酱50克，蜂蜜2克。

做　法：将橙子洗净改刀切成块，草莓酱拌匀挤在橙子上即可。

◆ 鲜橙红枣银耳汤

主　料：橙子200克，红枣50克，银耳100克，枸杞子5克，马蹄20克。

调　料：水300毫升，冰糖20克，蜂蜜15克。

做　法：

1. 鲜橙切成小粒，马蹄切成小粒备用。

2. 银耳泡软焯水放容器中，加清水1000毫升、红枣、枸杞子、马蹄粒、冰糖熬制20分钟直至银耳软烂即可装入碗中，鲜橙粒撒在银耳上，再调入蜂蜜即可。

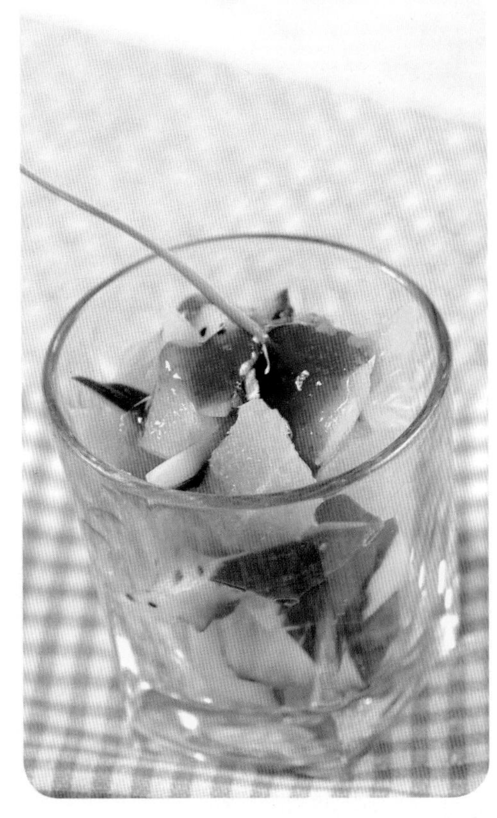

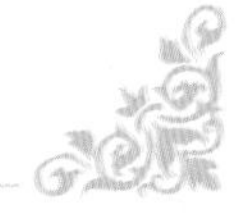

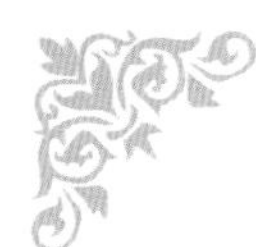

柠檬

加速体内胆固醇代谢

别　　名　柠果、黎檬、洋柠檬。
性味归经　性凉，味酸；归肝、胃经。
建议食用量　每次100～200克。

营养成分

维生素C、糖类、钙、磷、铁、维生素B_1、维生素B_2、烟酸、奎宁酸、柠檬酸、苹果酸、橙皮苷、柚皮苷、香豆精等，柠檬属于高钾低钠水果。

降脂功效

柠檬富含维生素C和维生素P，能增强血管弹性和韧性，可预防和治疗高血压和心肌梗死症状。近年来国外研究还发现，青柠檬中含有一种近似胰岛素的成分，可以使异常的血糖值降低。

食用宜忌

宜食：柠檬适宜暑热口干烦渴、消化不良、胃呆呃逆者食用；适宜维生素C缺乏者食用；适宜孕妇胎动不安时食用；适宜肾结石者食用；适宜高血压、心肌梗死患者食用，可起到保护血管、改善血液循环的效果。

忌食：柠檬味极酸，易伤筋损齿，不宜食过多。牙痛者忌食，糖尿病患者亦忌。另外，胃及十二指肠溃疡或胃酸过多患者忌用。

食用功效

柠檬含有丰富的有机酸，其味极酸，柠檬汁有很强的杀菌作用，对保持食品卫生很有好处；柠檬富有香气，能祛除肉类、水产的腥膻之气，并能使肉质更加细嫩，柠檬还能促进胃中蛋白分解酶的分泌，增加胃肠蠕动。

柠檬汁中含有大量柠檬酸盐，能够抑制钙盐结晶，从而阻止肾结石形成，甚至已成为结石也可被溶解掉，所以食用柠檬能防治肾结石，使部分慢性肾结石患者的结石减少、变小；吃柠檬还可以防治心血管疾病，能缓解钙离子促使血液凝固的作用，可预防和治疗高血压和心肌梗死。

柠檬中的柠檬酸有收缩、增固毛细血管，降低通透性，提高凝血功能及血小板数量的作用；鲜柠檬维生素含量极为丰富，是美容的天然佳品，能防止和消除皮肤色素沉着，具有美白作用。

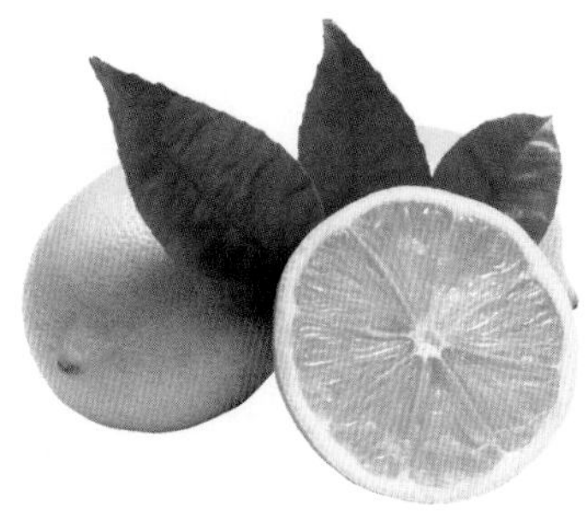

经典论述

《本草纲目》中记载柠檬具有生津、止渴、祛暑等功能。柠檬果汁，性味苦、温、无毒。

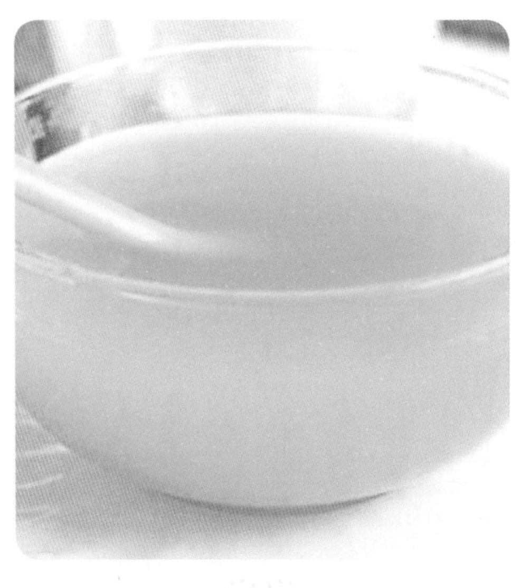

◆ 柠檬苦瓜茶

主　料：苦瓜30克，柠檬草、荷叶各6克，蜂蜜适量。

做　法：

1. 将苦瓜切片，加入热水中煮沸。
2. 放入荷叶、柠檬草冲泡10分钟后，加入蜂蜜，即可饮用。
3. 每日1剂，分2次温服。

◆ 芹菜柠檬汁

主　料：芹菜（连叶）30克，柠檬1/2个，苹果1个。

调　料：精盐、冰片各少许。

做　法：

1. 将带嫩叶的新鲜芹菜洗净、切段。
2. 去皮的柠檬、苹果、切段的芹菜全部放进榨汁机中榨汁。
3. 加入少许精盐与冰片，调匀后可饮用。

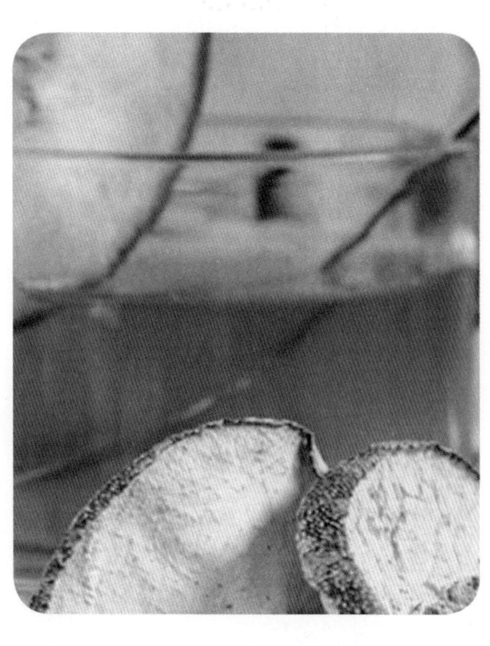

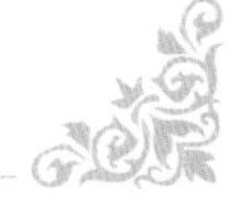

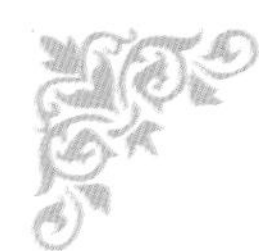

猕猴桃

对高血压、高血脂有很好的食疗效果

别　　名　毛桃、藤梨、奇异果。

性味归经　性寒，味甘、酸；归脾、胃经。

建议食用量　每天1～2个（100～200克）。

营养成分

维生素C、糖类、蛋白质、脂肪、钾、磷、钙、镁、铁、胡萝卜素、硫胺素、猕猴桃碱等。

降脂功效

猕猴桃富含的维生素C能降低血清总胆固醇及三酰甘油。猕猴桃富含的膳食纤维能加快脂肪分解的速度，避免体内积聚过多的脂肪，特别适合有高脂血症和高血压的朋友食用。

食用宜忌

宜食：适宜高血压、心脏病、动脉硬化、消化道疾病、癌症患者和孕妇食用。

忌食：脾胃虚寒者不宜多食。

黄金搭配

猕猴桃＋姜汁

猕猴桃与姜汁相宜，可和胃止呕。

食用功效

猕猴桃含有丰富的膳食纤维，可促进胃肠蠕动，促进食物的消化。此外，猕猴桃还含有丰富的果胶，果胶有着润肠通便的作用，可以帮助清除肠道中的残留废料，促进排便，改善便秘。同时，果胶还可以控制身体对脂肪的吸收。猕猴桃中的赖氨酸、甲硫氨基酸是帮助肉碱合成的必须氨基酸。而肉碱则是促进脂肪燃烧的有效成分，可以将体内多余的体脂肪转换成为热量的效用。所以，多吃猕猴桃对减肥帮助甚大。

猕猴桃是一种降压功效极高的水果，它含有很多对人体健康有益的成分。多食用可促进钙的吸收，预防骨质疏松，抑制胆固醇的沉积，从而防治动脉硬化；多食用猕猴桃，还能阻止体内产生过多的过氧化物，防止老年斑的形成，延缓人体衰老。

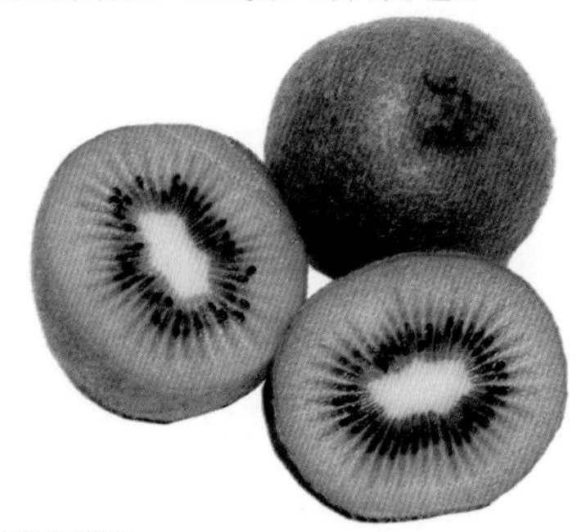

经典论述

《本草拾遗》载："猕猴桃味咸温无毒，可供药用，主治骨节风，瘫痪不遂，长年白发，痔病，等等。"

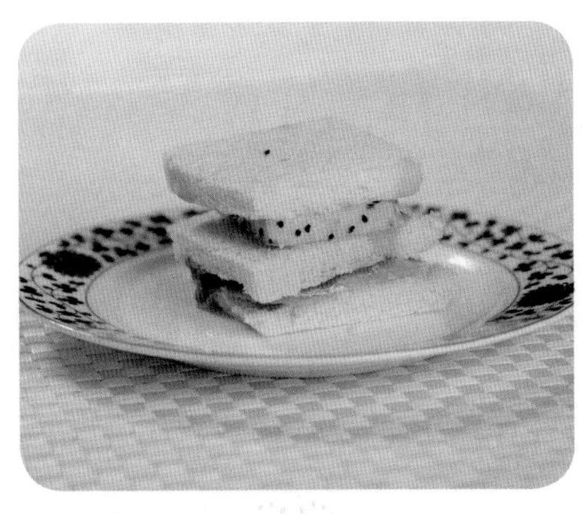

◆ 猕猴桃蜂蜜饮

主　料：猕猴桃3个。

调　料：蜂蜜适量。

做　法：

1. 将猕猴桃洗干净，去皮，切块。放入果汁机中打成果汁。

2. 加入蜂蜜即可饮用。

◆ 迷你三明治

主　料：吐司面包4片，猕猴桃1个，三明治火腿1片。

辅　料：草莓果酱20克，卡夫奇妙酱15克，生菜30克。

做　法：

1. 吐司面包切去边皮备用。

2. 猕猴桃切成薄片，三明治火腿切成片备用。

3. 面包片上均匀码放猕猴桃片，再抹上草莓果酱，压上一片面包片，再放上生菜叶和火腿片，抹上卡夫奇妙酱再盖上一片面包，轻压下，用刀对角切成三角形即可。

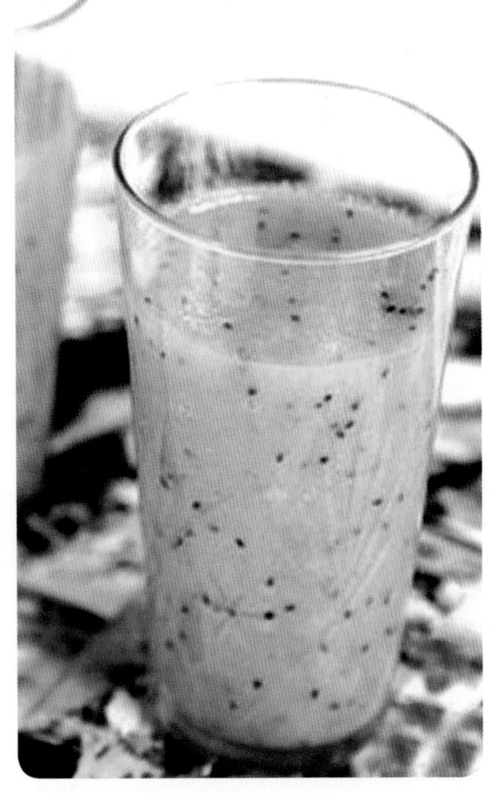

柚子

降低胆固醇，预防冠心病

别　　名　文旦、霜柚。
性味归经　性寒，味甘、酸；归肺、胃经。
建议食用量　每天约100克。

营养成分

糖类、维生素 B_1、维生素 B_2、维生素 C、维生素 P、胡萝卜素、钾、磷、枸橼酸等。

降脂功效

柚子的果胶不仅可降低低密度脂蛋白胆固醇水平，而且可以减少动脉壁的损坏程度。现代医药学研究发现，柚子含有生理活性物质柚皮苷，可降低血黏度，减少血栓的形成，因此对心脑血管疾病有预防功效。

食用宜忌

宜食：柚子适宜消化不良者食用；适宜慢性支气管炎、咳嗽、痰多气喘者食用；适宜饮酒过量后食用，酒后食鲜柚子，可使唇齿留香。

忌食：因其性凉，故气虚体弱之人不宜多食。柚子有滑肠之效，故腹部寒冷、常患腹泻者宜少食。

食用功效

柚肉中含有非常丰富的维生素 C 以及类胰岛素等成分，故有降血糖、降血脂、减肥、美肤养容等功效。经常食用，对糖尿病、血管硬化等疾病有辅助治疗作用，对肥胖者有健体养颜功能。柚子还有增强体质的功效，并帮助身体更容易吸收钙及铁，且含有天然叶酸，有预防孕妇贫血症状发生和促进胎儿发育的功效；新鲜的柚子肉中含有类似于胰岛素的成分铬，能降低血糖。

小贴士

柚子皮是中药化橘红的原料。其中所含柠檬烯和蒎烯，吸入后，可使呼吸道分泌物变多变稀，有利于痰液排出，具有良好的祛痰镇咳作用，是治疗慢性咳喘及虚寒性痰喘的佳品。

柚子皮食用不但营养丰富，而且还具有暖胃、化痰、润化喉咙等食疗作用。柚子的表皮富含精油，熬成汤汁之后加到洗澡水中，不但具有美容效果，也能防止受到蚊虫叮咬。柚子还可以作为冰箱的除臭剂。

养生食谱

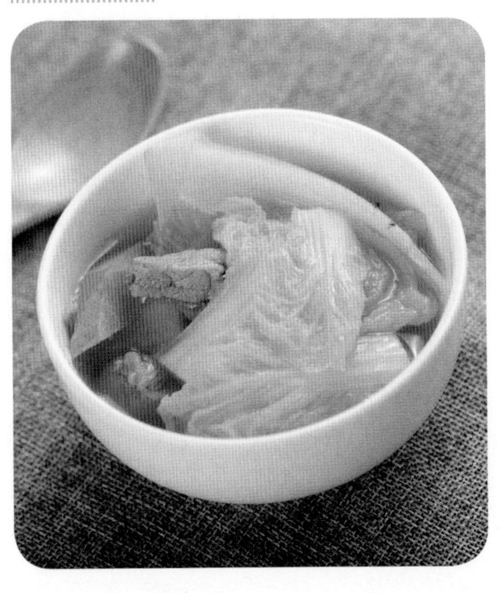

◆ 柚子肉炖鸡

主　料：陈年柚子1个，白条雄鸡1只（约500克）。

做　法：

1. 雄鸡洗净，柚子去皮。
2. 将柚子肉放入鸡肚内，置于炖锅中，加适量清水，隔水炖熟调味即可。

◆ 白菜柚子汤

主　料：柚子肉100克，白菜60克，猪瘦肉250克。

调　料：盐、高汤各适量。

做　法：

1. 白菜洗净，切丝；猪瘦肉洗净，切末；柚子肉切成小块。
2. 锅置火上，放入适量高汤煮沸后，再下猪肉末、白菜丝、柚子肉，用中火同煮10分钟至熟，加盐即可。

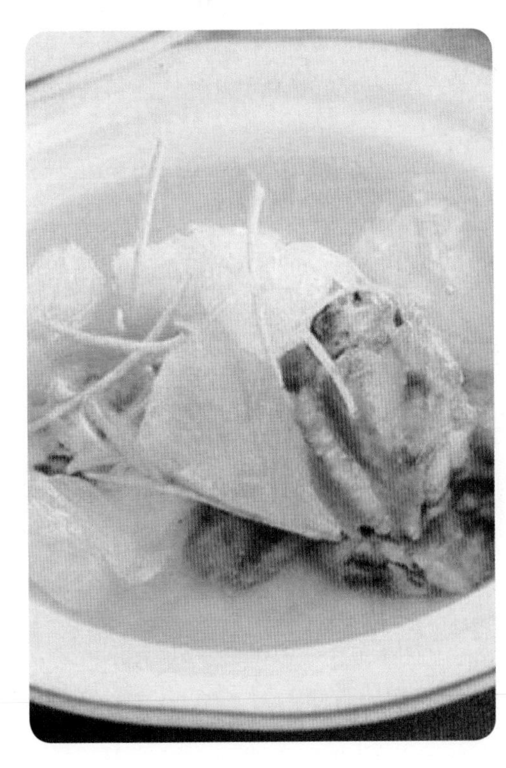

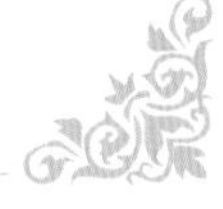

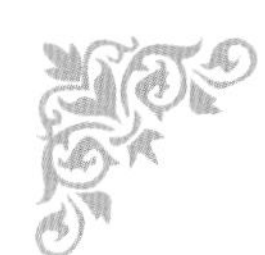

香蕉

减少肠道对胆固醇的吸收

别　　名　蕉子、蕉果、甘蕉。

性味归经　性寒，味甘；归肺、大肠经。

建议食用量　每天1～2个。

营养成分

碳水化合物、蛋白质、粗纤维，及磷、钙、镁、锰、锌、铜、铁等。

降脂功效

香蕉能够加快胃肠蠕动，帮助消化，对于便秘有很好的作用，多食香蕉能够降低人体内的胆固醇与脂肪，促进体内代谢，从而保护血管，预防高血脂的发生。

食用宜忌

香蕉中有较多的镁元素，镁是影响心脏功能的元素，对心血管产生抑制作用。空腹吃香蕉会使人体中的镁骤然升高，对心血管产生抑制作用，不利于身体健康。

食用功效

香蕉含有大量糖类物质及其他营养成分，可充饥、补充营养及热量；香蕉性寒能清肠热，味甘能润肠通便，可治疗热病烦渴等症；香蕉能缓和胃酸的刺激，保护胃黏膜；香蕉属于高钾食品，钾离子可强化肌力及肌耐力，因此特别受运动员的喜爱，同时钾对人体的钠具有抑制作用，多吃香蕉，可降低血压，预防高血压和心血管疾病；香蕉果肉中含甲醇提取物，对细菌、真菌有抑制作用，可消炎解毒。

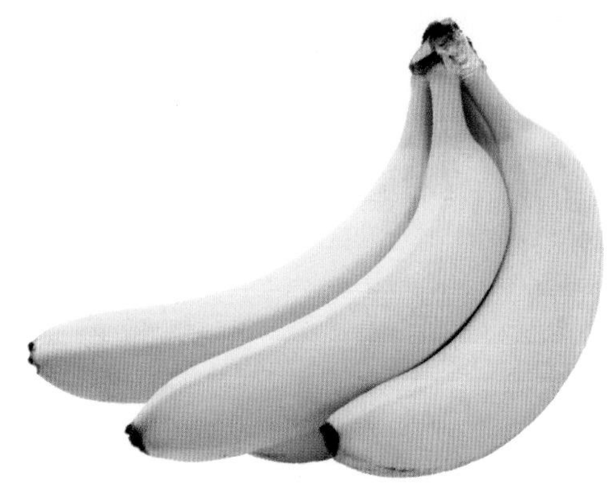

经典论述

1.《本草求原》：“止咳润肺解酒，清脾滑肠，脾火盛者食之，反能止泻止痢。”

2.《本草纲目拾遗》：“收麻风毒。两广等地湿热，人多染麻风，所属住处，人不敢处，必种香蕉木本结实于院中，一年后，其毒尽入树中乃敢居。”

3.《日用本草》：“生食破血，合金疮，解酒毒；干者解肌热烦渴。”

养生食谱

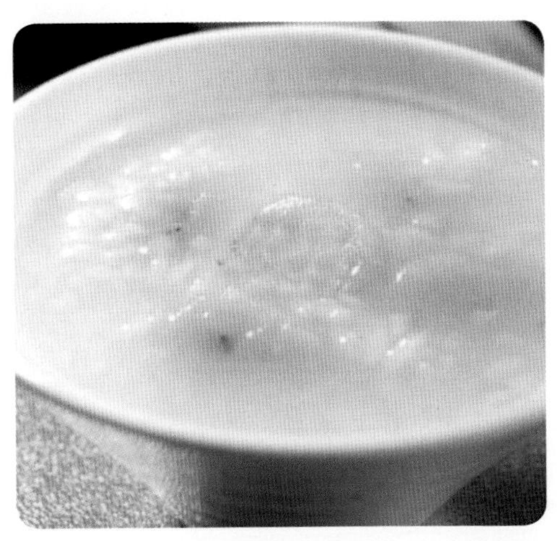

◆ 香蕉百合银耳汤

主　料：干银耳15克，鲜百合120克，香蕉2根。

辅　料：枸杞子5克，冰糖100克，水适量。

做　法：

1. 将干银耳泡水2小时，拣去老蒂及杂质后撕成小朵，加适量水入蒸笼蒸30分钟取出备用。
2. 新鲜百合剥开洗净去老蒂。
3. 香蕉洗净去皮，切为0.3厘米的小片。
4. 将所有材料放入炖盅中，加冰糖入蒸笼蒸30分钟即可。

◆ 香蕉粳米粥

主　料：新鲜香蕉250克，粳米100克。

调　料：冰糖适量。

做　法：

1. 先将香蕉去皮，切成丁状。
2. 粳米淘洗干净，以清水浸泡2小时后捞出沥干。
3. 将锅放火上，倒入1000毫升清水，加入粳米，用旺火煮沸，再加入香蕉丁、冰糖，改用小火熬30分钟即成。

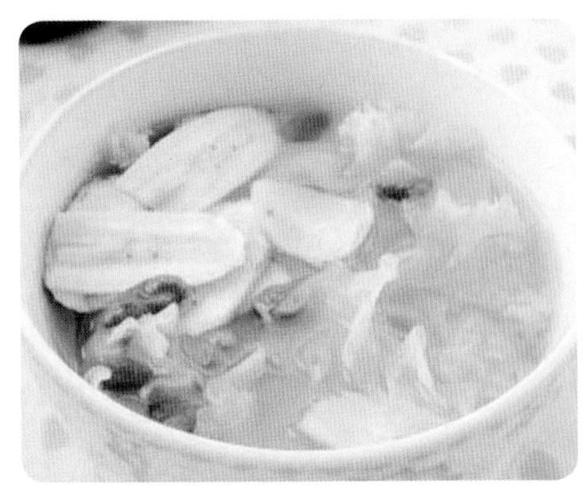

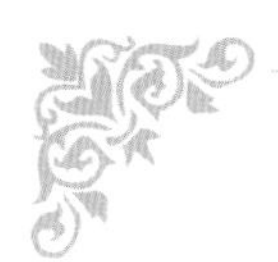

第四节 可降脂的干果

榛子

促进胆固醇代谢

别　　名 尖栗、平榛。

性味归经 性平，味甘；归胃、脾经。

建议食用量 每次约50克。

营养成分

膳食纤维、蛋白质、脂肪、碳水化合物、钙、镁、铁、锰、锌、铜、钾、磷、钠、烟酸、维生素 B_1、维生素 B_2、维生素 C、维生素 E、胡萝卜素等。

降脂功效

榛子含有丰富的脂肪，主要是人体不能自身合成的不饱和脂肪酸，一方面可以促进胆固醇的代谢，另一方面可以软化血管，维持毛细血管的健康，从而预防和治疗高血压、动脉硬化等心脏血管疾病。

经典论述

《开宝本草》谓能“益气力，实肠胃，令人不饥，健行”。故性能极似栗子。但少用作补肾强腰的药物。可用于脾胃虚弱、少食乏力、便溏腹泻等。单用或与山药、白术、栗子等配伍。生嚼、熟食均可。但以熟食为好。营养丰富，美味可口。

食用功效

榛子含有人体必需的8种氨基酸及多种微量元素和矿物质，其含量是其他坚果的数倍至几十倍，其中磷和钙有利于人体骨骼及牙齿的发育，锰元素对骨骼、皮肤、肌腱、韧带等组织均有补益强健作用。榛子还有促消化、增进食欲、提高记忆、防止衰老的功效。而榛子中丰富的纤维素有助消化和防治便秘的作用。

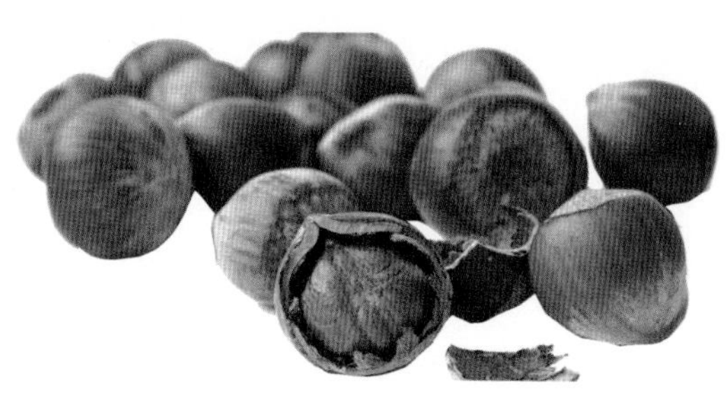

养生食谱

◆ 榛子枸杞粥

主　料：榛子仁30克，枸杞子15克，粳米50克。

做　法：

1. 将榛子仁捣碎，然后与枸杞子一同加水煎汁。

2. 去渣滤汁后，与粳米一同放入锅中，加水，文火熬成粥即成。每日1剂，早晚空腹即食。

功　效：养肝益肾，明目丰肌。

杏仁

不含胆固醇

别　　名	苦杏仁、杏核仁、杏子、杏梅仁、杏、木落子、甜梅。
性味归经	味苦，性温，有毒；归肺、脾、大肠经。
建议食用量	4.5～9克，生品入煎剂宜后下。

营养成分

蛋白质、膳食纤维、钙、钾、苦杏仁苷、苦杏仁酶、脂肪油。

降脂功效

杏仁是一种健康食品，适量食用不仅可以有效控制人体内胆固醇的含量，还能显著降低心脏病和多种慢性病的发病危险。食用杏仁可以及时补充蛋白质、微量元素和维生素，例如铁、锌及维生素E。杏仁中所含的脂肪是一种对心脏有益的高不饱和脂肪。杏仁中不仅蛋白质含量高，其中的大量纤维可以让人减少饥饿感，对保持体重有益。杏仁里的纤维有益肠道组织，并且可降低肠癌发病率、胆固醇含量和心脏病的机率。所以，肥胖者选择杏仁作为零食，可以达到控制体重的效果。

食用功效

降气止咳平喘，润肠通便。用于咳嗽气喘，胸满痰多，血虚津枯，肠燥便秘。

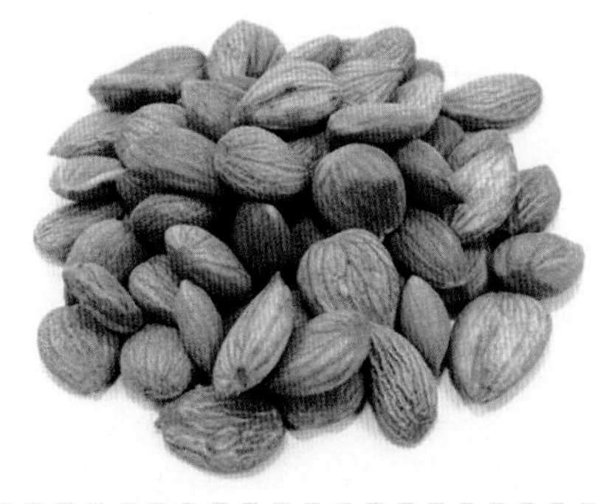

养生食谱

◆ 杏仁麦冬饮

主　料： 杏仁12克，麦冬15克。

调　料： 冰糖适量。

做　法： 杏仁洗净泡透，打碎成浆；麦冬洗净后加水煎煮15分钟后，放入杏仁浆，加冰糖再煎5～6分钟即可。

功　效： 止咳平喘，滋阴润肺。

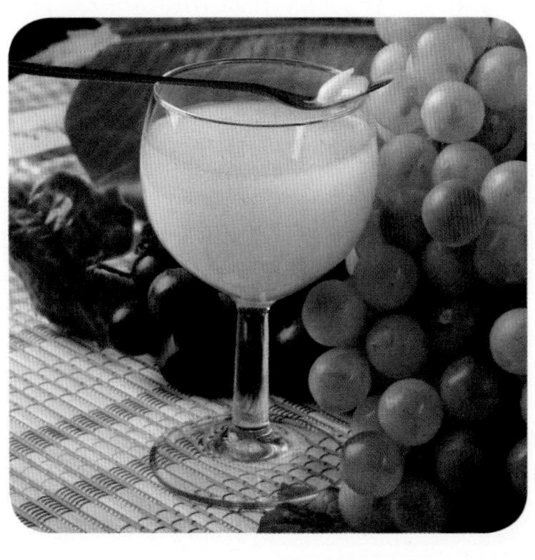

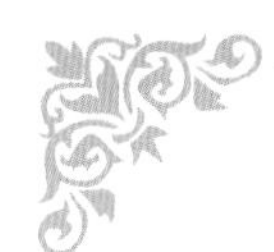

花生

降脂降压，防止血栓形成

别　　名　落花生、番豆、落地松、地果、长寿果。

性味归经　性平，味甘；归脾、肺经。

建议食用量　每餐80～100克。

营养成分

蛋白质、脂肪、糖类、氨基酸、不饱和脂肪酸、卵磷脂、胆碱、胡萝卜素、粗纤维、维生素A、维生素B_6、维生素E、维生素K，硫胺素、核黄素、烟酸、钙、磷、铁等。

降脂功效

花生含有大量植物蛋白，所含脂肪为不饱和脂肪酸和甾醇，降低血液中胆固醇的有效率达12%～15%，因为花生在小肠内经消化后与胆汁接触，能吸收胆汁内的胆固醇，而降低胆固醇的含量。花生还含有丰富的维生素E，可使血液中血小板沉积在血管壁的数量降低，加强毛细血管的收缩机能，改善凝血因子缺陷，使血管保持柔软通畅，对防治冠心病有积极作用。

经典论述

《本草纲目拾遗》："多食治反胃。"

食用功效

花生含有维生素E和丰富的钾、镁、锌，能增强记忆、抗衰老、延缓脑功能衰退、滋润皮肤；花生中的维生素K有止血作用，对多种出血性疾病都有良好的止血功效；花生中的不饱和脂肪酸有降低胆固醇的作用，有助于防治动脉硬化、高血压和冠心病；花生中含有一种生物活性物质白藜芦醇可以防治肿瘤类疾病，同时也有降低血小板聚集、预防和治疗动脉粥样硬化、心脑血管疾病的作用；花生纤维组织中的可溶性纤维被人体消化吸收时，会像海绵一样吸收液体和其他物质，然后随粪便排出体外，从而降低有害物质在体内的积存和所产生的毒性作用，减少肠癌发生的机会。

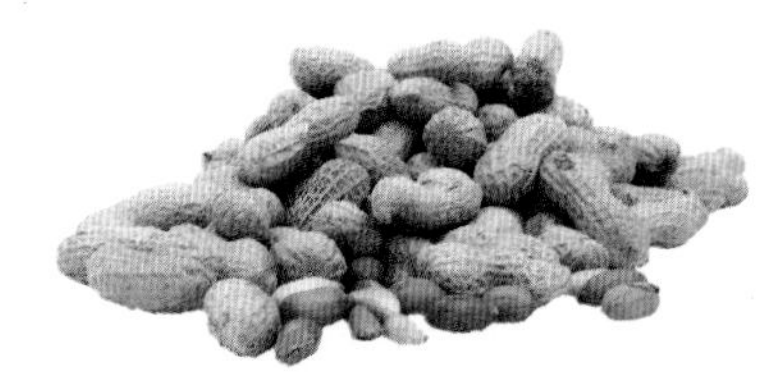

食用宜忌

宜食：花生一般人群均可食用。尤其适宜高血压、高血脂、冠心病、动脉硬化、营养不良、食欲缺乏、咳嗽患者食用，儿童、青少年、老年人、妇女产后乳汁缺少者宜多食。

忌食：花生含油脂多，消化时会消耗较多的胆汁，因此胆病患者不宜食用。

养生食谱

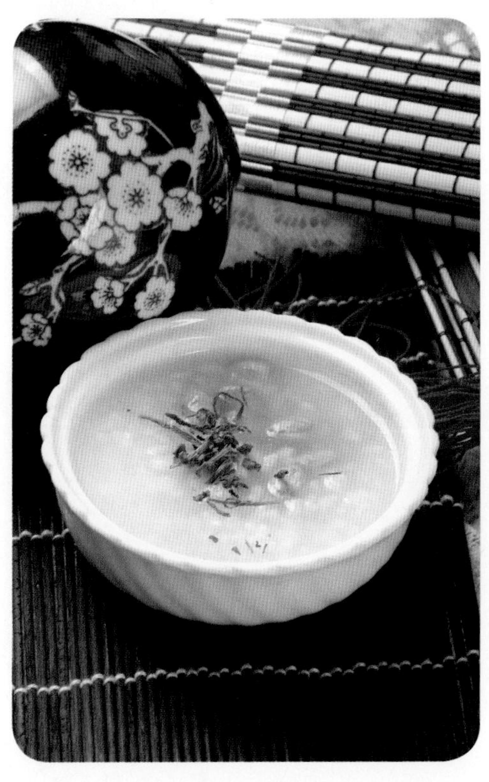

◆ 菠菜果仁

主　料： 菠菜200克，花生米200克。

调　料： 盐2克，味精2克，陈醋3克，香油1克。

做　法：

1. 将菠菜清洗干净焯水，切段放入容器中。

2. 花生米炸熟晾凉，放入盛菠菜的容器中。

3. 加盐、味精、陈醋、香油拌匀即可。

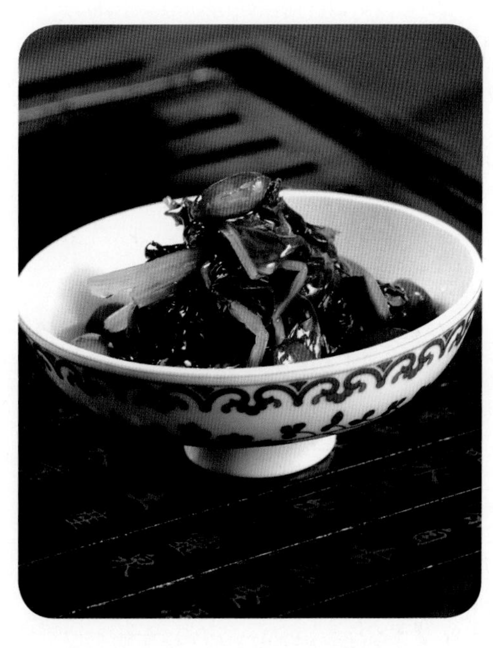

◆ 小蓟花生仁粥

主　料： 花生米100克，粳米150克。

辅　料： 小蓟12克。

做　法： 花生仁洗净，与小蓟、粳米一同水煮至熟软黏稠即可。具有健脾利湿的功效。

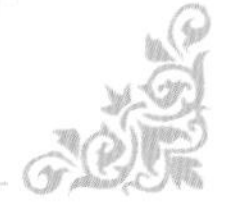

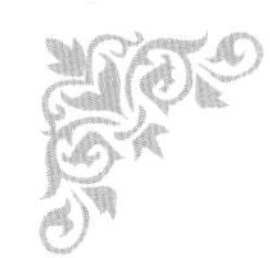

核桃

防治动脉硬化

别　　名　核桃仁、山核桃、胡桃、羌桃、黑桃。

性味归经　性温，味甘；归肾、肺、大肠经。

建议食用量　每次1个（150~200克）。

营养成分

蛋白质、脂肪、碳水化合物、纤维、烟酸、泛酸、铜、镁、钾、维生素 B_6、叶酸、维生素 B_1、磷、铁、维生素 B_2 等。

降脂功效

核桃中的 Omega-3 能维持血液流动顺畅。核桃所含的膳食纤维可降低胆固醇、稳定血脂，而且核桃中的镁、钾元素是高脂血症患者不可或缺的营养素，所含的维生素 C 能降胆固醇、稳定血脂。

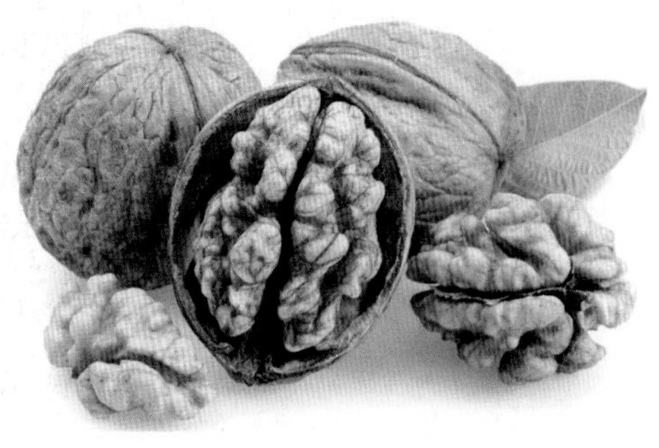

食用功效

核桃仁含有较多的蛋白质及人体必需的不饱和脂肪酸，这些成分皆为大脑组织细胞代谢的重要物质，能滋养脑细胞，增强脑功能；核桃仁有防止动脉硬化、降低胆固醇的作用；核桃仁含有大量维生素 E，经常食用有润肌肤、乌须发的作用，可以令皮肤滋润光滑，富于弹性；当感到疲劳时，嚼些核桃仁，有缓解疲劳和压力的作用。核桃仁中钾含量很高，适合高血压病人食用。

食用宜忌

宜食：一般人群均可食用。尤其适宜肾虚、肺虚、神经衰弱、气血不足、癌症患者以及脑力劳动者与青少年食用。

忌食：但腹泻、阴虚火旺、痰热咳嗽、便溏腹泻、内热盛及痰湿重者均不宜食用。

经典论述

1.《本草拾遗》:“食之令人肥健。”

2.《医学衷中参西录》:“胡桃，为滋补肝肾、强健筋骨之要药，故善治腰疼腿痛，一切筋骨疼痛。为其能补肾，故能固齿牙，乌须发，治虚劳喘嗽，气不归元，下焦虚寒，小便频数，女子崩带诸症。其性又能消坚开瘀，治心腹疼痛，砂淋、石淋堵塞作痛。”

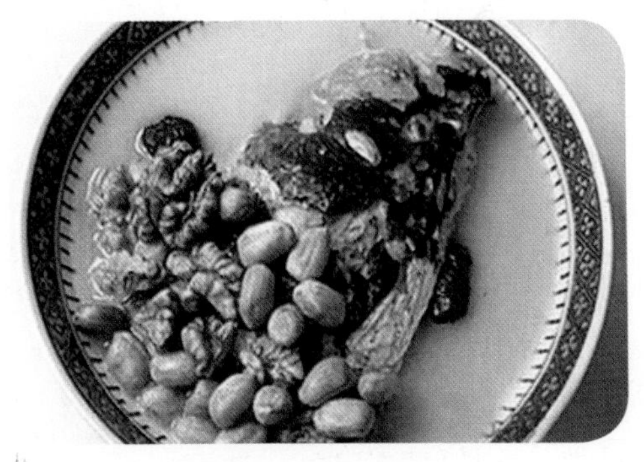

◆ 核桃仁粥

主　料： 核桃仁100克，粳米100克。

调　料： 白糖少许。

做　法： 核桃仁捣碎，和洗净的米一起加水煮成粥。

◆ 核桃鱼头汤

主　料： 鱼头1个，豆腐250克。

辅　料： 花生50克，核桃仁30克。

调　料： 米酒、姜、葱、调味料、清水各适量。

做　法：

1．将花生、核桃仁洗净；鱼头刮去鳞、除去脏物，洗净；豆腐切成块状。

2．将鱼头、花生、核桃仁、姜、葱、豆腐、米酒同放入炖锅中，用大火煮沸，再转小火煮30分钟，再加入调味料即成。

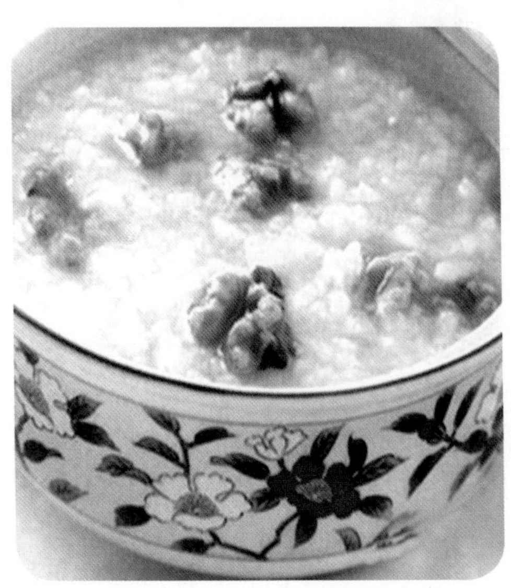

第五节 可降脂的饮品和调味品

牛奶

降低人体对胆固醇的吸收

别　　名　牛乳。

性味归经　味甘，性平、微寒；归心、肺、胃经。

建议食用量　每天250～500毫升。

营养成分

蛋白质、脂肪、淀粉、维生素 B_1、维生素 B_2、维生素 B_6、维生素 A、维生素 E、胡萝卜素、纤维素及磷、钙、铁等。

降脂功效

牛奶富含蛋白质和易于吸收的钙，蛋白质能保持血管弹性，防止动脉硬化，钙、镁物质能有助于脂肪燃烧，起降血脂作用。牛奶中的某些成分还能抑制肝脏制造胆固醇的数量，使得牛奶还有降低胆固醇的作用。

黄金搭配

牛奶＋蜂蜜

牛奶、蜂蜜混合煮沸，每天早晨空腹服 1 次，治习惯性便秘、大便燥结。

食用功效

牛奶有补肺养胃、生津润肠之功效，对人体具有镇静安神作用，对糖尿病久病、口渴便秘、体虚、气血不足、脾胃不和者有益；喝牛奶能促进睡眠安稳，泡牛奶浴可以治失眠；牛奶中的碘、锌和卵磷脂能大大提高大脑的工作效率；牛奶中的镁元素会促进心脏和神经系统的耐疲劳性；牛奶能润泽肌肤，经常饮用可使皮肤白皙、光滑，增加弹性；基于酵素的作用，牛奶还有消炎、消肿及缓和皮肤紧张的功效；儿童常喝鲜奶有助于身体的发育，因为钙能促进骨骼发育；老人喝牛奶可补充钙质需要，减缓骨骼萎缩，降低骨质疏松症的发生概率。

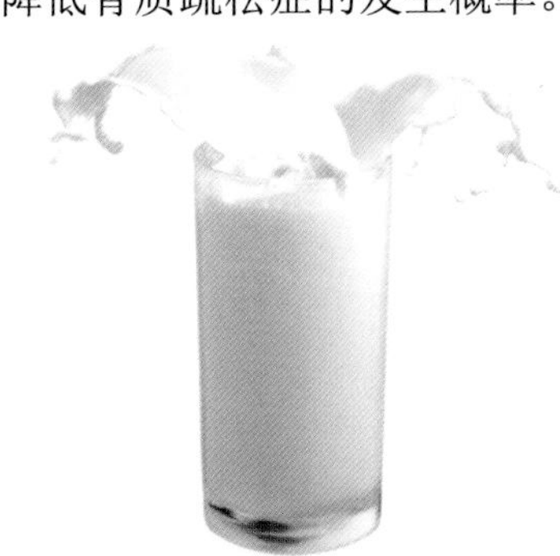

食用宜忌

煮牛奶时不要加糖，须待煮热离火后再加；加热时不要煮沸，更不要久煮，否则会破坏营养素，影响人体吸收；超市买回的巴氏杀毒等鲜牛奶可直接饮。

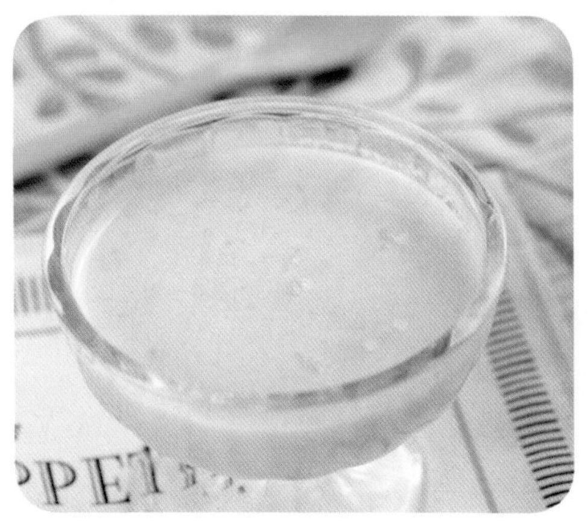

◆ 香蕉鲜奶汁

主　料：新鲜熟透香蕉300克。

辅　料：鲜牛奶100毫升，蜂蜜适量。

做　法：将香蕉去皮切段，放入果汁机中，倒入鲜牛奶，搅拌均匀后，倒入杯中，加入蜂蜜调味即可。

功　效：香蕉有除热、润肠、通便的功效，加入牛奶后，不但营养丰富，香甜可口，尤其适合热结便秘者食用。

◆ 牛奶番茄

主　料：鲜牛奶200毫升，番茄250克，鲜鸡蛋3个。

调　料：盐、胡椒粉、淀粉、植物油各适量。

做　法：

1. 先将番茄洗净，切块待用；淀粉用鲜牛奶调成汁；鸡蛋煎成荷包蛋待用。

2. 鲜牛奶汁煮沸，加入番茄、荷包蛋略煮片刻，然后加入适量盐和胡椒粉调匀即成。

功　效：健脾和胃，补中益气。

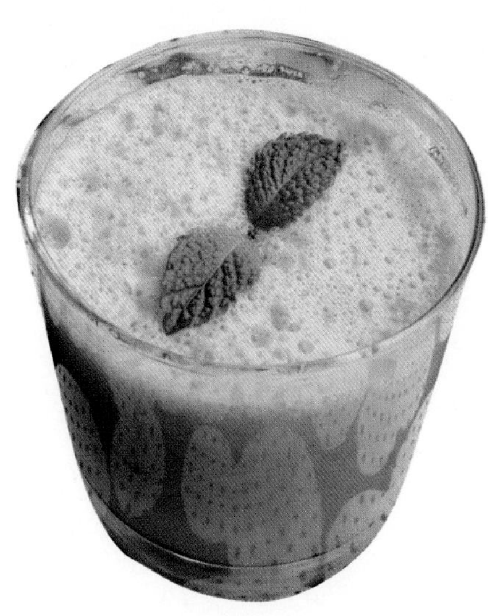

酸奶

明显降低胆固醇

性味归经　性平，味酸、甘；归肠、胃经。

建议食用量　每日150～250毫升。

营养成分

膳食纤维、蛋白质、脂肪、碳水化合物、钙、镁、铁、锌、钾、硒、烟酸、维生素 B_1、维生素 B_2、维生素 C、维生素 E、维生素 A 等。

降脂功效

酸奶中的益生菌可以降低血液中的坏胆固醇。酸奶降血脂的原理是益生菌能够分解胆汁盐，从而减少肠胃对胆固醇的吸收。

食用宜忌

酸奶中的某些菌种及所含的酸性物质对牙齿有一定的危害，容易出现龋齿，所以饮后要及时用白开水漱口。酸奶具有降低胆固醇的作用，特别适合血脂高的人饮用。

不要用酸奶代替水服药，特别是不能用酸奶送服氯霉素、红霉素、磺胺等抗生素及治疗腹泻的一些药物；空腹不宜喝酸奶。

食用功效

酸奶不但保留了牛奶的所有优点，而且经加工后成为更加适合人类消化吸收的营养保健品。酸奶经纯牛奶发酵而成，保留了鲜奶的全部营养成分。在发酵过程中，牛奶中的乳糖（可造成乳糖不耐受症的人腹痛、腹泻）大多被分解成小分子的半乳糖、乳酸、肽链和氨基酸等，更利于人体消化吸收，提高了各种营养素的利用率。

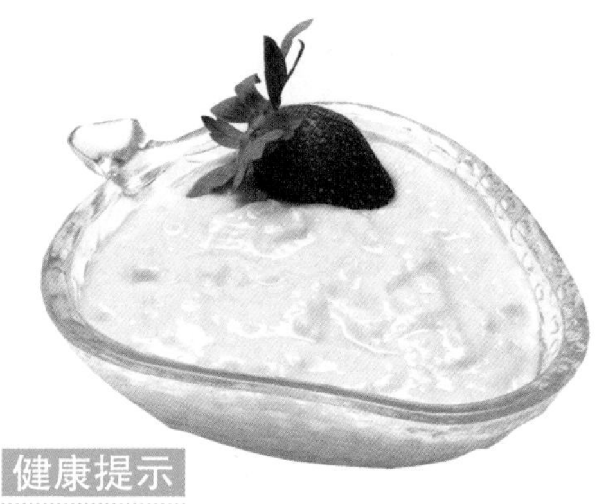

健康提示

酸奶每天应该饮用多少才合适呢？

早上一杯牛奶，晚上一杯酸奶是最为理想的。但是有些人特别喜爱酸奶，往往在餐后大量喝酸奶，可能造成体重增加。这是因为酸奶本身也含有一定热量，饭后喝酸奶就等于额外摄入这些热量，引起了体重上升。因此，除婴幼儿外，各类人群均可提倡每天饮用（125 ～ 250 毫升）为好，最好饭后半小时到 1 个小时饮用，对身体健康有利。

养生食谱

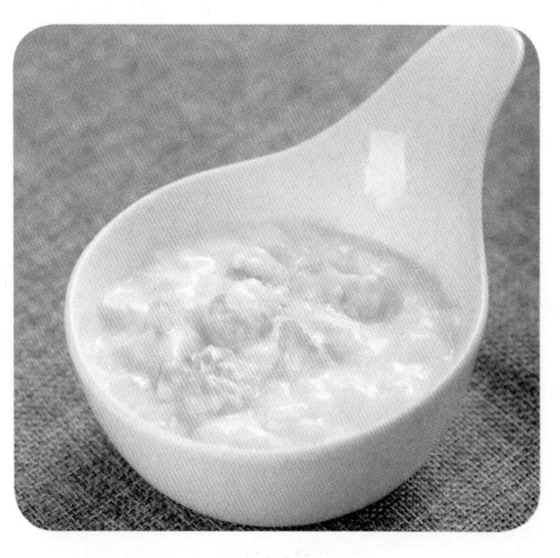

◆ 酸奶小薄荷

主　料：鲜薄荷10克，酸奶100毫升。

做　法：鲜薄荷叶洗净切碎，均匀搅拌放入酸奶中即可。

功　效：清凉去火，开胃祛湿。

◆ 橘子柠檬酸奶

主　料：浓缩的柠檬汁、酸奶各200毫升，新鲜橘子1个。

调　料：白糖适量。

做　法：

1. 橘子洗净，剥皮，分成瓣。
2. 柠檬汁用搅拌机搅拌1分钟，然后加入酸奶，再搅拌10秒钟，倒入碗中。
3. 放入新鲜橘子瓣，加白糖即可。

功　效：降脂减肥。

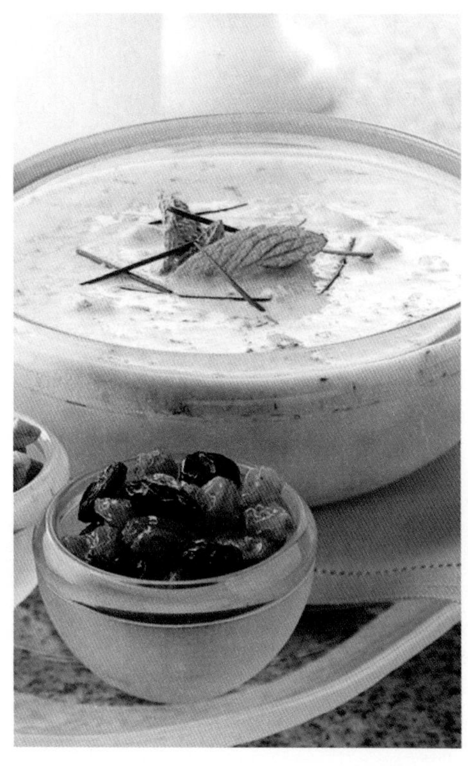

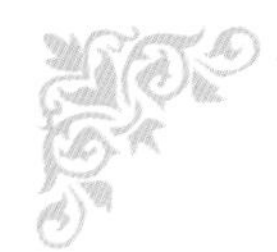

生姜

降脂降压，防止血栓形成

别　　名　姜、黄姜、均姜。

性味归经　性微温，味辛；归脾、胃、肺经。

建议食用量　每餐10克左右。

营养成分

蛋白质、姜油酮、姜醇、姜辣素、淀粉、多种维生素、胡萝卜素、钙、铁、磷等。

降脂功效

生姜含有一种类似水杨酸的有机化合物，相当于血液的稀释剂和防凝剂，对降血脂、降血压、预防心肌梗死，均有非凡作用。生姜中的姜油酮能够促进脂肪细胞增多，脂肪细胞可吸入血液中的葡萄糖成分，从而起到降低血糖值的效果。

食用宜忌

烂姜、冻姜不要吃，因为姜变质后会产生致癌物。

由于姜性温，有解表功效，所以只能在受寒的情况下作为食疗应用。

食用功效

姜具有解毒杀菌的作用，日常我们在吃松花蛋或鱼蟹等食物时，通常会放一些姜末、姜汁来提味和杀菌。

人体在进行正常新陈代谢时，会产生一种有害物质——氧自由基，促使人体出现病症和衰老。姜中的姜辣素进入体内后，能产生一种抗氧化酶，可有效清除氧自由基。所以，吃姜能抗衰老，老年人常吃生姜有助于消除“老年斑”。姜的提取物能刺激胃黏膜，引起血管运动中枢及交感神经的反射性兴奋，促进血液循环，振奋胃功能，达到健胃、止痛、发汗、解热的作用。姜的挥发油能增强胃液的分泌和肠壁的蠕动，从而帮助消化；姜中分离出来的姜烯、姜酮的混合物有明显的止呕吐作用。姜提取液具有显著的抑制皮肤真菌和杀死阴道滴虫的功效，可治疗各种痈肿疮毒。民间俗语：“冬吃萝卜夏吃姜，不劳医生开药方。”

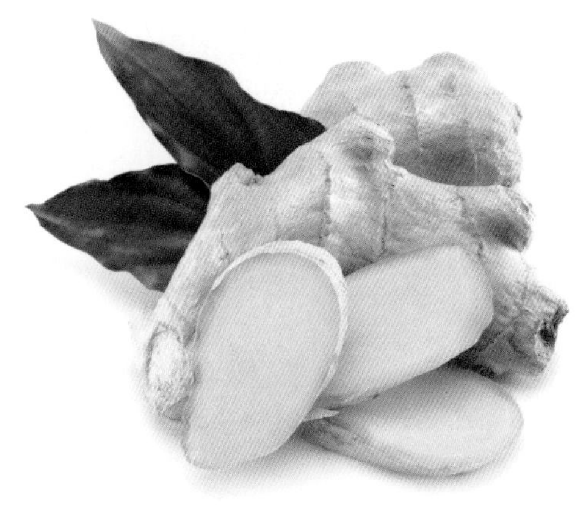

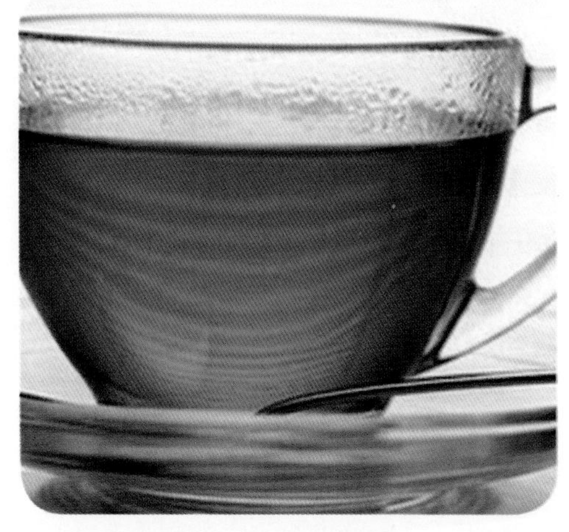

◆ 姜枣粥

主　料：生姜50克，大米100克。

辅　料：白糖20克，大枣适量。

做　法：

1. 鲜生姜去皮后，将其榨汁待用。大枣洗净去核待用。
2. 锅内放入大米加适量的水烧沸后加大枣熬成粥，入姜汁、白糖搅匀即可。

功　效：温胃散寒，养血安神。

◆ 姜杏苏糖饮

主　料：苦杏仁10克，紫苏子10克，姜10克。

辅　料：赤砂糖10克。

做　法：

1. 将杏仁去皮、尖，捣烂；生姜洗净切小片。
2. 将杏仁、生姜与紫苏一起放入砂锅；加适量清水煮20分钟，去渣留汁。
3. 加入红糖搅匀，略煮片刻即可。

功　效：疏散风寒，宣肺止咳。

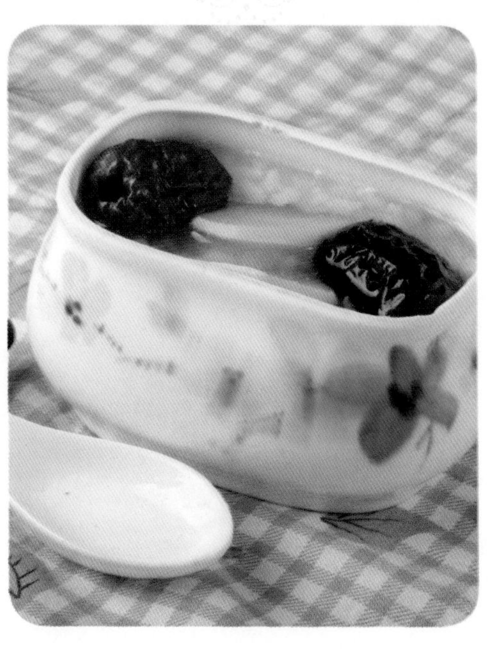

大蒜

降低血糖和血脂

别　　名　蒜头、大蒜头、胡蒜。

性味归经　性温，味辛；归脾、胃、肺经。

建议食用量　每餐20～50克。

营养成分

蛋白质、脂肪、碳水化合物、挥发油、钙、磷、铁、维生素C、硫胺素、核黄素、烟酸、蒜素、柠檬醛、硒、锗等微量元素。

降脂功效

大蒜含有的蒜辣素等成分能降低胆固醇和三酰甘油在血液中的浓度，并能减少肝脏合成胆固醇；对有益的高密度脂蛋白有增加作用，降低患冠心病的机率。大蒜还可阻止血小板凝聚，稀释血液，防止血栓形成。大蒜还含有丰富的微量元素硒，有益于防止心血管疾病。

降脂良方

大蒜榨汁，单味饮服，或加奶油适量调匀后一起服下。也可用大蒜油制成胶丸，饭后服用，每次3粒，每日3次，1个月为一疗程。

食用功效

大蒜可促进胰岛素的分泌，增加组织细胞对葡萄糖的吸收，提高人体葡萄糖耐量，迅速降低体内血糖水平，并可杀死因感染诱发糖尿病的各种病菌，从而有效预防和治疗糖尿病。

大蒜有明显的抗炎灭菌作用，尤其对上呼吸道和消化道感染、霉菌性角膜炎、隐孢子菌感染有显著的功效。另据研究表明，大蒜中含有一种叫“硫化丙烯”的蒜辣素，其杀菌能力可达到青霉素的十分之一，对病原菌和寄生虫都有良好的杀灭作用，可以起到预防流感、防止伤口感染、治疗感染性疾病和驱虫的功效。

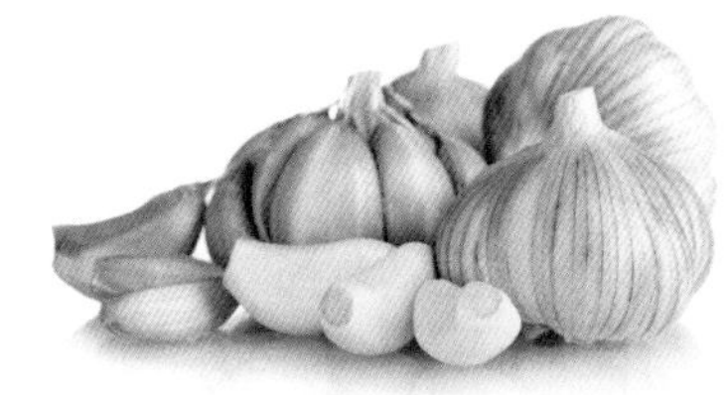

食用宝典

发了芽的大蒜食疗效果甚微，腌制大蒜不宜时间过长，以免破坏有效成分。

大蒜中的蒜辣素怕热，遇热后很快分解，其杀菌作用降低，因此，预防和治疗感染性疾病应该生食大蒜。

经典论述

《名医别录》：“散痈肿魇疮，除风邪，杀毒气。”

养生食谱

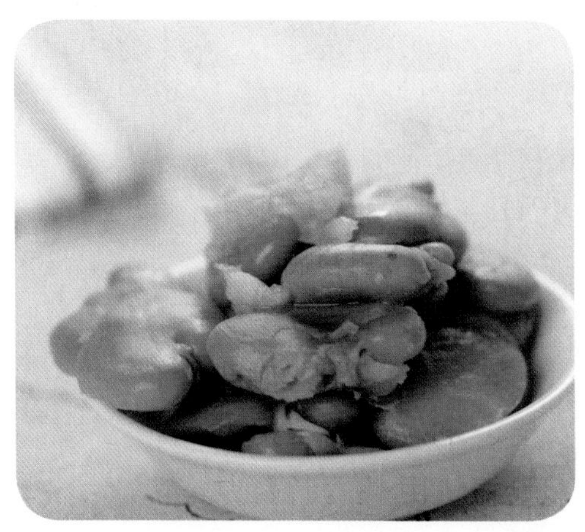

◆ 蒜泥蚕豆

主　料：鲜蚕豆250克，大蒜25克。

调　料：酱油、盐、醋各适量。

做　法：

1. 蒜去皮，捣成泥，放入酱油、盐、醋，搅拌成蒜泥调味汁。

2. 将蚕豆洗净，去壳，放入凉水锅内，大火煮沸后改用中火煮15分钟至酥而不碎，捞出沥水。

3. 将蚕豆放入盘内，浇上蒜泥调味汁，搅拌均匀即可。

功　效：健脾和胃，降脂减肥。

◆ 蒜蓉粉丝虾

主　料：对虾10只，粉丝100克，大蒜8瓣，葱和青椒丝若干。

调　料：盐、生抽、料酒、白糖、蒸鱼豉油、玉米油。

做　法：

1. 虾洗净，控干；粉丝提前用凉水泡发好；大蒜拍碎，剁成蓉。

2. 把泡发的粉丝捞出控干，煎成段，铺在盘底，上面均匀码上一层虾。

3. 起油锅，油热时下入蒜蓉小火煸炒出香味，烹入料酒、生抽、蒸鱼豉油，少许盐和糖。

4. 趁热把蒜蓉和锅内的调料均匀铺盖在虾上面；上笼蒸制10分钟。

5. 另起油锅，烧热油，然后把热油浇在铺满葱丝和青椒丝的虾上。

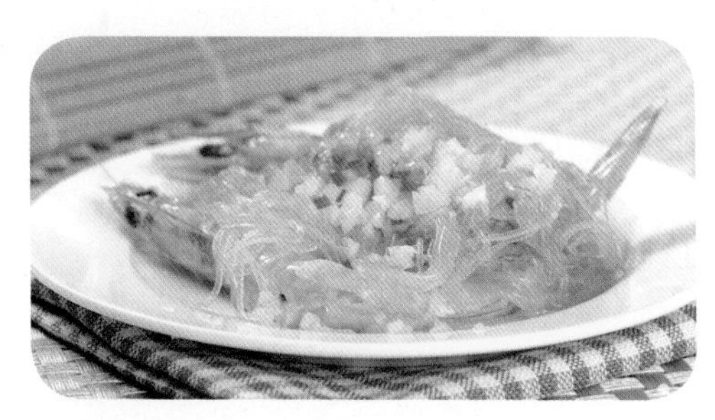

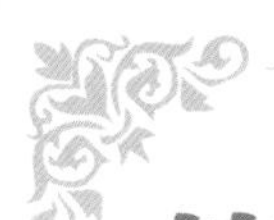

第六节　可降脂的肉食及水产品

兔肉

降低胆固醇的有害作用

别　　名　草兔、山兔、黑兔子。

性味归经　性凉，味甘；归肝、大肠经。

建议食用量　每餐约80～100克。

营养成分

蛋白质、脂肪、糖类、无机盐、维生素 A、维生素 B_1、维生素 B_2、维生素 E、硫胺素、核黄素、烟酸等。

降脂功效

兔肉中的胆固醇是所有肉类中最低的，兔肉中的卵磷脂成分比猪、牛、羊、鸡更容易消化。兔肉鲜嫩，纤维素多，而结缔组织少，多吃兔肉可使人体血液中的磷脂增加，降低胆固醇。

经典论述

1.《名医别录》:“主补中益气。”

2.《千金·食治》:“止渴。”

3.《本草拾遗》:“主热气湿痹。”

4.《本草纲目》:“凉血，解热毒，利大肠。”

食用功效

兔肉是一种高蛋白、低脂肪、低胆固醇的食物，既有营养，又不会令人发胖，是理想的“美容食品”。兔肉富含大脑和其他器官发育不可缺少的卵磷脂，有健脑益智的功效；经常食用可保护血管壁，阻止血栓形成，对高血压、冠心病、糖尿病患者有益处，并增强体质，健美肌肉，保持皮肤细胞活性，维护皮肤弹性；兔肉中含有多种维生素和 8 种人体所必需的氨基酸，含有较多人体最易缺乏的赖氨酸、色氨酸，因此，常食兔肉防止有害物质沉积，让儿童健康成长，助老人延年益寿。

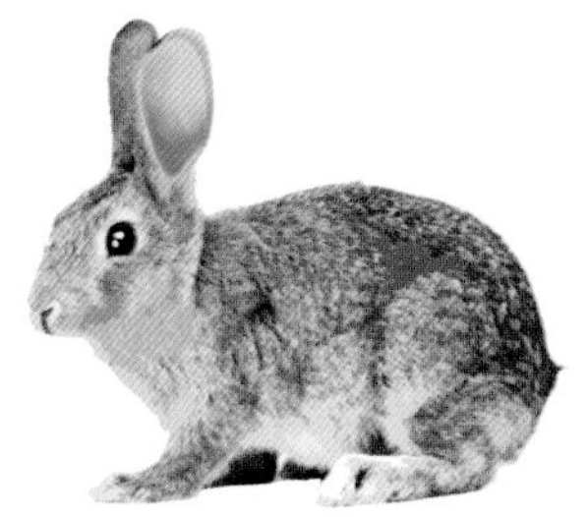

食用宜忌

宜食：一般人群均可食用。适宜老人、妇女，也是肥胖者和肝病、心血管病、糖尿病患者的理想肉食。

忌食：孕妇及经期女性、有明显阳虚症状的女子、脾胃虚寒者不宜食用。兔肉不能与鸡心、鸡肝、獭肉、桔、芥、鳖肉同食。

养生食谱

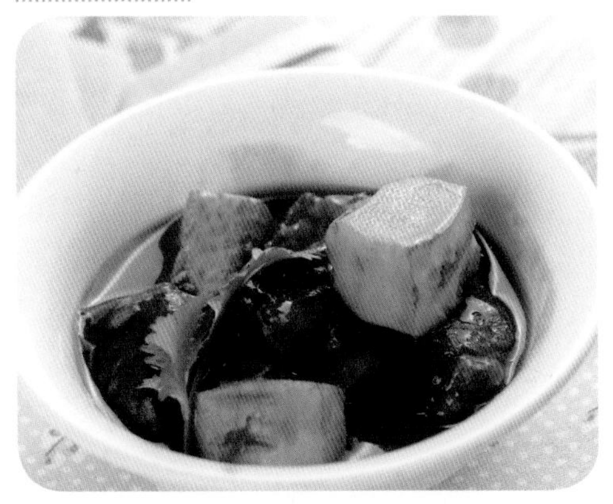

◆ 兔肉苦瓜粥

主　料：大米100克，兔肉80克，苦瓜40克。

调　料：姜末、盐各5克，味精少许。

做　法：

1. 大米淘洗干净；兔肉洗净，切小块，冲去血水备用；苦瓜洗净，去瓤，榨汁备用。
2. 锅置火上，加水、大米煮开，转小火煮20分钟，加入兔肉、苦瓜汁再煮10分钟，放入调料即可食用。

◆ 春笋烧兔

主　料：鲜兔肉500克，净春笋500克。

调　料：葱段、姜、酱油、豆瓣、水淀粉、肉汤、盐、植物油、味精各适量。

做　法：

1. 将兔肉洗净，切成3厘米见方的块。春笋切滚刀块。
2. 旺火烧锅，放植物油烧至六成熟，下兔肉块炒干水分，再下豆瓣同炒，至油呈红色时下酱油、精盐、葱、姜、肉汤一起焖，约30分钟后加入春笋。待兔肉焖至软烂时放味精、水淀粉，收浓汁起锅即可。

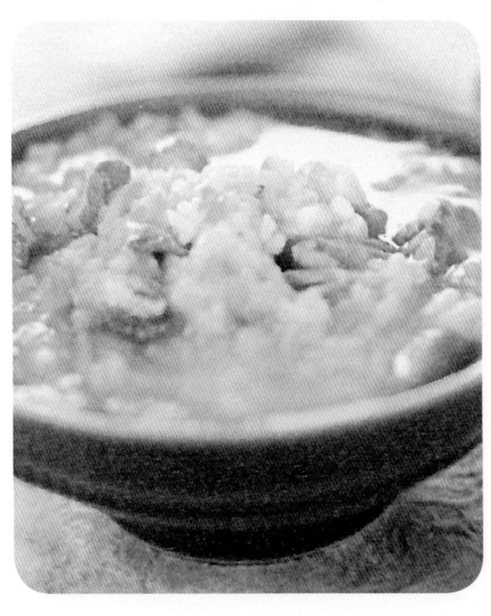

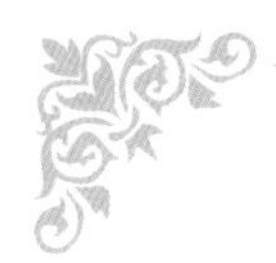

鸽肉

富含胆素，平衡血脂

别　　名　白凤、家鸽、鹁鸽。

性味归经　性平，味甘、咸；归肝、肾经。

建议食用量　每餐约80~100克，鸽子蛋每天2个。

营养成分

蛋白质、脂肪、碳水化合物、钙、磷、铁、维生素等多种成分。

降脂功效

鸽肉属于高蛋白、低脂肪的食物，鸽肝中含有胆素，可帮助人体很好地利用胆固醇，防治动脉硬化、脑梗死、脑卒中、冠心病的发生。

食用宝典

鸽肉鲜嫩味美，可炖、可烤、可炸、可做小吃等。清蒸或煲汤能最大限度地保存其营养成分。

鸽肉四季均可食用，但以春天、夏初时的鸽肉最为肥美。欲健脑明目或进行病后和产后调补，可将乳鸽与参杞配伍，佐以葱、姜、糖、酒一起蒸熟食用。

食用功效

鸽子含有丰富的软骨素，可与鹿茸中的软骨素相媲美，经常食用，具有改善皮肤细胞活力、增强皮肤弹性、改善血液循环、红润面色等功效。鸽肉中还含有丰富的泛酸，对脱发、白发等有很好的疗效。乳鸽含有较多的支链氨基酸和精氨酸，可促进体内蛋白质的合成，加快创伤愈合。

中医认为，鸽肉易于消化，具有滋补益气、祛风解毒的功效，对病后体弱、血虚闭经、头晕神疲、记忆衰退有很好的补益治疗作用。

鸽蛋含有优质的蛋白质、磷脂、铁、钙、维生素A等营养成分，亦有改善皮肤细胞活性、增加面部红润、改善血液循环、增加血色素等功效。

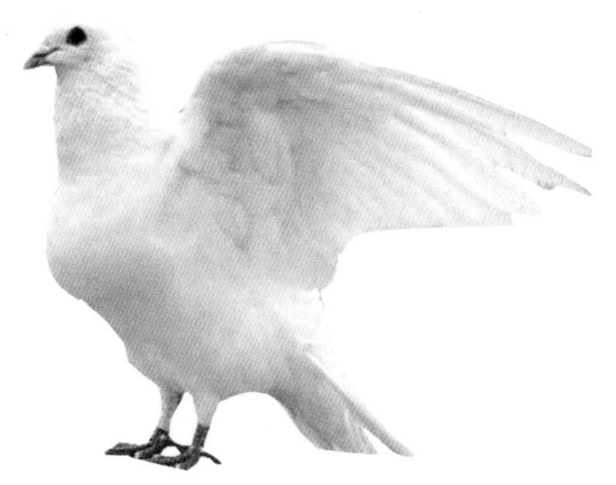

养生食谱

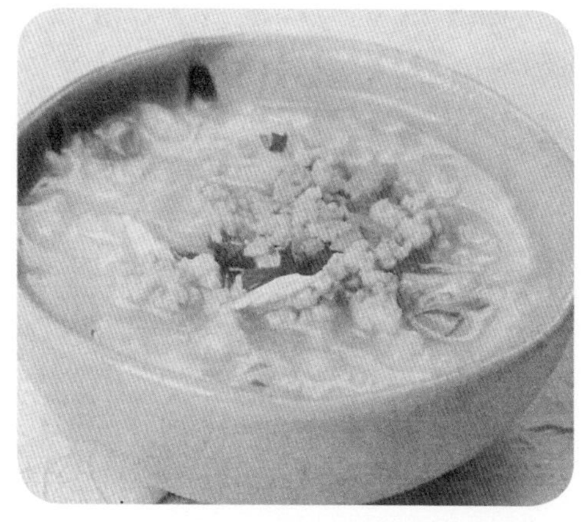

◆ 鸽肉粥

主　料：粳米、鸽肉各100克。

调　料：葱末、姜末、盐各5克，料酒10克，味精、胡椒粉、香油各少许。

做　法：

1. 鸽肉洗净，放碗内，加葱末、姜末、料酒、盐，上笼蒸至能拆骨为宜，取出，切成块。

2. 粳米淘洗干净，下锅，加水上火烧开，加入鸽肉共煮成粥，调入香油、味精、胡椒粉即可。

功　效：滋肾益气，祛风解毒，补气虚，益精血。

◆ 人参气锅乳鸽

主　料：人参1根，薏米20克，淮山药20克，乳鸽1只。

做　法：

1. 人参切成片，鸽子宰杀去内脏。

2. 人参、鸽子与淮山药、薏米一起放在汽锅里，葱、姜、盐等调好口味，加入清水，盖上盖，上笼蒸45分钟即可。

功　效：宁心安神，益气补血。

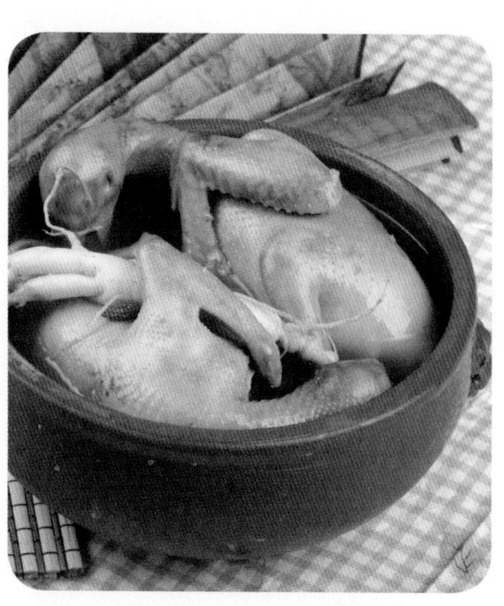

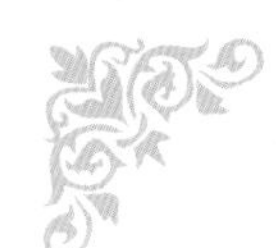

草鱼

降脂作用是植物油的2～5倍

别　　名　鲩鱼、混子、草鲩、草包鱼、草根鱼、草青、白鲩。

性味归经　味甘，性温；归肝、胃经。

建议食用量　每次约100克。

营养成分

蛋白质、脂肪、钙、磷、铁、硫胺素、核黄素、烟酸等。

降脂功效

草鱼含有丰富的不饱和脂肪酸，对血液循环有利，是心血管病人的良好食物。

食用宜忌

草鱼要新鲜，煮时火候不能太大，以免把鱼肉煮散。

草鱼与豆腐同食，具有补中调胃、利水消肿的功效，并对儿童骨骼生长有特殊作用。可作为冠心病、血脂较高、小儿发育不良、水肿、肺结核、产后乳少等患者的食疗菜肴。

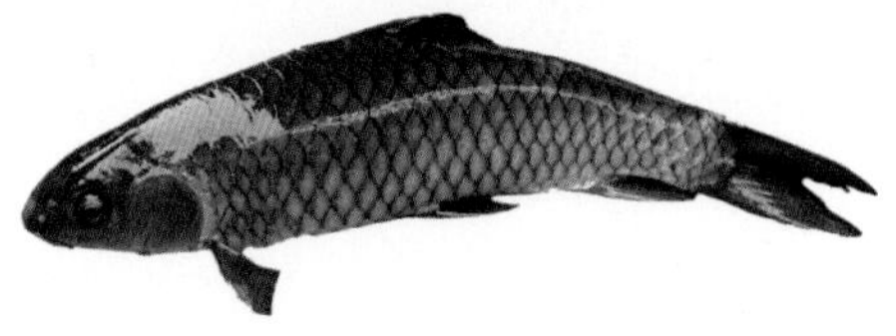

食用功效

草鱼含有丰富的硒元素，经常食用有抗衰老、养颜的功效，而且对肿瘤也有一定的食疗作用；对于身体瘦弱、食欲不振的人来说，草鱼肉嫩而不腻，可以开胃、滋补。

中医认为，草鱼具有暖胃和中、平降肝阳、祛风、治痹、益肠明目之功效，主治虚劳、风虚头痛、肝阳上亢、高血压等症。

养生食谱

◆ 鱼片蒸蛋

主　料：草鱼300克，鸡蛋2个。

调　料：小葱、盐、生抽、胡椒粉、植物油各适量。

做　法：

1. 草鱼宰杀治净，片取净肉切片，加入精盐、油拌匀。
2. 鸡蛋搅拌成蛋液，放精盐搅匀，倒入盘中。
3. 烧沸蒸锅，放入蛋用慢火蒸约7分钟再加入鱼片、葱粒铺放上面，续蒸3分钟关火，利用余热2分钟取出，淋酱油和油，撒上胡椒粉便成。

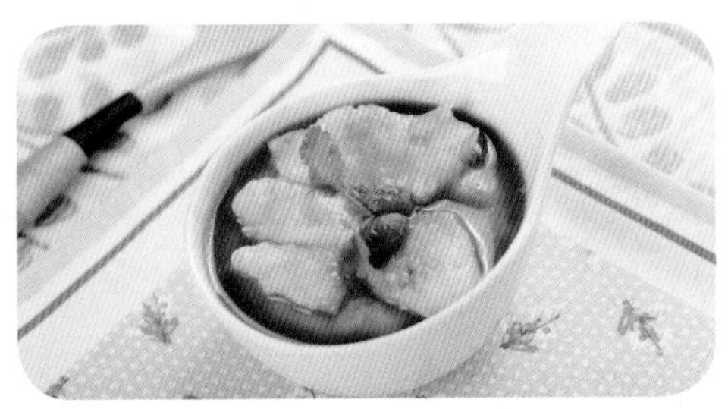

紫菜

大量减少有害胆固醇

别　　名　索菜、子菜、甘紫菜、海苔。

性味归经　性寒，味甘、咸；归肺经。

建议食用量　每餐干品5～15克。

营养成分

蛋白质、脂肪、碳水化合物、粗纤维、钙、磷、铁、胡萝卜素、硫胺素、核黄素、烟酸、抗坏血酸、碘等。

降脂功效

紫菜所含的多糖具有明显增强细胞免疫和体液免疫功能，可促进淋巴细胞转化，提高机体的免疫力；可显著降低血清胆固醇的总含量。

食用宜忌

紫菜在食用前应用清水泡发，并换1～2次水以清除污染、毒素。若凉水浸泡后的紫菜呈蓝紫色，说明该菜在包装前已被有毒物所污染，这种紫菜对人体有害，不能食用。

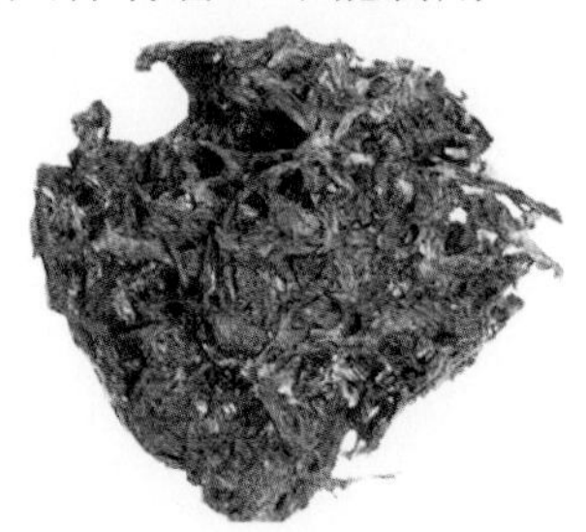

食用功效

紫菜含紫菜多糖，有明显的抗凝血作用，并能显著降低全血黏度、血浆黏度，并且有明显的降血糖作用；紫菜营养丰富，含碘量很高，富含胆碱和钙、镁、铁，能增强记忆，治疗妇幼贫血，促进骨骼、牙齿的生长和保健；紫菜所含的多糖可增强细胞免疫和体液免疫功能，促进淋巴细胞转化，提高人体的免疫力。

养生食谱

◆ 紫菜海参汤

主　料： 海参150克，紫菜5克。

辅　料： 油菜50克。

调　料： 淀粉5克，盐4克，味精4克。

做　法：

1. 海参飞水，油菜焯水备用。
2. 锅内加入水适量，放入海参、紫菜，烧开放入盐、味精下入水淀粉勾芡出锅即可。

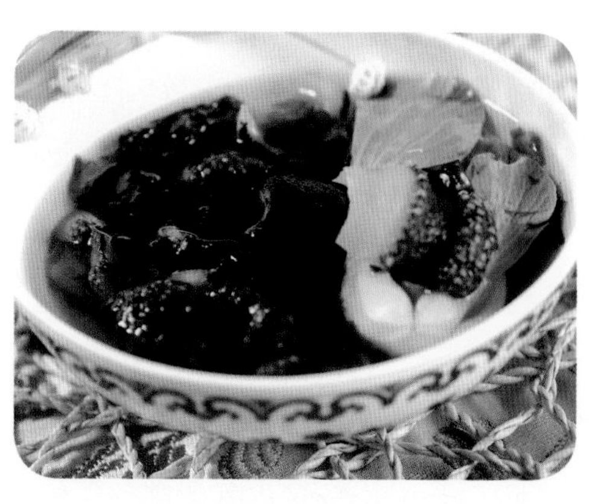

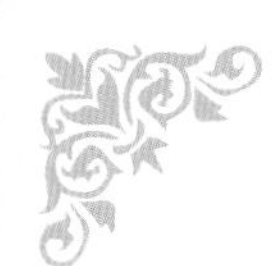

鲤鱼

降低胆固醇

别　　名　龙门鱼、鲤拐子、赤鲤、黄鲤、白鲤、赖鲤。

性味归经　甘平；归脾、肾、肺经。

建议食用量　每次约100克。

营养成分

蛋白质、脂肪、胱氨酸、组氨酸、谷氨酸、甘氨酸、赖氨酸、精氨酸等氨基酸，肌酸、烟酸，维生素A、维生素B_1、维生素B_2、维生素C及钙、磷、铁等。

降脂功效

鲤鱼的脂肪多为不饱和脂肪酸，能很好地降低胆固醇。它是高蛋白、低脂肪的常见鱼类，富含钾和磷，可作为减肥时的营养来源。

黄金搭配

鲤鱼＋红豆

红豆能滋补强壮、健脾养胃、利水除湿。用红豆煲鲤鱼，具有滋养脾胃、利水除湿的功效。

鲤鱼＋红枣

具有养血催乳、补益五脏、健脾行水、和胃调中、开胃增食之功效，非常适合妇女产后食用。同时还可以预防和治疗产后水肿，实具补益治病双重功效。

食用功效

中医认为，鲤鱼具有滋补健胃、利水消肿、通乳、清热解毒、止咳下气的功效。鲤鱼的蛋白质不但含量高，而且质量好，人体消化吸收率高，鲤鱼还能供给人体必需的氨基酸、矿物质和维生素。

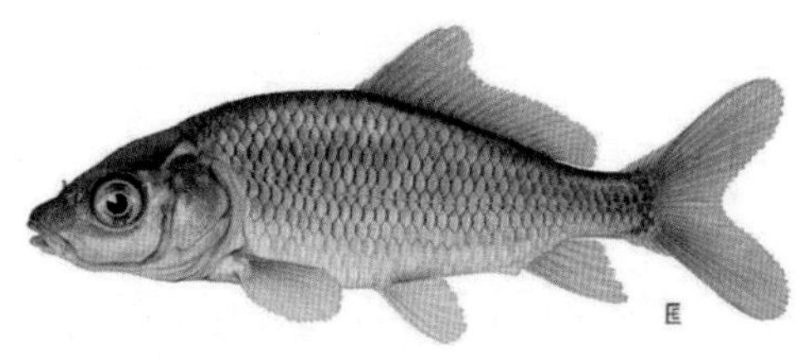

食用宜忌

宜食：适宜肾炎水肿、黄疸肝炎、肝硬化腹水、心脏性水肿、营养不良性水肿、脚气浮肿、咳喘之人食用；同时适宜妇女妊娠水肿、胎动不安、产后乳汁缺少之人食用。

忌食：鱼是发物，素体阳亢及疮疡者慎食。

忌配：鲤鱼忌与芋头、牛羊油、荆芥、甘草、南瓜和狗肉同食，也忌与中药中的朱砂同服。

经典论述

1.《本草拾遗》："主安胎。"

2.《本草纲目》："鲤，其功长于利小便，故能消肿胀、黄疸、脚气、喘嗽、湿热之病。"

养生食谱

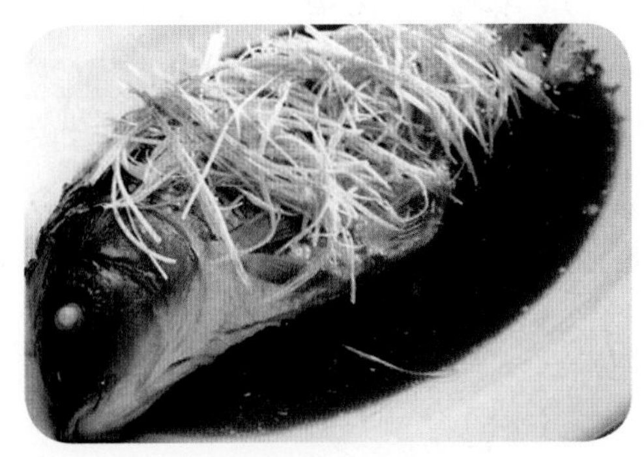

◆ 葱油鲤鱼

主　料：鲜鲤鱼1条750克。

辅　料：葱段50克，香菜梗5克。

调　料：精盐7克，葱姜丝15克，味精3克，料酒6克，胡椒粉20克，香油50克，酱油25克。

做　法：

1. 鲜鲤鱼刮去鳞，去掉鳃和内脏，用清水洗净。以1厘米刀距打上柳叶花刀，深至刺骨。

2. 将鲤鱼焯水，控净水分，放鱼盘内，撒上精盐、味精、料酒略腌，再散放入葱姜丝。

3. 将鱼放笼屉内蒸至嫩熟，取出滤掉汤汁，撒上香菜梗。

4. 炒勺加香油50克，入葱段煸炸。待葱段焦黄时捞出不用，随即放入胡椒粉搅匀，再倒入酱油一烹，均匀地浇在鱼身上即成。

◆ 鲤鱼豆苗汤

主　料：鲤鱼1条约750克。

辅　料：豆苗10克，枸杞子2克，二汤500克。

调　料：盐5克，鸡粉3克，胡椒粉2克，料酒10克，葱姜各5克。

做　法：

1. 将鲤鱼去内脏洗干净。

2. 锅烧热后放少许油将鲤鱼煎成两面金黄出锅备用。

3. 锅内放入葱姜煸香，下入鲤鱼烹料酒加二汤烧开转中火炖制鲤鱼熟透，汤汁奶白加入豆苗、枸杞子及盐、鸡粉、胡椒粉调好味即可。

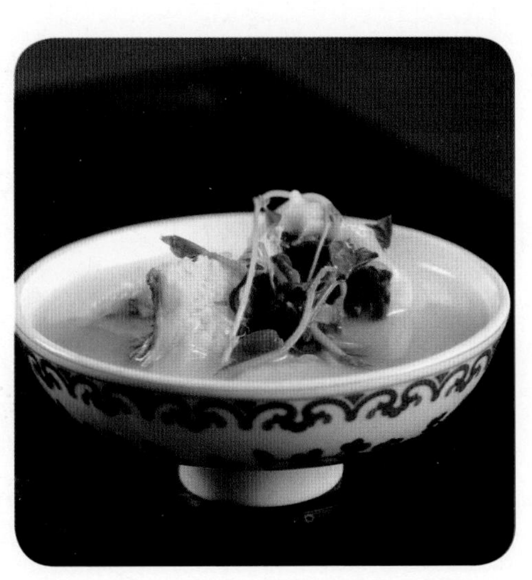

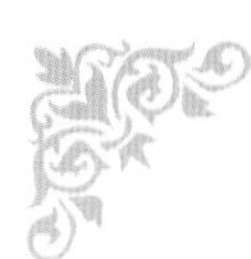

海参

调节血脂，降低血液黏稠度

别　　名　海男子、土肉、刺参、海鼠、海瓜皮。

性味归经　性温，味甘、咸；归心、肾、脾、肺经。

建议食用量　涨发品每次50～100克。

营养成分

粗蛋白质、粗脂肪、灰分、碳水化合物、钙、锌、硒、磷、铁、碘等。

降脂功效

海参含有50多种天然的营养成分，如人体所需的8种氨基酸，钙、锌、硒等多种微量元素，还有刺参黏多糖、海参皂苷等活性物质，对高血压、高血脂、高血糖有很好的食疗作用。

黄金搭配

海参＋羊肉

海参与羊肉搭配食用，具有补肾益精、养血润燥之功效。

海参＋红枣

红枣中所含的芦丁，是一种软化血管、降血压的物质，两者搭配食用可以有效预防高血压。

食用功效

海参胆固醇、脂肪含量少，是典型的高蛋白、低脂肪、低胆固醇食物，对高血压、冠心病、肝炎等病人及老年人堪称食疗佳品，常食对治病强身很有益处；海参含有硫酸软骨素，有助于人体生长发育，能够延缓肌肉衰老，增强人体的免疫力；海参微量元素钒的含量居各种食物之首，可以参与血液中铁的输送，增强造血功能；食用海参对再生障碍性贫血、糖尿病、胃溃疡等均有良效。

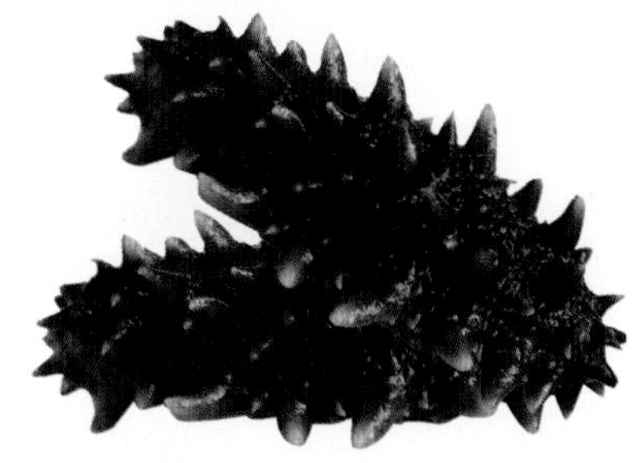

食用宜忌

海参富含胶质，不但可以补充体力，对于皮肤、筋骨也都有保健功效，同时还能改善便秘症状。海参中钾含量低，钠含量很高，不利于控制血压，因此高血压患者要少食。

经典论述

1.《本草求原》：“泻痢遗滑人忌之，宜配涩味而用。”

2.《随息居饮食谱》：“脾弱不运，痰多便滑，客邪未尽者，均不可食。”

养生食谱

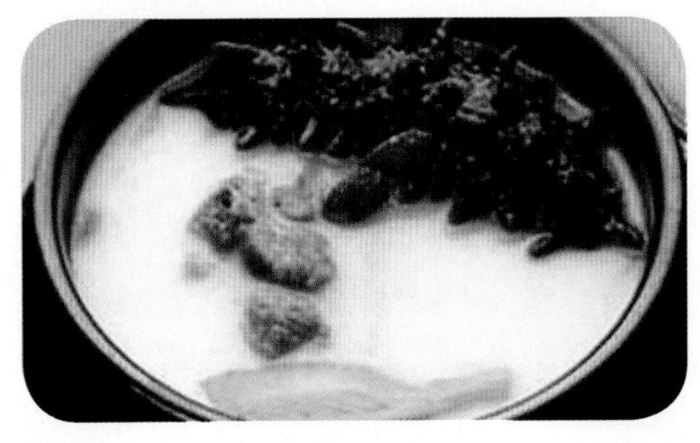

◆ 巴戟天海参汤

主　料： 海参300克，猪肉50克。

辅　料： 胡萝卜80克，白菜1棵，巴戟天15克，白果10克。

调　料： 盐5克，酱油3克，醋6克，胡椒粉、糖、太白粉、水各适量。

做　法：

1. 海参汆烫后捞起；猪肉加盐和胡椒粉拌均匀，然后捏成小肉丸。

2. 锅内加一碗水，将巴戟天、胡萝卜、肉丸等加入并煮开，加盐、酱油、醋、糖调味。

3. 再加入海参、白果煮沸，然后加入洗净的白菜，再煮沸时用太白粉水勾芡即可。

功　效： 补肾强精，滋阴养颜，增强体质。

◆ 海参蒸蛋羹

主　料： 鸡蛋4个，牛奶200克。

辅　料： 海参50克。

调　料： 盐3克，味精3克，香油2克。

做　法：

1. 将海参洗净改刀成小丁焯水备用。

2. 取容器放入蛋液打散加三倍的水放入牛奶、盐、味精、海参丁入蒸箱中蒸熟，取出淋上香油即可。

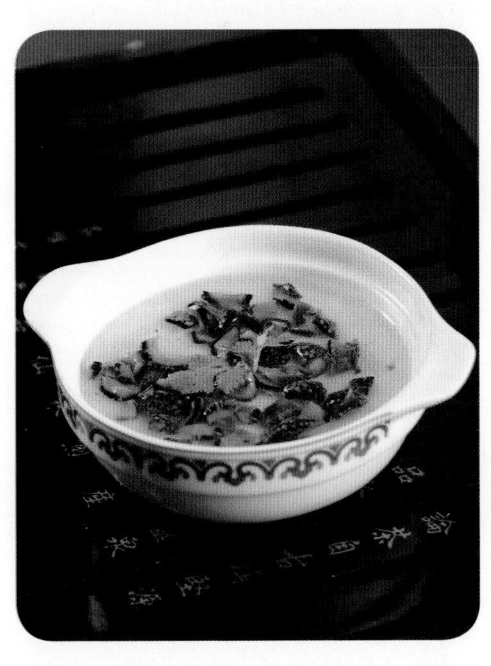

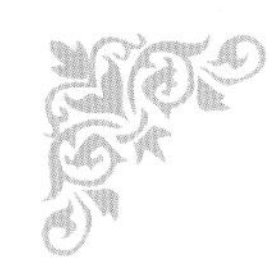

蛤蜊

功效比某些常用的降胆固醇药物更强

别　　名　花蛤、文蛤。
性味归经　性寒，味咸；归胃经。
建议食用量　每次约80克。

营养成分

蛋白质、脂肪、碳水化合物、钙、磷、铁、维生素A、硫胺素、核黄素、烟酸、碘等。

降脂功效

蛤蜊肉以及贝类软体动物中，含一种具有降低血清胆固醇作用的代尔太7-胆固醇和24-亚甲基胆固醇，它们兼有抑制胆固醇在肝脏合成和加速排泄胆固醇的独特作用，从而使体内胆固醇下降。它们的功效比常用的降胆固醇的药物谷固醇要好。

食用宜忌

蛤蜊具有容易诱发人体过敏的成分，因此，过敏体质的人应小心食用。

富含蛋白质的海鲜容易腐败变质，产生有毒成分，因此在烹煮前，一定要做好挑选和清洗工作。烹煮时，至少要水沸后多煮4分钟以上，否则有可能感染甲型肝炎病毒，甚至会引起中毒，导致呕吐、腹泻等症状。

食用功效

蛤蜊肉富含铁，可预防和治疗因缺铁而导致的贫血，能促进发育，帮助皮肤恢复血色；蛤蜊还能排除体内多余水分，帮助排尿，改善腰痛；蛤蜊中富含的牛磺酸能有效降低人体血液中的胆固醇，并预防动脉硬化等疾病，同时对于视力和肝脏都有保护作用；蛤蜊中富含的维生素E有助于预防老年痴呆、延缓细胞老化，达到抗衰老的目的。

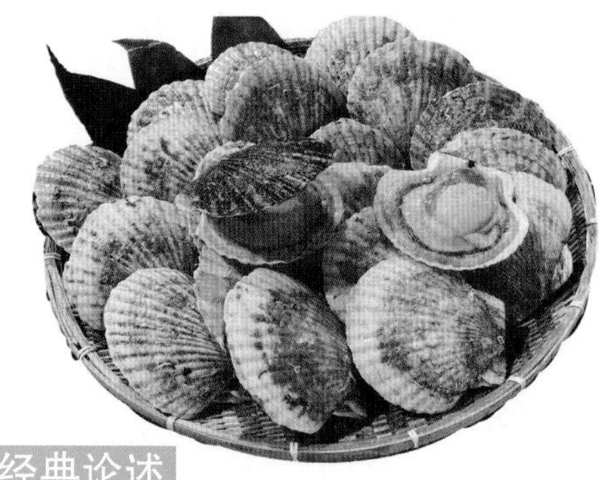

经典论述

1.《本草纲目》:“清热利湿，化痰饮，定喘嗽，止呕逆，消浮肿，利小便，止遗精白浊、心脾疼痛，化积块，解结气，消瘿核，散肿毒，治妇人血病。油调涂烫伤。”

2.《本经逢原》:“清肺热，滋肾燥，降痰清火，止咳定喘，消坚癖，散瘿瘤。”

3.《本草经疏》:“蛤粉味咸气寒无毒。为诸痰之要药。盖痰未有不由火气上炎煎熬津液而成，咸能软坚润下，得之则火自降，痰结自消矣。”

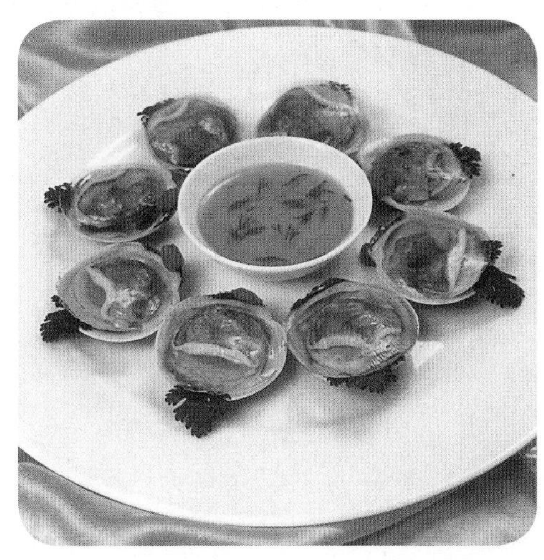

◆ 晶莹蛤仁

主　料：青蛤150克，水晶液100克。

调　料：锌盐3克，绍酒2克，红花汁25克。

做　法：

1. 青蛤去沙等异物挖出蛤仁，原汁出水。

2. 水晶液调好口味，原壳将蛤仁定住。

3. 红花汁加入盐、绍酒调好口味，撒入菜品中即可。

功　效：润肺生津，软坚散结，补肝明目。

◆ 葱姜炒文蛤

主　料：文蛤500克。

辅　料：椒丝适量。

调　料：豆豉粒、葱段、姜丝、酱油、水淀粉、食用油各适量。

做　法：

1. 锅里放清水烧开后，倒入文蛤，见壳张开就捞起待用。

2. 炒锅里放油烧热后放入豆豉粒和椒丝炒香，倒入文蛤翻炒几下后加入葱段和姜丝。最后加入酱油，用水、淀粉、勾芡，装盘即成。

功　效：降血脂，高胆固醇、高血脂体质的人尤为适合。

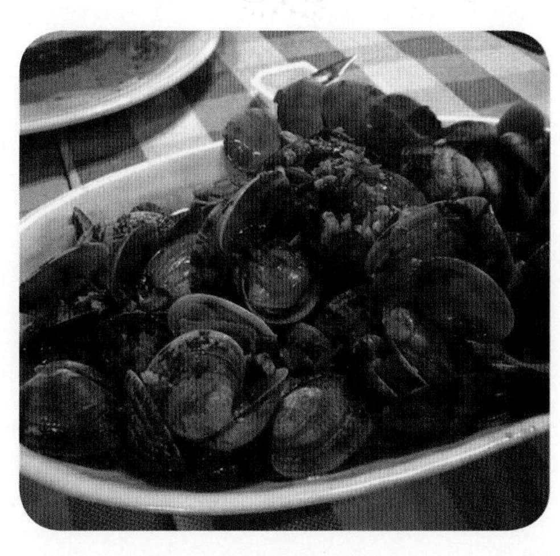

第三章

药膳内调，祛除病痛之患

第一节 小小药材，降脂厉害

菊花

抑制三酰甘油和胆固醇

别　　名 白菊花、甘菊花、黄甘菊、怀菊花、药菊、白茶菊、亳菊、杭菊、贡菊。

性味归经 味甘、苦，性微寒；归肺、肝经。

建议食用量 内服：煎汤，10～15克；或入丸、散；或泡茶。外用：适量，煎水洗；或捣敷。

营养成分

菊苷、氨基酸、类黄酮、维生素B_1、龙脑、樟脑、菊油环酮、腺嘌呤、胆碱、水苏碱等。

降脂功效

菊花提取物能保持血清总胆固醇基本不变，而提高有保护作用的高密度脂蛋白浓度，降低有危害作用的低密度脂蛋白浓度，抑制胆固醇和三酰甘油升高。

注意事项

菊花功力甚缓，久服才能见效。气虚胃寒、食少泄泻的人少用为宜。关节炎恶寒者忌用。

功用疗效

散风清热，平肝明目。用于风热感冒，头痛眩晕，目赤肿痛，眼目昏花。

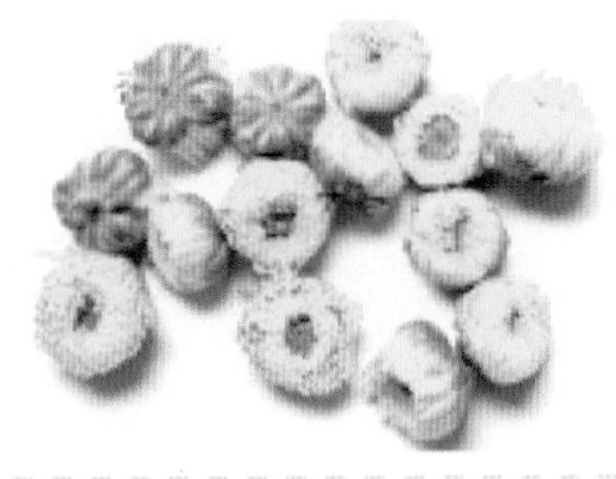

养生食谱

◆ **玫瑰冰菊茶**

配　方：玫瑰、菊花各3～5克，蜂蜜适量。

做　法：将玫瑰、菊花放入杯中，加沸水，闷泡10分钟，调入蜂蜜即可。

功　效：镇静安神，抗抑郁，舒缓神经，降血脂。

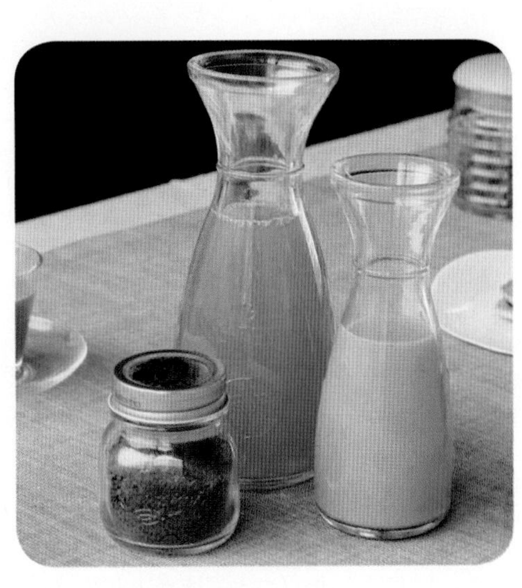

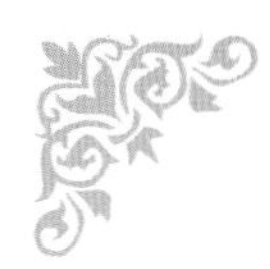

山药

预防心血管系统的脂质沉淀

别　　名　薯蓣、山芋、薯药、大薯、山蓣。
性味归经　性平，味甘；归肺、脾、肾经。
建议食用量　每餐100～250克。

营养成分

粗蛋白质、粗纤维、淀粉、糖、钾、磷、钙、镁、灰分、铁、锌、铜、锰等。

降脂功效

山药几乎不含脂肪，而且所含的黏蛋白能预防心血管系统的脂肪沉积，有助于防止动脉发生硬化。山药含有皂苷能够降低胆固醇和三酰甘油，对高血压和高血脂等病症有改善作用。

饮食宝典

山药烹调的时间不要过长，因为久煮容易使山药中所含的淀粉酶遭到破坏，降低其健脾、帮助消化的功效，还可能同时破坏其他不耐热或不宜久煮的营养成分，造成营养素的流失。

食用功效

山药含有淀粉酶、多酚氧化酶等物质，有利于脾胃对食物的消化吸收，是一味平补脾胃的药食两用之品，不论脾阳亏或胃阴虚，皆可食用，临床上常用于治疗脾胃虚弱、食少体倦、泄泻等病症；山药含有多种营养素，有强健身体、滋肾益精的作用；山药含有皂苷、黏液质，有润滑、滋润的作用，故可益肺气，养肺阴，治疗肺虚久咳之症。近年研究发现，山药还具有镇静作用。

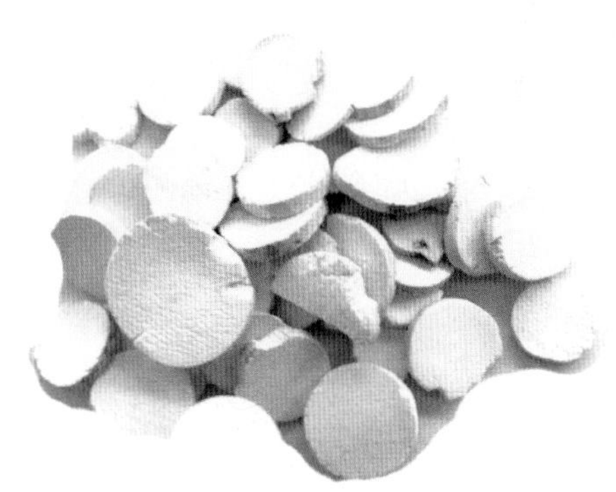

经典论述

1.《本草纲目》："益肾气，健脾胃，止泻痢，化痰涎，润皮毛。"

2.《日华子本草》："助五脏，强筋骨，长志安神，主泄精健亡。"

3.《伤寒蕴要》："补不足，清虚热。"

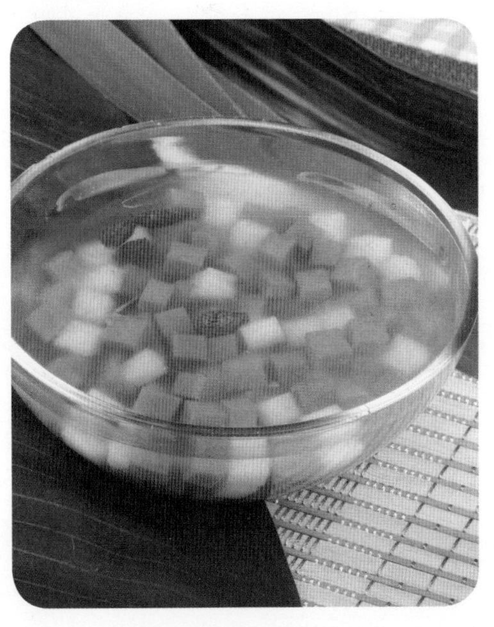

◆ 薏米山药粥

配　方： 薏米80克，山药150克，小枣20克，冰糖适量。

做　法：

1. 薏米洗净，小枣洗净。

2. 山药去皮切小滚刀块。

3. 先将薏米倒入锅中加水烧开，转小火30分钟加入山药、小枣，用小火慢熬等食物煮烂加入冰糖即可。

◆ 怀山药南瓜羹

配　方： 怀山药50克，南瓜150克，冰糖50克，糖桂花15克，枸杞子6克。

做　法： 山药、南瓜切丁备用。锅中放水加冰糖、山药丁、南瓜丁、枸杞子煮至熟软勾芡，放糖桂花搅匀即可。

功　效： 补气健脾，健胃消食。对防治糖尿病、降低血糖有一定作用。

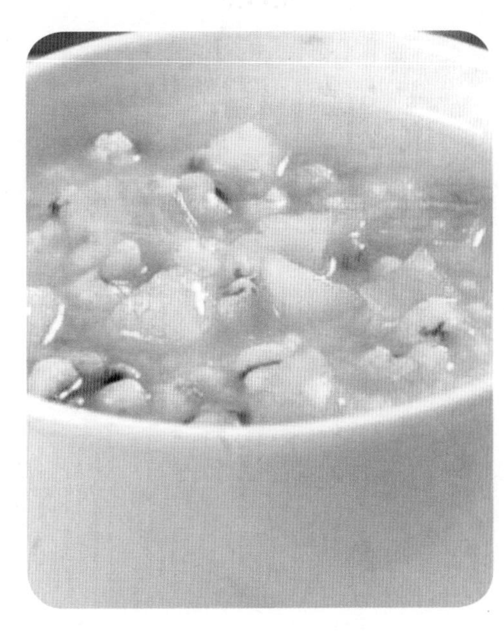

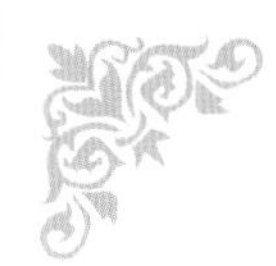

甘草

抑制血脂增高

别　　名　红甘草、甜草、甜草根、粉甘草、粉草。

性味归经　味甘，性平；归心、肺、脾、胃经。

建议食用量　内服：煎汤，2～6克，调和诸药用量宜小，作为主药用量宜稍大，可用10克；用于中毒抢救，可用30～60克。凡入补益药中宜炙用，入清泻药中宜生用。外用：适量，煎水洗、渍；或研末敷。

营养成分

甘草甜酸、甘草次酸、黄酮、糖类、氨基酸等。

降脂功效

甘草酸具有降血脂与抗动脉粥样硬化的作用，且其强度可能超过抗动脉硬化药。实验还表明，甘草酸灌胃对血脂增高有明显的抑制作用。

功用疗效

补脾益气，清热解毒，祛痰止咳，缓急止痛，调和诸药。用于脾胃虚弱，倦怠乏力，心悸气短，咳嗽痰多，脘腹、四肢挛急疼痛，痈肿疮毒，缓解药物毒性、烈性。

适用人群

胃溃疡、十二指肠溃疡的人适用。神经衰弱的人适用。支气管哮喘者、血栓静脉炎患者适用。

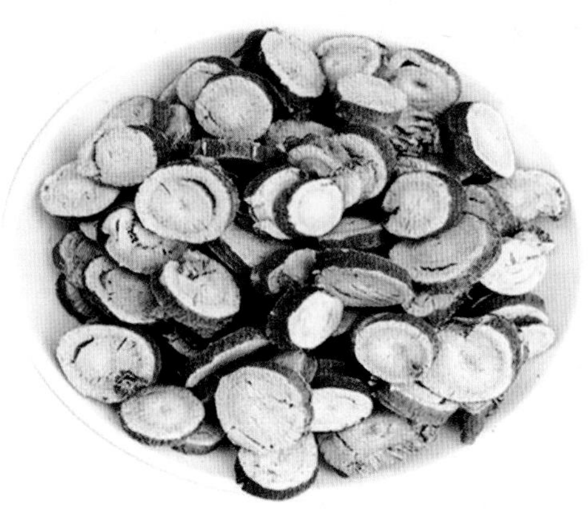

注意事项

甘草有微毒，短期使用对人体无碍，但长期服用可诱发水肿和血压升高。甘草不宜与京大戟、芫花、甘遂、海藻同用。不可与鲤鱼同食，同食会中毒。实证中满腹胀忌服。痢疾初发者不可服用。

养生食谱

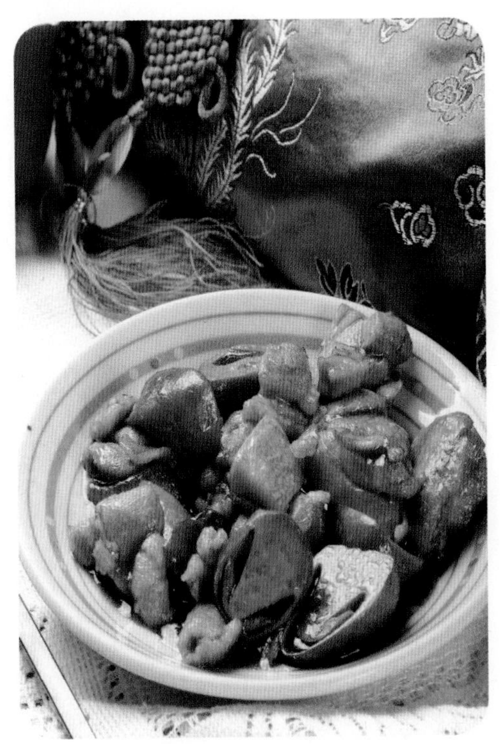

◆ 甘草菊花饮

配　方：甘草12克，杭白菊10克，绿豆50克。

做　法：

1. 甘草、菊花洗净煎煮后去药渣。

2. 绿豆洗净加水煮至软烂再投入药汁搅匀即可。

功　效：补中益气，清热明目。

◆ 甘草蒸花鸡

配　方：甘草16克，三黄鸡250克，草菇50克。

做　法：三黄鸡剁块洗净，放入草菇、甘草浓缩液、蚝油、盐、鸡粉、葱油、胡椒粉、淀粉搅匀蒸熟即可。

功　效：益气补中。

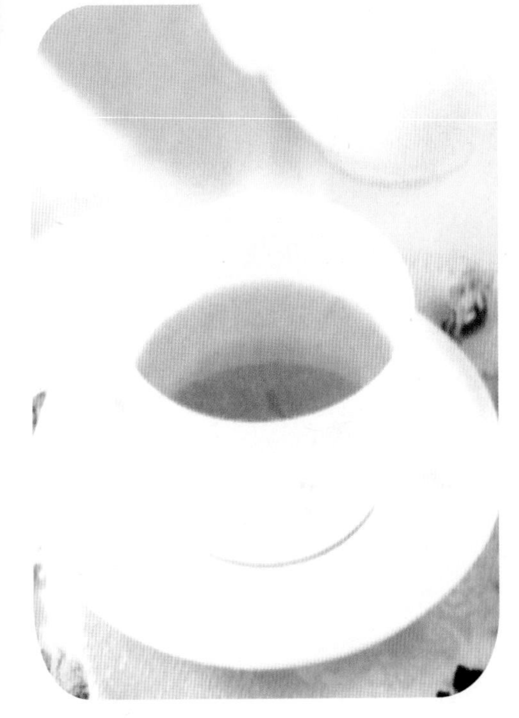

杜仲

增强肝脏细胞活性

别　　名　思仲、思仙、木绵、石思仙、丝连皮、玉丝皮、扯丝皮、丝棉皮。

性味归经　味甘，性温；归肝、肾经。

建议食用量　内服：煎汤，6～15克；或浸酒；或入丸、散。

营养成分

杜仲胶、糖苷、维生素C、生物碱、果胶、脂肪酸、树脂、有机酸、酮糖、醛糖、绿原酸、钾。

降脂功效

杜仲是预防高脂血症的良药，具有分解体内胆固醇、降低体内脂肪、恢复血管弹性、增强血液循环、增强肝脏细胞活性、恢复肝脏功能、促进新陈代谢、增强机体免疫力等作用。

经典论述

1.《神农本草经》："主腰脊痛，补中益精气，坚筋骨，强志，除阴下痒湿，小便余沥。"

2.《玉楸药解》："益肝肾，养筋骨，去关节湿淫。治腰膝酸痛，腿足拘挛。"

功用疗效

补肝肾，强筋骨，安胎。用于肾虚腰痛，筋骨无力，妊娠漏血，胎动不安，高血压。

适应人群

阳痿、尿频以及腰膝酸软、下肢无力者适用。高血压病患者适用。小儿麻痹症患者适用。孕妇需要安胎者适用。

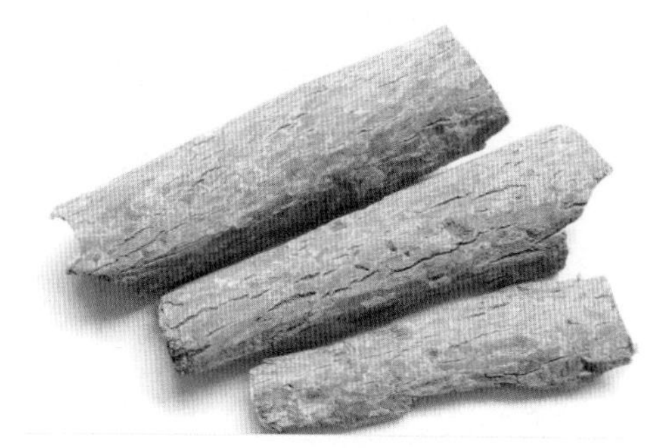

注意事项

杜仲恶蛇皮、元参。阴虚火旺者慎服。

降脂良方

1. 高血脂：杜仲叶、银杏叶各适量，水煎，代茶饮。

2. 治高血压合并高脂血症：杜仲叶15克，山楂5克，银杏叶10克。水煎，代茶饮。本方名为山楂银杏茶，具有降血压、降血脂、活血化瘀的功效。

3. 治高血压兼血脂异常症：杜仲叶15克，决明子、何首乌各10克。水煎，代茶饮。本方还有润肠通便的功效。

养生食谱

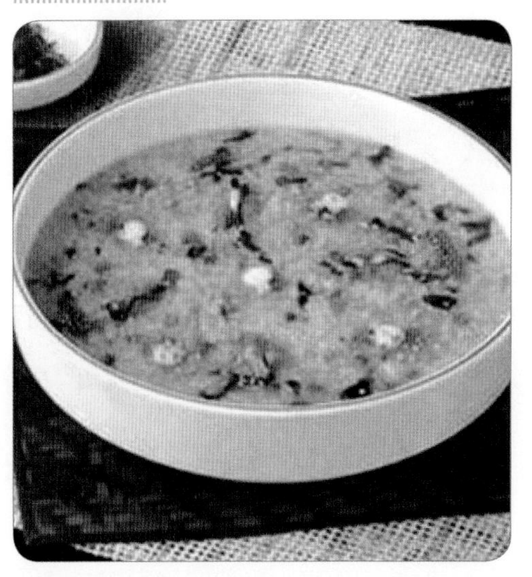

◆ 杜仲红茶

配　方： 杜仲叶5克，红茶3克。

做　法： 上述材料混合后用沸水冲泡5分钟即成。每日1剂，多次饮服。

功　效： 预防衰老，补肝肾，降压，减肥。适宜腰膝酸痛，早衰，高血压，心脏病，肥胖。

◆ 牛蒡杜仲羹

配　方： 牛蒡100颗，鹌鹑2只，杜仲30克，枸杞子15克，生姜8克，红枣10克，精盐适量。

做　法： 先将洗净的鹌鹑与牛蒡、杜仲、枸杞子、去核红枣、生姜一起放入锅内，加水适量，用武火煮沸，再转用文火烧3小时，加精盐调味即可。

功　效： 补益肝肾，强肾壮骨。

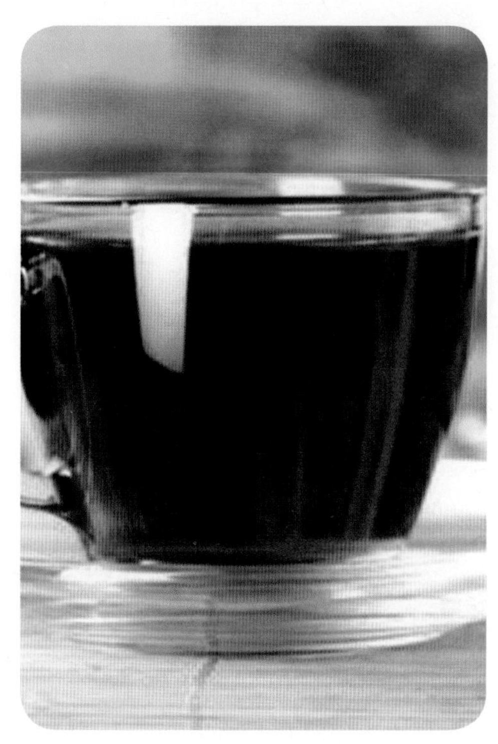

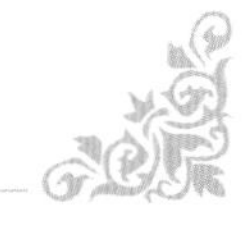

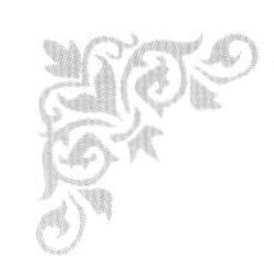

人参

减少脂质在血管壁内的沉积

别　　名　血参、黄参、孩儿参、人衔、鬼盖、土精、地精、玉精、金井玉阑、棒锤。

性味归经　性平，味甘、微苦；归脾、肺、心经。

建议食用量　内服：煎汤，3～10克，大剂量10～30克，宜另煎兑入；或研末，1～2克；或敷膏；或泡酒；或入丸、散。

营养成分

葡萄糖、果糖、蔗醣、维生素 B_1、维生素 B_2、人参皂苷、挥发油、人参酸、泛酸、多种氨基酸、胆碱、酶、精胺、胆胺等。

降脂功效

人参对人体很多功能具有双向的调节作用，可以调节多类组织细胞里的环磷腺苷的含量，环磷腺苷可以增进脂类分解代谢，减少脂质在血管壁内的沉积。

功用疗效

大补元气，复脉固脱，补脾益肺，生津，安神。用于体虚欲脱，肢冷脉微，脾虚食少，肺虚喘咳，津伤口渴，内热消渴，久病虚羸，惊悸失眠，阳痿宫冷，心力衰竭，心源性休克。

适用人群

大病导致元气欲脱者以及休克的人适用。脾虚体倦乏力、食欲不振、呕吐腹泻者适用。体虚多汗、自汗的人适用。失眠、多梦、惊悸的人适用。肾虚阳痿、早泄、尿频的人适用。

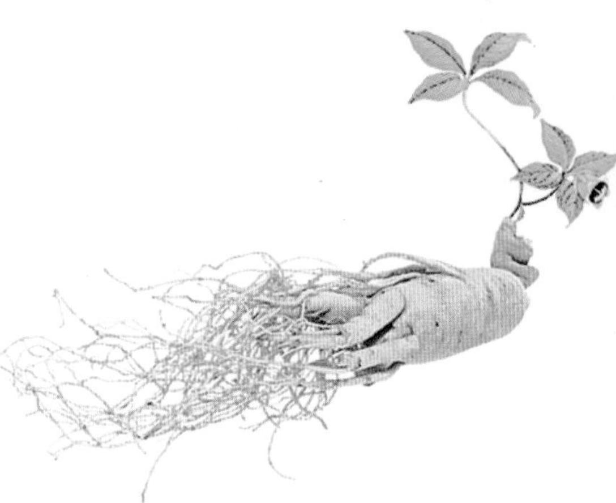

注意事项

人参反藜芦，畏五灵脂，恶皂荚。人参忌与萝卜同食；服食人参后，忌饮茶；不宜与葡萄同食。人参无论是煎服还是炖服，忌用五金炊具。实证、热证而正气不虚者忌服。

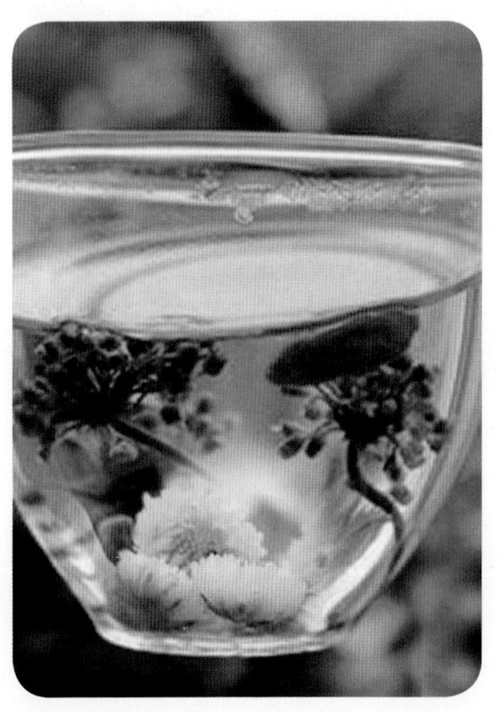

◆ 人参粥

配　方： 粳米100克，人参3克，冰糖适量。

做　法：

1. 粳米淘净，人参切片。
2. 将粳米、人参片一同放入砂锅内，加注适量水，置于大火上烧开，改小火上煎熬至熟。
3. 将冰糖放入锅中，加水适量，熬汁；再将汁徐徐加入熟粥中，搅拌均匀即可。

功　效： 补中益气健脾。

◆ 人参花白菊枸杞茶

配　方： 人参花、杭白菊各5克，枸杞子6粒。

做　法： 将上述材料一起放入杯中，倒入沸水，盖盖子闷泡约5分钟后饮用。

功　效： 补肾益气，清凉明目。高血压、高血脂、冠心病、体弱多病者适宜饮用。

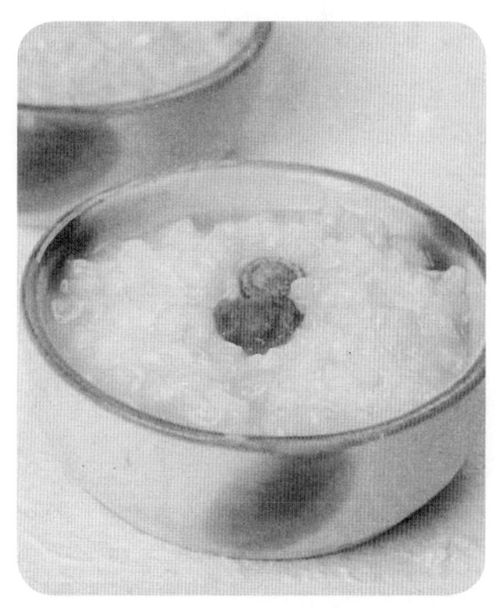

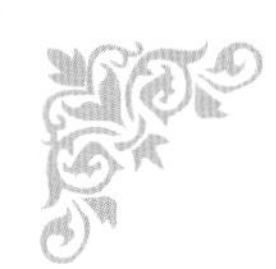

西洋参

抗动脉粥样硬化

别　　名　西洋人参、西参、顶光参、洋参、花旗参、美国人参、佛兰参。

性味归经　性凉，味甘、微苦；归心、肺、肾经。

建议食用量　每日3～6克，或多至9克。泡茶，煎汤，煎膏滋。

营养成分

人参皂苷、挥发油、树脂以及精氨酸、天冬氨酸等18种氨基酸。

降脂功效

西洋参可纠正脂蛋白-胆固醇代谢紊乱，且能增强机体抗脂质过氧化作用，这些效应均有利于抗动脉粥样硬化（AS）的发生和发展，有利于减少胆固醇在外周组织细胞中的聚集和对血管内皮细胞的广泛性损害。

经典论述

1.《本草从新》："补肺降火，生津液，除烦倦。虚而有火者相宜。"

2.《本草求原》："清肺肾，凉心脾以降火，消暑，解酒。"

功用疗效

补气养阴，清热生津。用于气虚阴亏，内热，咳喘痰血，虚热烦倦，消渴，口燥咽干。西洋参具有抗疲劳、抗氧化、抗应激、抑制血小板聚集、降低血液凝聚的作用，另外，对糖尿病患者还有调节血糖作用。

适用人群

身体免疫力低下者适用。失眠、烦躁、记忆力衰退的人及老年痴呆者适用。患高血压、心律失常、冠心病、急性心肌梗死、脑血栓等心脑血管疾病的人适用。糖尿病患者可用。慢性胃病、胃肠虚弱者适用。

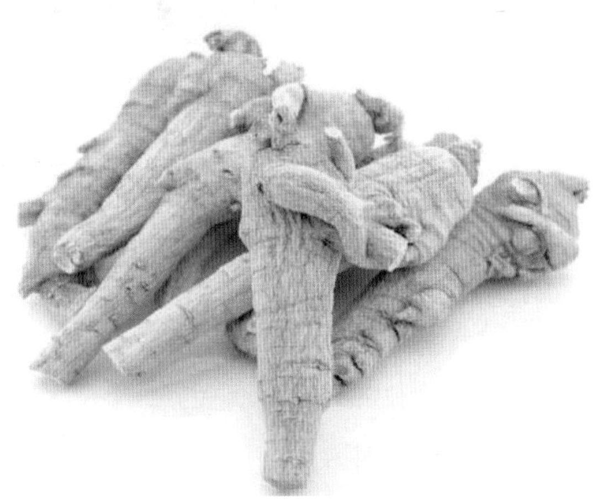

注意事项

西洋参不宜与藜芦、白萝卜同用。西洋参忌铁器及火炒。寒症病人不宜使用。

养生食谱

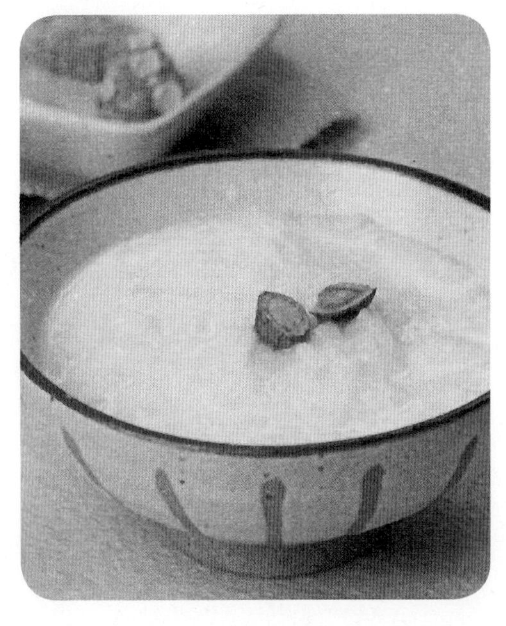

◆ 西洋参淮山炖乌鸡

配　方：西洋参10克，淮山药20克，乌鸡1只。

做　法：西洋参切片，淮山药用水泡软，乌鸡剁成块飞水，把制好的原料一起放到盆里，加入清汤和适量的葱姜，上笼蒸至鸡肉软烂即可。

功　效：补气养阴清虚火，活血化瘀，养血补脾。

◆ 洋参牛奶粥

配　方：西洋参4克，牛奶250克，大米100克，冰糖适量。

做　法：

1. 将洋参研为细末备用；大米淘洗干净。
2. 取大米加清水适量煮沸后，下西洋参、牛奶，煮至粥熟，出锅前加入冰糖调味即可。

功　效：益气养阴，生津止渴。

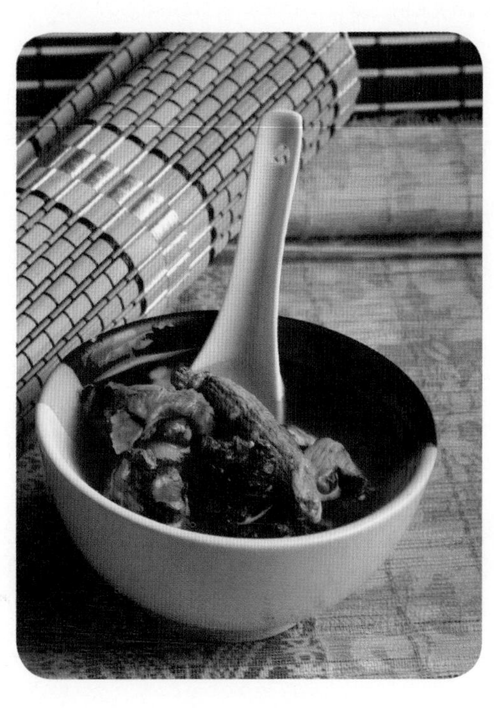

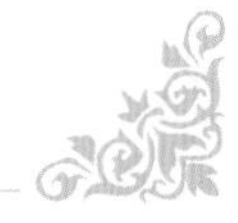

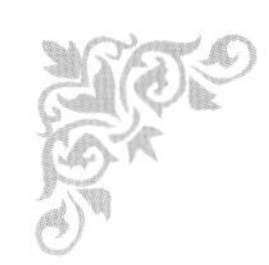

女贞子

减缓或防止血栓形成

别　　名　爆格蚤、冬青子、女贞实、白蜡树子、鼠梓子。

性味归经　味甘、苦，性凉；归肝、肾经。

建议食用量　内服：煎汤，6～15克；或入丸剂。外用：适量，敷膏点眼。清虚热宜生用，补肝肾宜熟用。

功用疗效

滋补肝肾，明目乌发。用于眩晕耳鸣，腰膝酸软，须发早白，目暗不明。

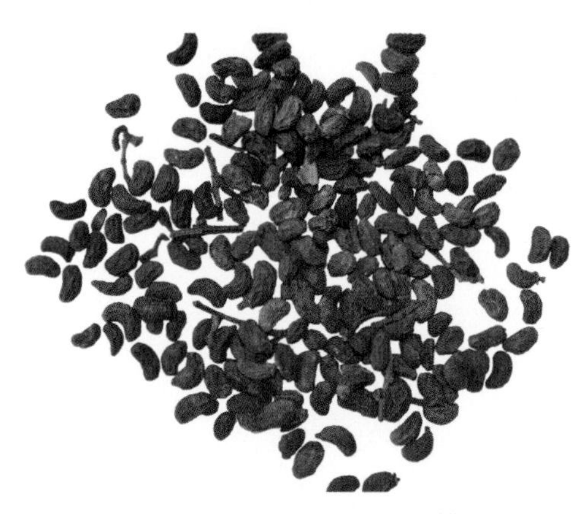

营养成分

女贞子苷、洋橄榄苦苷、齐墩果酸、葡萄糖苷、桦木醇、磷脂酰、胆碱、钾、钙、镁、钠、锌、铁、锰、铜、镍、铬等。

降脂功效

研究认为女贞子有降血糖及降血脂并有抗动脉粥样硬化作用，还有抗菌、抗病毒作用。女贞子中含有的齐墩果酸可加快血小板细胞的流动性，减弱了血小板之间的碰撞，使之不易黏连和聚集，更不易在血管内膜沉积，减缓或防止血栓形成，又可降低脂质内膜的沉积，为防治老年人的血栓性疾病提供了部分实验依据。

养生食谱

◆ 女贞子脊骨汤

配　方：猪脊骨250克，女贞子20克，杜仲15克，盐适量。

做　法：将猪脊骨洗净，同女贞子、杜仲一同放砂锅中，加适量清水，炖约1小时，加盐调味即可。

功　效：滋补肾阴，填精补髓。

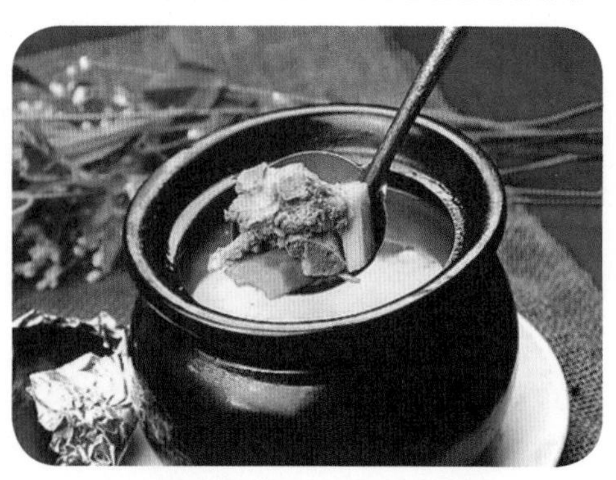

姜黄

降低三酰甘油效果明显

别　　名　黄姜、毛姜黄、黄丝郁金、宝鼎香。

性味归经　味辛、苦，性温；归脾、肝经。

建议食用量　内服：煎汤，3～10克；或入丸、散。外用：适量，研末调敷。

营养成分

姜黄素、姜黄多糖、姜黄酮、姜黄烯、桉叶素、松油烯、芳樟醇、丁香烯、龙脑、豆甾醇、脂肪酸等。

降脂功效

姜黄中之姜黄素有降低血胆固醇、三酰甘油及β脂蛋白的作用，其中以降低三酰甘油效果最明显，并能使主动脉中的总胆固醇、三酰甘油含量降低。

注意事项

姜黄不宜与丁香同用。忌见火。血虚而无气滞血瘀及孕妇慎服。

适用人群

患风寒湿痹症、肩周炎的人适用。萎缩性胃炎、胆囊炎及乙肝患者适用。产后瘀阻、痛经的女性适用。脑血栓及胸胁胀痛患者适用。

功用疗效

破血行气，通经止痛。用于胸胁刺痛，闭经，癥瘕，风湿肩臂疼痛，跌扑肿痛。

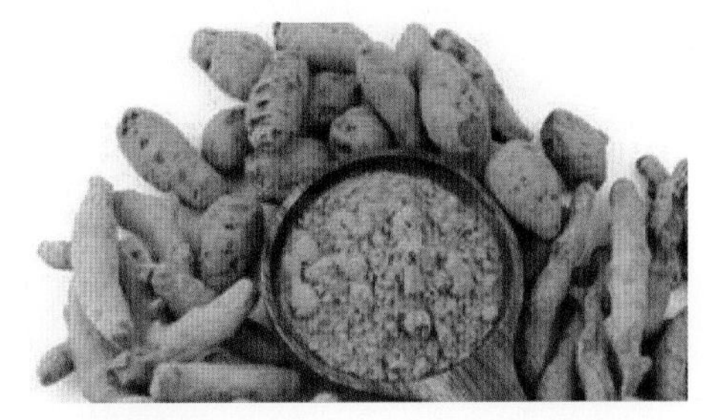

养生食谱

◆ 姜黄炒鸡丝

配　方：姜黄9克，鸡胸肉200克，胡萝卜丝50克。

调　料：植物油、葱、姜、盐、味精、芡粉、料酒各适量。

做　法：

1.鸡肉切丝码味上浆滑油至熟，姜黄煎取浓汁调盐、味精、芡粉备用。

2.锅置火上，锅中加入油煸香葱姜，下鸡丝、胡萝卜丝，烹料酒，放入芡汁炒匀即可。

功　效：补气宽中。

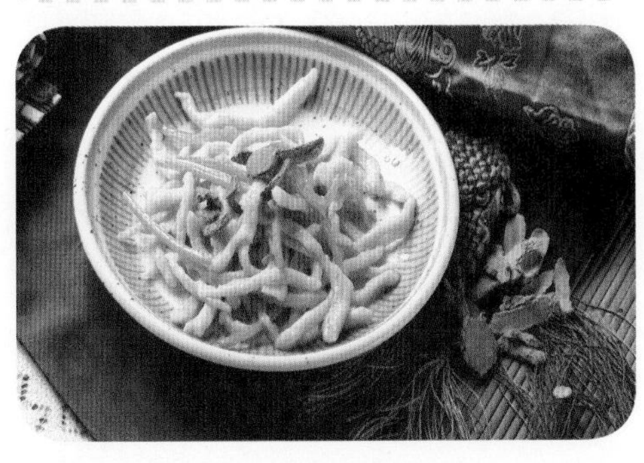

三七

调节血糖，促进造血

别　　名　田七、滇七、参三七、汉三七、山漆、金不换、血参。

性味归经　性温，味甘、微苦；归肝、胃经。

建议食用量　煎汤，3～9克；或研末，1～3克；或入丸、散。外用：适量，磨汁涂；或研末调敷。

营养成分

人参皂苷、三七皂苷、三七素、人参炔三醇、谷氨酸、精氨酸、赖氨酸、三七多糖、铁、铜、锰、锌、镍、钒、钼、氟等。

降脂功效

三七具有散瘀止血、消肿定痛、降血脂之功效。三七粉能阻止家兔肠道吸收脂肪，在脂质代谢中，能降低总脂质水平和三酰甘油含量。

注意事项

大剂量服用三七会出现中毒反应。一些人服用三七粉会出现皮肤过敏反应。孕妇忌服。

功用疗效

散瘀止血，消肿定痛。用于咯血，吐血，衄血，便血，崩漏，外伤出血，胸腹刺痛，跌扑肿痛。

适用人群

体质虚弱、免疫力低下的人适用。心脑血管疾病患者适用。高血压、高血脂及贫血的人适用。各类血症患者适用。工作压力大及饮酒多的人适用。

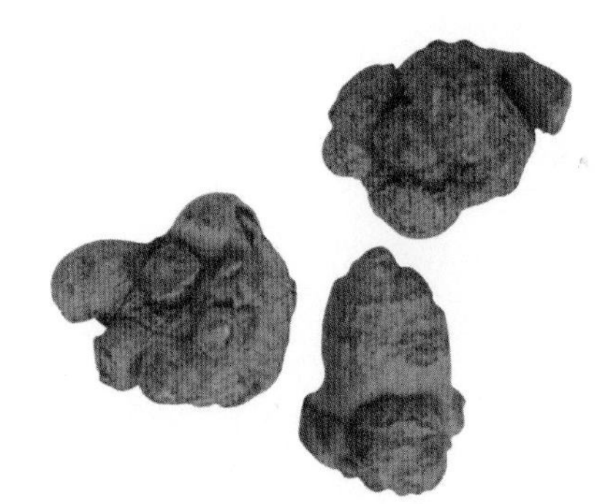

经典论述

1.《纲目拾遗》:“人参补气第一，三七补血第一，味同而功亦等，故称人参三七，为中药之最珍贵者。”

2.《本草汇言》:“三七味甘微苦，性平，无毒。”

3.《医学衷中参西录》:“三七，诸家多言性温，然单服其末数钱，未有觉温者。善化瘀血，又善止血妄行，为血衄要药。”

养生食谱

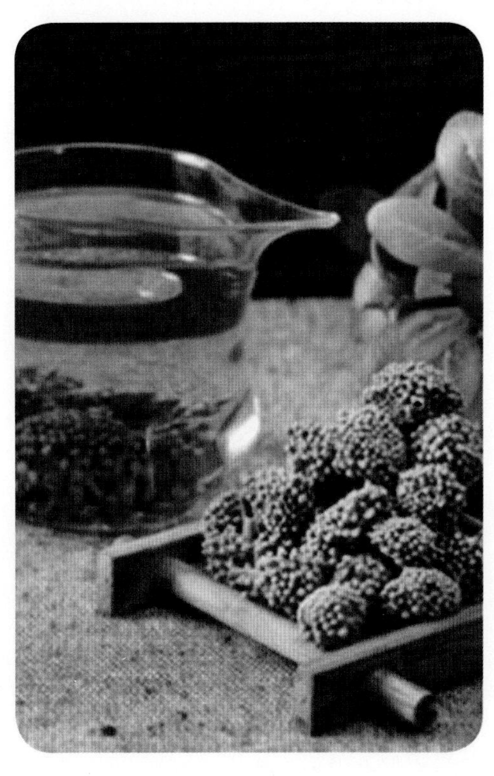

◆ 红花三七茶

配　方：红花5克，三七花1克。

做　法：在杯中放入红花与三七花，加沸水，闷泡5分钟即可。

功　效：活血通经，降低血压血脂，改善身体不适症状。

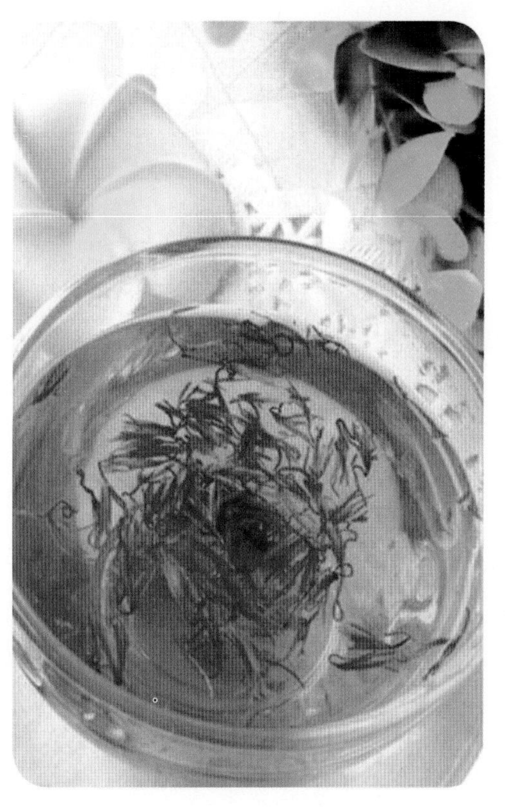

◆ 三七花茶

配　方：三七花3～5克，冰糖适量。

做　法：在杯中放入三七花，冲入沸水，闷泡5分钟，调入冰糖即可。

功　效：降低血压血脂，镇静安神。

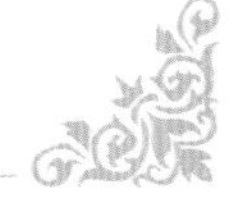

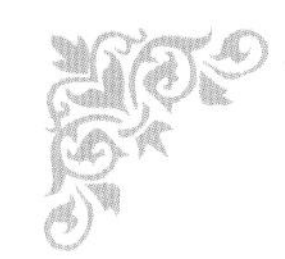

沙苑子

保肝降脂抗疲劳

别　　名　沙苑蒺藜、潼蒺藜、夏黄草、蔓黄芪。

性味归经　性温，味甘；归肝、肾经。

建议食用量　内服：煎汤，10～15克；或入丸、散。

营养成分

氨基酸、多肽、蛋白质、脂肪酸、黄酮类、生物碱、鞣质、多种微量元素等。

降脂功效

沙苑子能保护肝糖原积累，降血脂、降酶；沙苑子能减慢心率，降低血压，增加脑血流量；沙苑子能改善血液流变学指标，抑制血小板凝聚；沙苑子能增强机体免疫力，提高机体特异性和非特异性免疫功能。

注意事项

沙苑子应置通风干燥处保存。相火炽盛、阳强易举者忌服。

适用人群

肾虚、早泄、遗精、腰膝酸痛的人适用。眼疾患者适用。脾胃虚弱、消化不良者适用。

功用疗效

温补肝肾，固精，缩尿，明目。用于肾虚腰痛、遗精早泄、白浊带下、小便余沥、眩晕目昏。

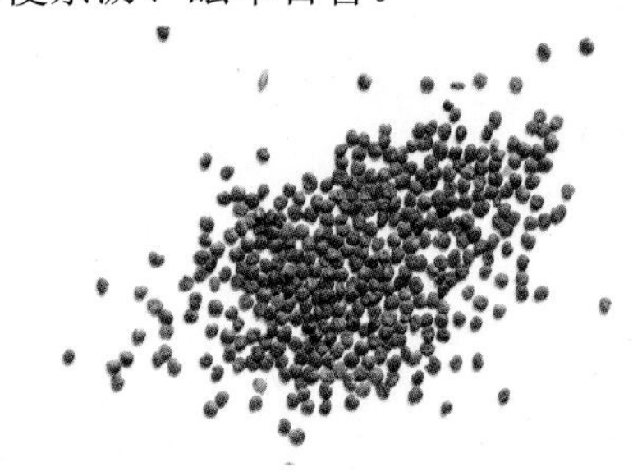

养生食谱

◆ 沙苑子茶

配　方：沙苑子12克。

做　法：

1. 将沙苑子洗净，放入茶杯中，用沸水冲泡，盖闷15～20分钟，或用水煮煎，取汁。
2. 取汁代茶饮用。

功　效：补肾益精，养肝明目。适用于阳痿遗精、小便频数、耳鸣眩晕，以及腰膝酸软、眼目昏花等。

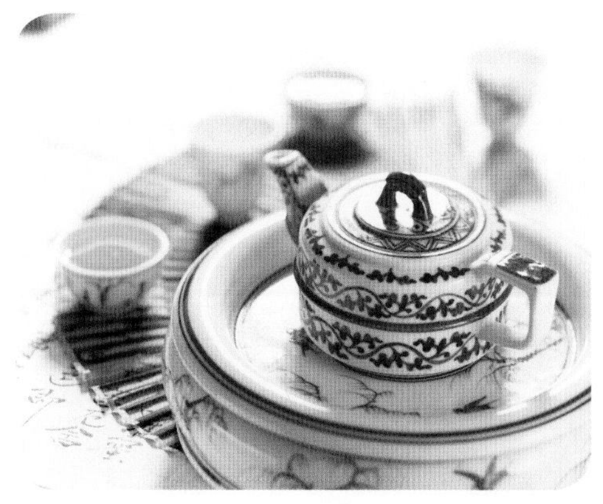

罗布麻

降低血清胆固醇

别　　名　红麻、茶叶花、肚拉角、红柳子、野麻、泽漆麻、野茶叶。

性味归经　味甘、苦，性凉；归肝经。

建议食用量　水煎服，3～10克；单味浸泡代茶服。

营养成分

黄酮苷、有机酸、氨基酸、多糖苷、鞣质、甾醇、甾体皂苷元、三萜类物质等。

降脂功效

罗布麻含有鞣质，类似于维生素P活性，能保持或恢复毛细血管的正常抵抗力，增强血管的柔韧性和弹性，能降低血清胆固醇，防止脂肪在血管壁中沉积。

注意事项

罗布麻叶不宜过量或长期服用，以免中毒。

适用人群

头晕目眩、烦躁失眠者适用。身体浮肿尿少者适用。高血压患者适用。神经衰弱者适用。

功用疗效

平肝安神，清热利水。用于肝阳眩晕，心悸失眠，浮肿尿少，高血压，神经衰弱，肾炎浮肿。

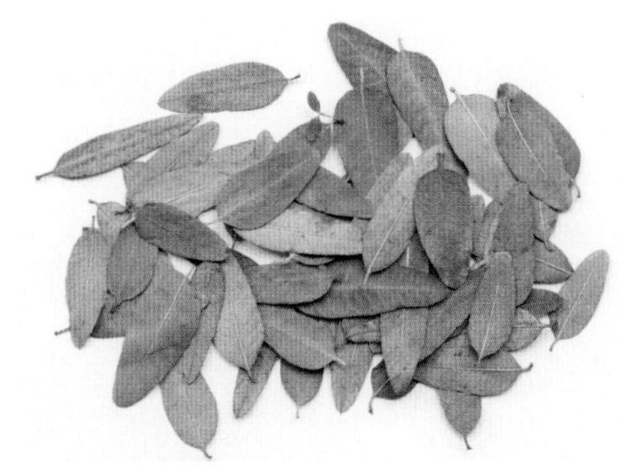

养生食谱

◆ 罗布麻炒西芹

配　方：罗布麻100克，西芹200克。

做　法：西芹切菱形块焯水，罗布麻煎取浓汁调盐、味精、芡粉炒匀即可。

功　效：平肝清热。

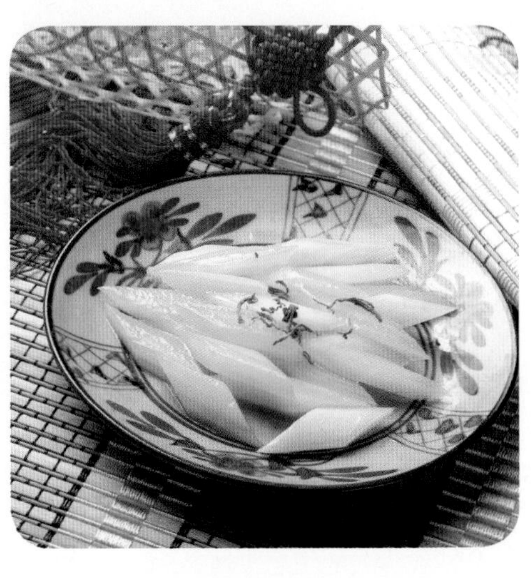

玉竹

预防心肌缺血

别　　名　萎蕤、玉参、尾参、小笔管菜、甜草根、靠山竹。

性味归经　性微寒，味甘；归肺、胃经。

建议食用量　内服：煎汤，6～12克；熬膏、浸酒或入丸、散。外用：适量，鲜品捣敷；或熬膏涂。阴虚有热宜生用，热不甚者宜制用。

营养成分

维生素A、甾苷、玉竹黏液质等。

降脂功效

玉竹含强心苷成分，具有增强心肌细胞代偿的作用，可起到养心补心的功效。玉竹能降脂，长期使用能使血清胆固醇、三酰甘油降低，可与首乌、当归、泽泻等同用。玉竹的降糖作用很弱，但可以改善口干、内热等症状。对有些同时患有轻症高血糖、高血脂、冠心病、高血压的病人最为适宜。

适用人群

体质虚弱、免疫力低下的人适用。阴虚燥热、食欲不振的人适用。肥胖者适用。

功用疗效

养阴润燥，生津止渴。用于肺胃阴伤，燥热咳嗽，咽干口渴，内热消渴。

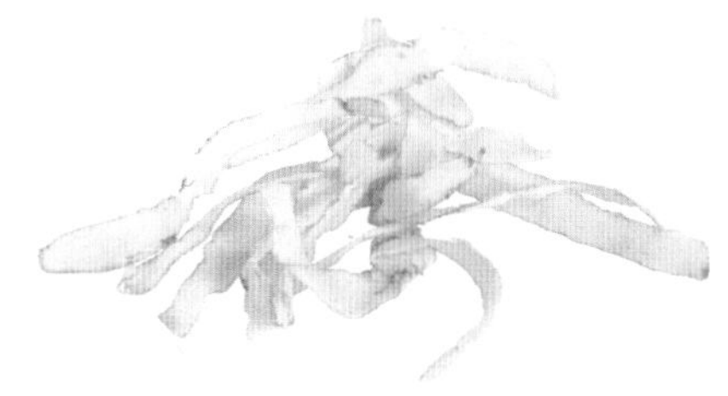

养生食谱

◆ 玉竹山药炖乌鸡

配　方：玉竹12克，草菇35克，乌鸡1只（约500克）。

调　料：植物油、葱、姜、料酒、盐、胡椒粉、水各适量。

做　法：

1. 玉竹洗净，草菇焯水备用，乌鸡洗净剁块焯水备用。
2. 将乌鸡、玉竹、草菇放入锅中加葱、姜、料酒、盐、胡椒粉、水适量、植物油，用大火烧沸，小火炖1小时即可。

功　效：滋阴润肺，温中益气。

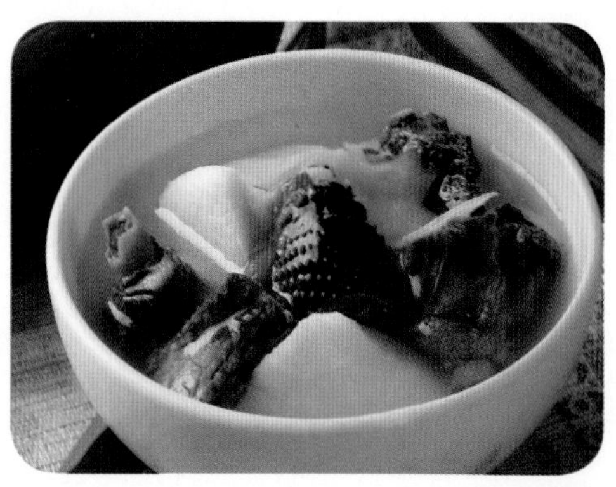

白果

降低血糖

别　　名　鸭脚子、灵眼、佛指甲、佛指柑。

性味归经　性平，味甘、苦、涩；归肺、肾经。

建议食用量　内服：煎汤，3～9克；或捣汁。外用：适量，捣敷；或切片涂。

营养成分

蛋白质、脂肪、钙、磷、铁、胡萝卜素、维生素 B_2、氨基酸、银杏黄素、腰果酸、白果二酚等。

降脂功效

白果仁中的黄酮苷、苦内酯对脑血栓、老年性痴呆、高血压、高血脂、冠心病、动脉硬化、脑功能减退等疾病具有特殊的预防和治疗效果。

注意事项

白果有毒，生食或炒食过量可致中毒，其中以小儿中毒较常见。忌与鳗鲡鱼同食。有实邪者忌服。小儿慎食。

功用疗效

敛肺定喘，止带浊，缩小便。用于痰多喘咳，带下白浊，遗尿尿频。

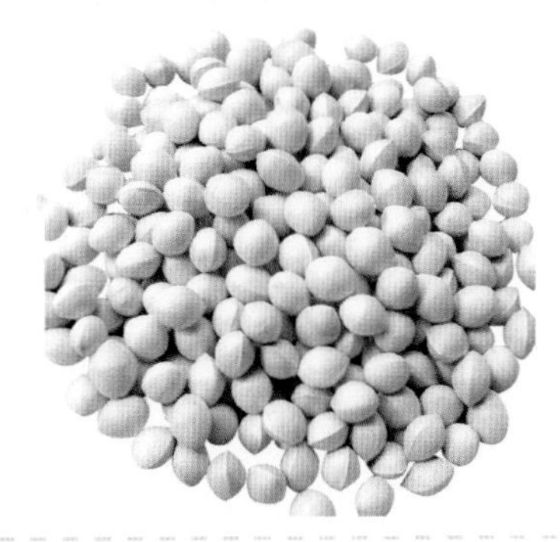

养生食谱

◆ 白果银耳羹

配　方： 白果仁30克，川贝6克，银耳30克，冰糖20克。

做　法：

1. 白果仁用沸水煮10分钟去外衣备用。
2. 银耳温水泡发，去根和杂质。
3. 将白果、银耳、川贝一同放入砂锅内烧沸后小火炖30分钟加冰糖即可。

功　效： 止咳平喘，润肺化痰。

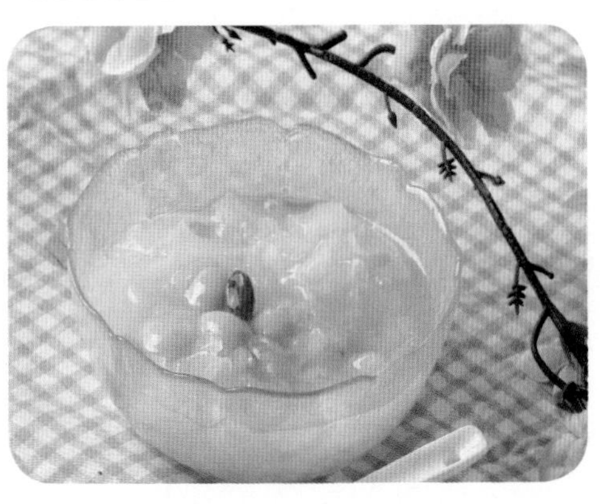

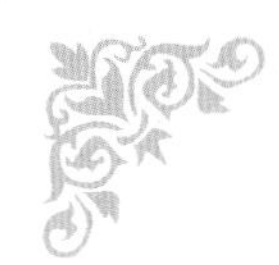

罗汉果

降脂首选天然甜味剂

别　　名　拉汗果、光果木鳖、罗汉表、假苦瓜、金不换、裸龟巴。

性味归经　味甘，性凉；归肺、脾经。

建议食用量　内服：煎汤，15～30克，或炖肉；或开水泡。

功用疗效

清热润肺，滑肠通便。用于肺火燥咳，咽痛失音，肠燥便秘。

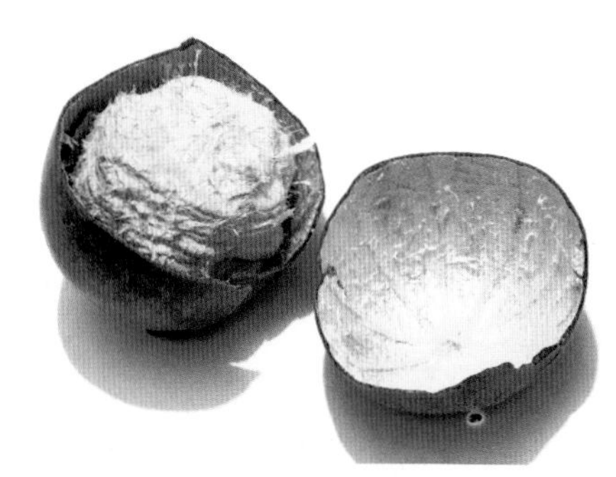

营养成分

蛋白质、维生素C、葡萄糖、果糖、脂肪酸、罗汉果苷Ⅴ、D—甘露醇以及锰、铁、镍、硒、锡、碘、钼等矿物质。

降脂功效

现代研究发现，罗汉果具有良好的降血脂及减肥作用，可辅助治疗高脂血症，改善肥胖者的形象，降糖降压，为糖尿病、高血压、高脂血症和肥胖症患者之首选天然甜味剂。

适用人群

胃热便秘的人适用。咽喉肿痛、肺热咳嗽痰多者适用。经常吸烟、饮酒，需护肝养胃者适用。室外活动、运动量较大、体内水分容易流失的人适用。

养生食谱

◆ 三宝茶

配　方：罗汉果1/10颗，普洱茶3克，菊花2朵。

做　法：在杯中放入所有茶材及沸水，闷泡5分钟，去渣取汁，温饮。

功　效：润肠通便，清热润肺，止咳化痰，消食除腻。高血压、高脂血症患者及积食便秘者适合饮用。

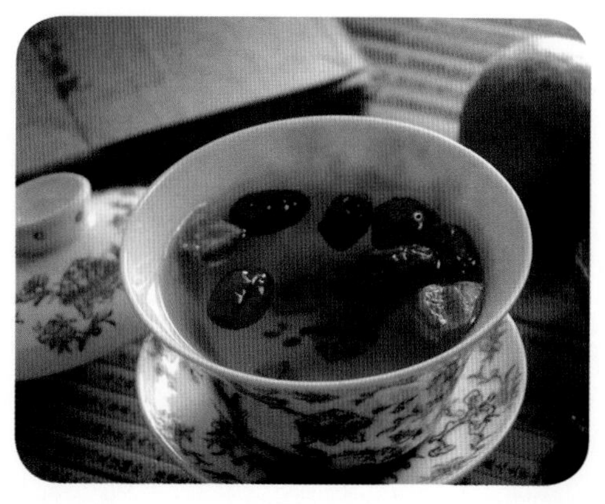

决明子

降脂又降压

别　　名　决明子、马蹄决明、马蹄子、还瞳子、羊明、羊角、羊尾豆、狗屎豆。

性味归经　性微寒，味甘、苦、咸；归肝、大肠经。

建议食用量　内服：煎汤，9~15克。

营养成分

大黄酚、大黄素、芦荟大黄素、大黄酸、决明素、决明松、决明内酯、维生素A等，小决明的种子含有2个新的酮糖苷。此外，决明子含丰富的微量元素，如铁、锌、铜等。

降脂功效

决明子中含蒽苷类物质，分解后产生大黄酚、大黄素、大黄酸、葡萄糖等，还含维生素A等成分，具有降血压、抗菌、泻下、降血脂的作用。

适用人群

高血压和高血脂患者适用。便秘性肥胖的人适用。肝肾不足而产生眼疾的人适用。

注意事项

决明子恶大麻子。腹寒泄泻和血压低者慎用。孕妇慎用。

功用疗效

清肝明目，润肠通便，有降低血脂及血压功效，对防止血管硬化有效，尤适于兼有便秘的中老年患者。味咸，具有平肝潜阳、清肝明目等功效。

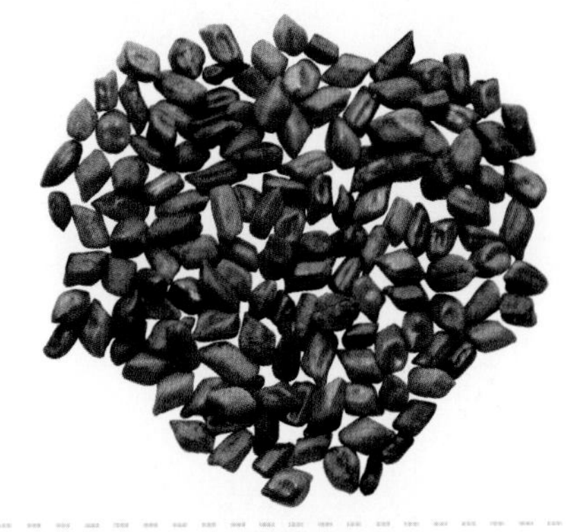

养生食谱

◆ 苦丁决明子茶

配　方：苦丁5～10克，决明子1～3克。

做　法：在杯中放入苦丁与决明子，加沸水，闷泡5分钟即可。

功　效：消食化痰，润肠通便，缓解高血压、高血脂。便秘、高血压、高血脂患者适合饮用，脾胃虚寒者不宜多饮。

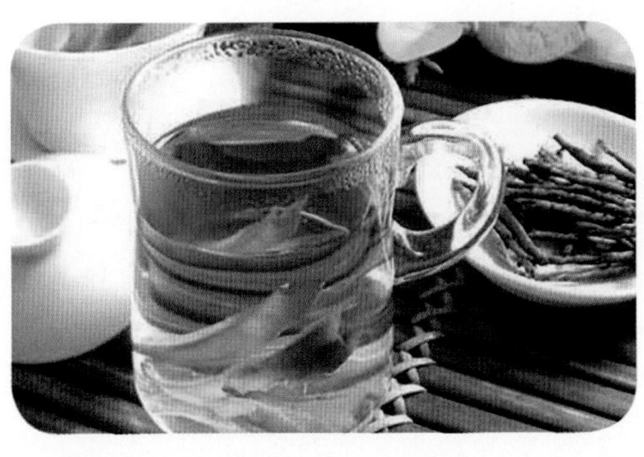

山楂

活血化瘀调血脂

别　　名　山里红、红果、酸梅子、山梨、赤枣子。

性味归经　性微温，味甘、酸；归脾、胃、肝经。

建议食用量　每次3～4个（50克）。

营养成分

皮苷、蛋白质、脂肪、磷、铁、胡萝卜素、烟酸、黄酮苷类（如牡荆素、荭草素、山楂纳新）、三萜类（如齐墩果酸、熊果酸、山楂酸等）、槲皮素、维生素C与钙等。

降脂功效

山楂含有三萜类、生物类黄酮和丰富维生素C成分，具有扩张血管壁、降低胆固醇和三酰甘油以及降低血压等功效。山楂含有的山楂酸、柠檬酸，都有显著的降血脂功效，只是有的老年人食用山楂会引起反酸等胃部不适，须慎用。

经典论述

《日用本草》："化食积，行结气，健胃宽膈，消血痞气块。"

降脂良方

山楂、菊花各10克，决明子15克，共煎汤代茶饮服。

食用功效

山楂能防治心血管疾病，具有扩张血管、增加冠状动脉血流量、改善心肌活力、兴奋中枢神经系统、降低血压和胆固醇、软化血管及利尿和镇静作用；山楂能开胃消食，特别对肉食积滞效果更好；山楂有活血化瘀的功效，有助于解除局部瘀血状态，对跌打损伤有辅助疗效；山楂所含的黄酮类和维生素C、胡萝卜素等物质能阻断并减少自由基的生成，增强人体的免疫力，有防衰老、抗癌的作用。

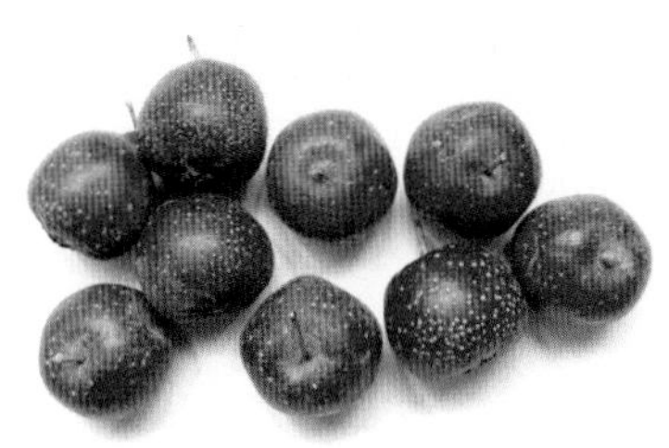

食用宜忌

宜食：伤食后引起的腹满饱胀，食之最为适宜；适宜中老年心脏衰弱、高血压、冠心病、心绞痛、高脂血症、阵发性心动过速及各种癌症患者食用。

忌食：脾胃虚弱者慎服。处在换牙期的儿童不宜多食山楂，会损伤牙齿，对儿童牙齿的生长发育造成不利影响；山楂有促进妇女子宫收缩的作用，孕妇多食山楂，会引发流产，故不宜多食。

养生食谱

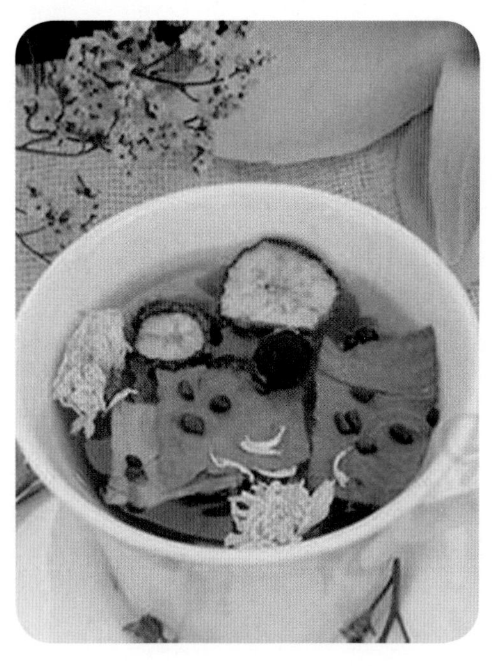

◆ 山楂果茶

配　方：山楂干品15克，蜂蜜适量。

做　法：将山楂放入杯中，冲入沸水，盖盖子闷泡约10分钟，待茶水温热时调入蜂蜜饮用。

功　效：山楂可以健脾消积，蜂蜜可以润肠通便，两者合用可以加快肠道蠕动，减少脂肪在腹部的堆积。

◆ 山楂荷叶茶

配　方：荷叶干品、山楂干品各15克，决明子10克。

做　法：将上述材料一起放入杯中，冲入沸水，盖盖子闷泡约10分钟后饮用。

功　效：荷叶、山楂均可以消脂去腻，同时减少外源脂肪的摄入量；决明子可以清热、润肠排毒，减少肠道对脂肪的吸收。这是一款攻守兼备的减肥茶饮。

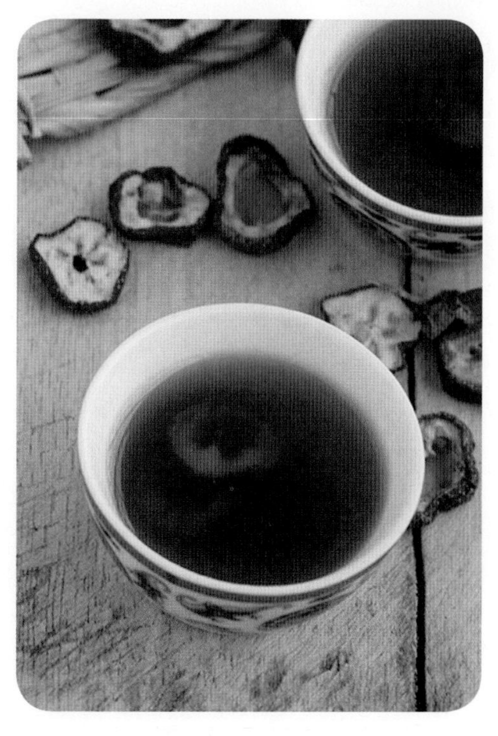

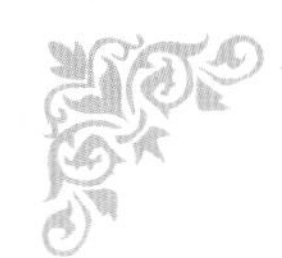

桑椹

降低血脂、血压，扩张血管

别　　名　桑实、乌椹、文武实、黑椹、桑枣、桑椹子、桑果、桑粒。

性味归经　性寒，味甘；归心、肝、肾经。

建议食用量　内服：煎汤，10～15克；或熬膏、浸酒、生啖；或入丸、散。外用：适量，浸水洗。

营养成分

葡萄糖、鞣酸、苹果酸、维生素B_1、维生素B_2、维生素C、胡萝卜素、脂肪酸、钙等。

降脂功效

桑椹中所含有的芦丁、槲皮素等黄酮类化合物具有降血脂、抗血栓、缓解动脉粥样硬化的生理调节作用。而维生素E、亚油酸、膳食纤维亦是公认的降血脂功能因子，桑椹也富含这些降脂成分。

注意事项

桑椹不可多食久服，否则易致鼻出血。脾胃虚寒腹泻的人勿服。孕妇忌用。小儿不宜服用。

功用疗效

补血滋阴，生津润燥。用于眩晕耳鸣，心悸失眠，须发早白，津伤口渴，内热消渴，血虚便秘。

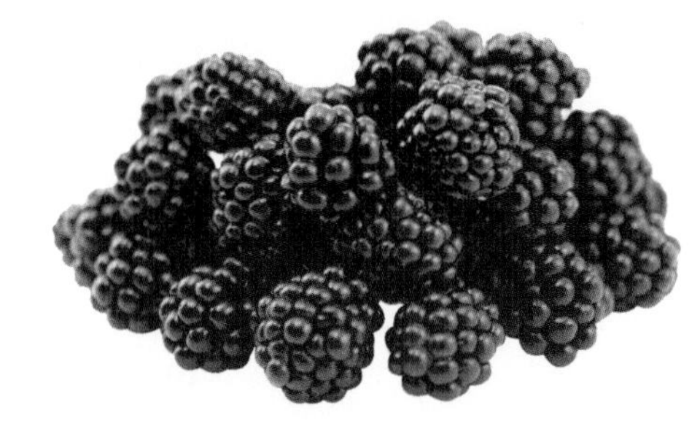

养生食谱

◆ 桑椹红枣粥

配　方： 桑椹20克，红枣10颗，冰糖20克，粳米100克。

做　法：

1. 桑椹去杂质洗净，红枣洗净去核。
2. 将粳米、桑椹、红枣放入锅中，置于武火上烧开，再用文火煮20分钟，加入冰糖，熬化即可。

功　效： 滋阴养血，补脾胃。

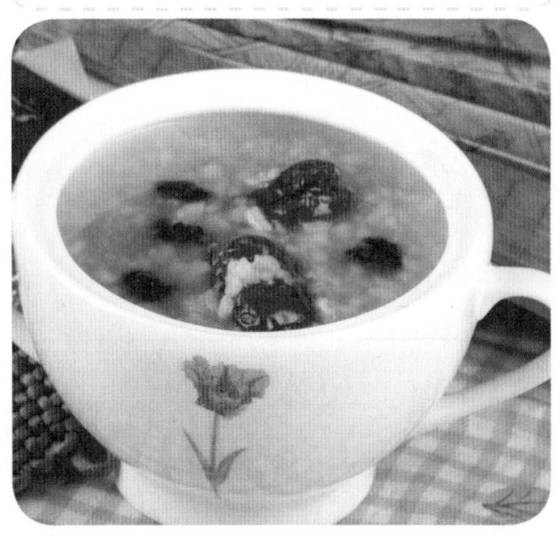

泽泻

减缓动脉粥样硬化形成

别　　名　水泽、天秃、车苦菜、一枝花、如意花、天鹅蛋。

性味归经　性寒，味甘；归肾、膀胱经。

建议食用量　内服：煎汤，6～12克；或入丸、散。

营养成分

胆碱、卵磷脂、泽泻醇、糖、钾、钙、镁等。

降脂功效

泽泻含有三萜类化合物，能影响脂肪分解，使合成胆固醇的原料减少，从而具有降血脂、防治动脉粥样硬化和脂肪肝的功效。

注意事项

泽泻畏海蛤、文蛤。肾虚精滑者忌用。

适用人群

小便不利、水肿症患者适用。头晕、耳鸣、目昏者适用。腹泻、呕吐者适用。妇女带下、淋浊者适用。

功用疗效

利小便，清湿热。用于小便不利，水肿胀满，泄泻尿少，痰饮眩晕，热淋涩痛，高血脂。

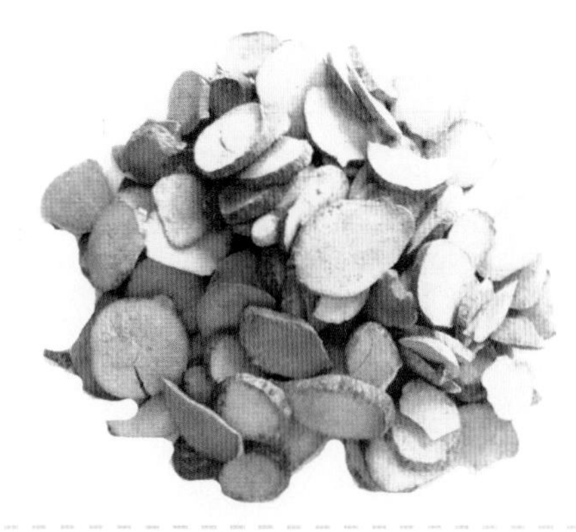

养生食谱

◆ 泽泻茯苓鸡

配　方：母鸡1只（约1500克），泽泻10克，茯苓15克，黄酒20毫升。

做　法：将母鸡洗净剁成块，入沸水中焯一下，冲洗干净，放入砂锅中，再加入泽泻、茯苓、黄酒、适量水，大火烧开，改小火炖1小时，至鸡肉熟，去泽泻、茯苓即可。

功　效：利水消肿。

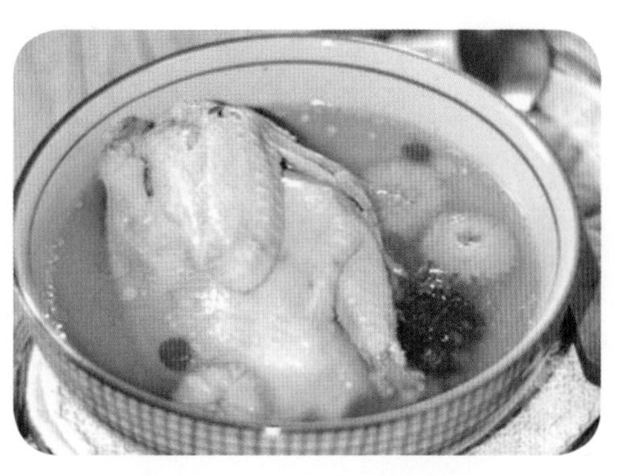

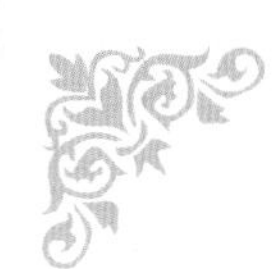

枸杞子

改善肝脏功能

别　　名　狗奶子、苟杞子、枸杞豆、血杞子、津枸杞、枸杞红实、红耳坠。

性味归经　味甘，性平；归肝、肾经。

建议食用量　内服：煎汤，5~15克；或入丸、散、膏、酒剂。

营养成分

氨基酸、枸杞子多糖、胡萝卜素、硫胺素、维生素B_2、烟酸、维生素C、甜菜碱、玉蜀黍黄质、酸浆果红素、隐黄质、东莨菪素等。

降脂功效

枸杞子中含有一种甜菜碱的成分，可以参与脂肪代谢，有效地抑制肝细胞内脂肪的沉积，减低了肝脏中总胆甾醇；枸杞子中含有的亚油酸，是一种比较健康的脂肪，经常食用枸杞子，摄入这个亚油酸，可以起到润肺、明目和很好的降脂减肥的效果；枸杞子富含维生素C，维生素C能组成肉碱，可以促进脂肪代谢，加快脂肪的分解和焚烧。

注意事项

枸杞子置阴凉干燥处，防闷热，防潮，防蛀。外邪实热、脾虚有湿及泄泻者忌服。

功用疗效

滋补肝肾，益精明目。用于虚劳精亏，腰膝酸痛，眩晕耳鸣，内热消渴，血虚萎黄，目昏不明。

适用人群

中老年人及体质差者适用。肝肾阴虚证，腰膝酸软、头晕目眩、视物不清、白内障、夜盲症以及耳鸣耳聋者适用。癌症患者及放疗、化疗后体质虚弱的人适用。肺结核病人适用。心脑血管疾病以及脂肪肝、肝炎患者适用。

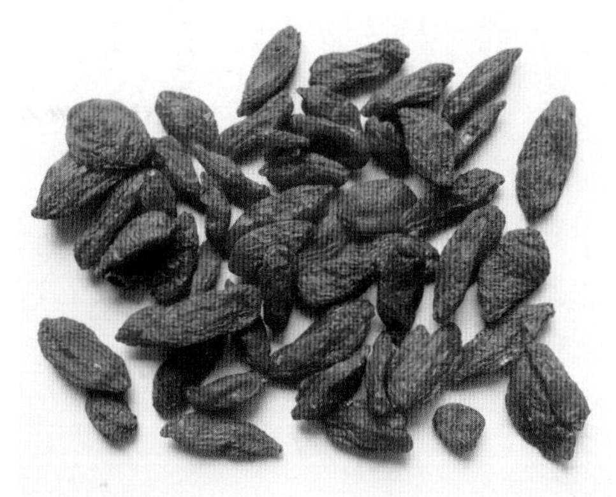

降脂良方

枸杞子10克，山楂、何首乌、决明子各15克，丹参20克。上药以小火煎取药汁，盛储于保温瓶中。代茶频饮。益阴化瘀。适用于肝肾阴虚、气滞血瘀导致的高脂血症。

养生食谱

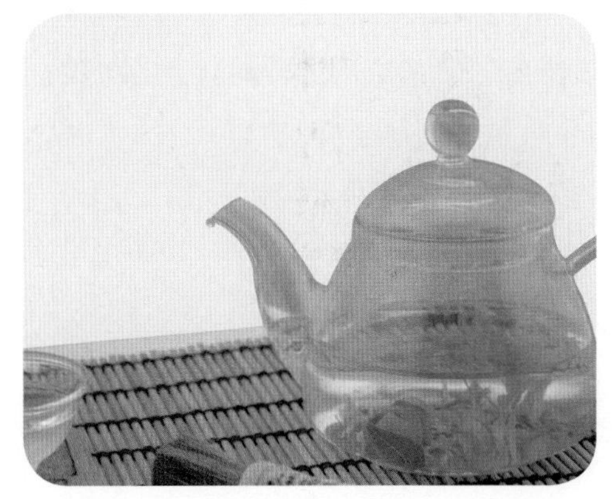

◆ 杞菊养肝乌龙茶

配　方：枸杞子10颗，菊花6朵，乌龙茶5克。

做　法：将枸杞子、菊花清洗一下，与乌龙茶一起放入茶杯中。倒入适量沸水，盖上杯盖闷泡5分钟即可饮用。

功　效：促进代谢，养肝去脂。

◆ 苦丁茶

配　方：枸骨叶6克，枸杞子5克，甘草3克，蜂蜜适量。

做　法：

1. 将枸骨叶、枸杞子、甘草研成粗末。
2. 将药末放入杯中，用开水冲泡5分钟后，加入蜂蜜，即可饮用。
3. 每日1剂，不拘时，代茶饮。

功　效：本茶适宜患有高血脂、高血压、头胀头痛、面红目赤、动脉粥样硬化、脂肪肝、冠心病等症者饮用。脾胃虚寒者不宜饮用。

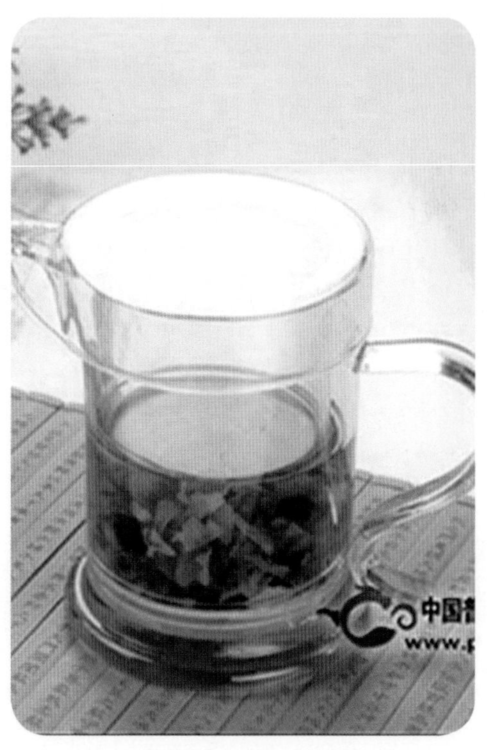

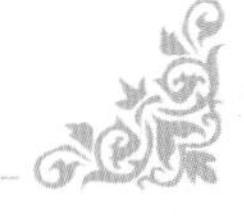

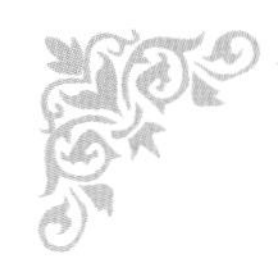

大黄

清热泻火，祛瘀解毒

别　　名　将军、生军、川军、黄良、火参、肤如、锦纹大黄、蜀大黄、牛舌大黄、锦纹。

性味归经　性寒，味苦；归脾、胃、大肠、肝、心包经。

建议食用量　煎服，3～30克，用于泻下，不宜久煎。外用适量，研末调敷患处。

营养成分

蒽类衍生物、苷类化合物、鞣质类、有机酸类、挥发油类等。

降脂功效

大黄含有大黄酚、大黄素、大黄酸等蒽醌物质，能使肠蠕动增加，促进三酰甘油、脂肪胆固醇的排泄，减少脂肪胆固醇的吸收而具减肥降脂作用，还能促进胆汁分泌，并使胆汁中胆红素和胆汁酸的含量增加，有助于脂肪的消化吸收，同时增强细胞免疫功能和抗衰老作用。生大黄有攻积通便、活血化瘀作用。因此，尤适用于偏实证及大便干结的高血脂患者。

功用疗效

消食，清湿热，泻火，凉血，祛瘀，解毒。用于实热便秘，积滞腹痛，泻痢不爽，湿热黄疸，目赤，咽肿，肠痈腹痛，痈肿疔疮，瘀血经闭，跌打损伤；外治水火烫伤，上消化道出血。

适用人群

便秘的人适用；消化道出血的人适用；咽肿的人适用；肠痈腹痛的人适用；妇女瘀血经闭者适用。

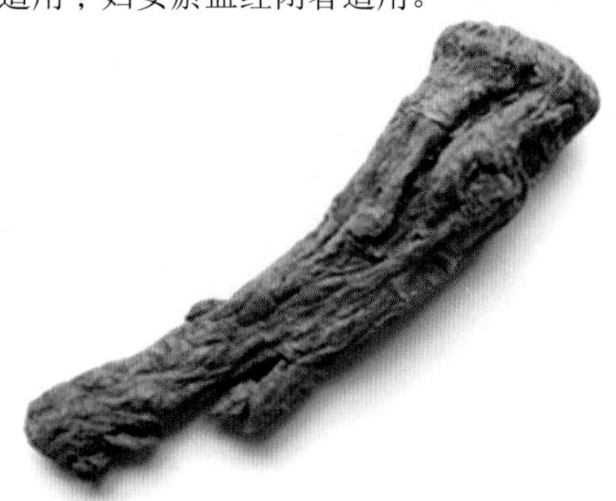

降脂良方

大黄3～10克或决明子10克、荷叶10克。每日1剂煎水或泡水代茶饮。泻火通便，降脂。

注意事项

置通风干燥处，防蛀。脾胃虚弱者慎用。妇女怀孕、月经期、哺乳期忌用。

养生食谱

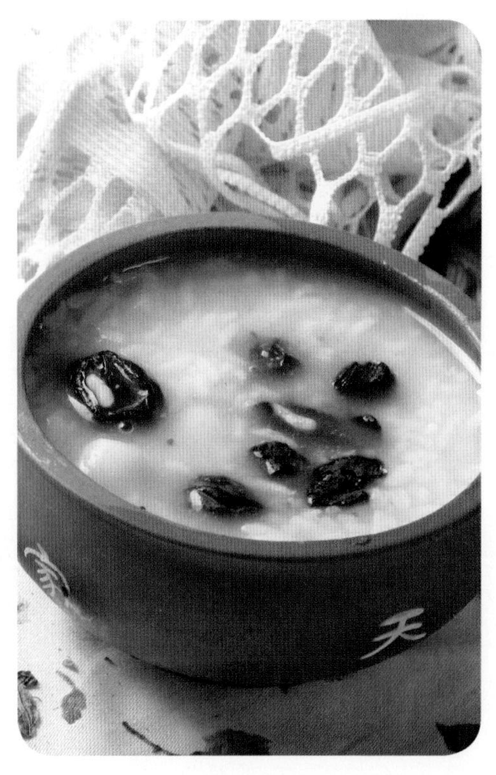

◆ 制大黄银芽炒肉丝

配　方：制大黄6克，银芽150克，猪里脊100克。

调　料：葱、姜、盐、味精、白糖、胡椒粉、料酒、芡粉、食用油各适量。

做　法：

1. 猪里脊码味上浆滑油至熟备用。
2. 制大黄煎取浓汁加盐、味精、白糖、胡椒粉、料酒、芡粉搅匀备用。
3. 锅置火上，加适量食用油烧热煸香葱姜下银芽炒熟，放入肉丝烹制大黄汁炒匀即可。

功　效：清热解毒。

◆ 熟大黄乌梅莲子粥

配　方：熟大黄20克，乌梅10克，莲子15克，大米150克。

做　法：先将大米洗净，莲子泡软，熟大黄洗净，一起放入锅中加清水烧开，下乌梅煮制黏稠即可。

功　效：清热解毒，益气补血。

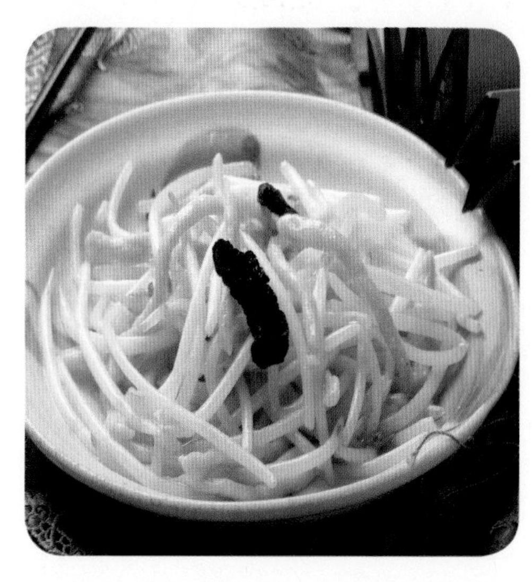

橘皮

健脾又降脂

别　　名　陈皮、贵老、黄橘皮、红皮、广橘皮、新会皮、柑皮、广陈皮。

性味归经　性温，味苦、辛；归肺、脾经。

建议食用量　内服：煎汤，3～9克；或入丸、散。

营养成分

橙皮苷、胡萝卜素、隐黄素、维生素C、维生素 B_1、果胶、柠檬烯等。

降脂功效

橘皮含有挥发油、橙皮苷及维生素B、维生素C等成分，它所含的挥发油对胃肠道有温和刺激作用，可促进消化液的分泌，排除肠管内积气，增加食欲，还能行气化痰、健脾降脂。

注意事项

陈皮不宜与半夏、南星同用；不宜与温热香燥之药同用。气虚体燥、阴虚燥咳、吐血及内有实热者慎服。

适用人群

脾胃气滞、脘腹胀满、消化不良、食欲不振、咳嗽多痰之人适用；高血压、心肌梗死、脂肪肝患者适用。急性乳腺炎者适用。

功用疗效

理气健脾，燥湿化痰。用于胸脘胀满，食少吐泻，咳嗽痰多。

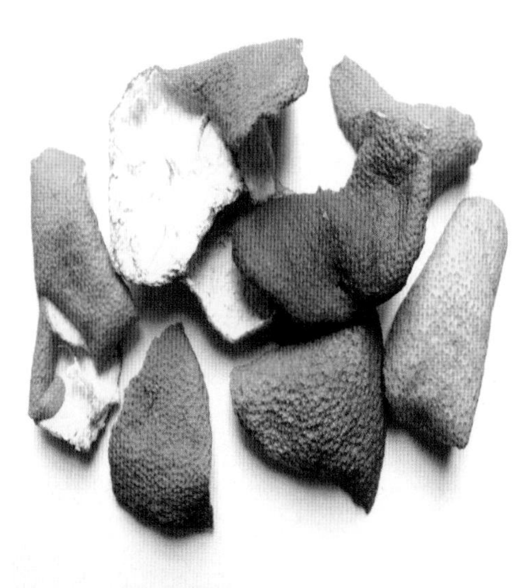

降脂良方

1. 橘皮10克，荷叶15克，炒山楂3克，生麦芽15克，白糖适量。将橘皮、荷叶切丝，和山楂、麦芽一起，加水500克煎煮30分钟，去渣留汁，加白糖代茶饮。有健脾导滞、升清化浊之功。适用于脾虚痰湿，症见头晕，胸闷，脘腹胀满，体倦乏力，肢麻沉重等症。

2. 玫瑰花、茉莉花、代代花、荷叶各12克，橘皮8克，共研为细末，开水冲泡，代茶饮。有健脾理气、利湿消脂功效。适用于脾湿、肝郁气滞患者。

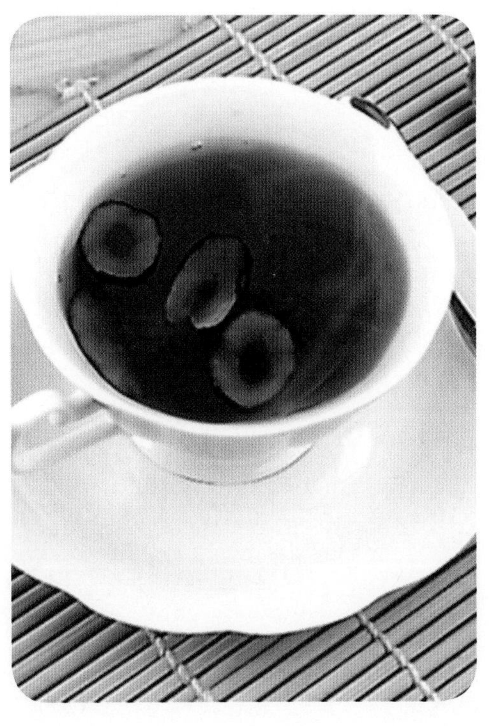

◆ 橘皮粳米粥

配　方： 橘皮15克，粳米100克，冰糖30克。

做　法：

1. 橘皮洗净，切块置锅中加水适量，大火烧开再用文火煮半小时，滤去药渣留汁备用。

2. 把粳米洗净放入锅中加药汁水适量烧开，再用文火把粥煮熟，放冰糖搅匀即可。

功　效： 调中开胃，补中益气。

◆ 参芪陈皮茶

配　方： 丹参、黄芪各15克，陈皮10克。

做　法：

1. 将丹参、黄芪、陈皮一起放入砂锅，倒入适量清水，大火烧沸后改小火煎煮约20分钟。

2. 滤出汤汁。代茶饮用。

功　效： 改善血液循环，减脂降压。

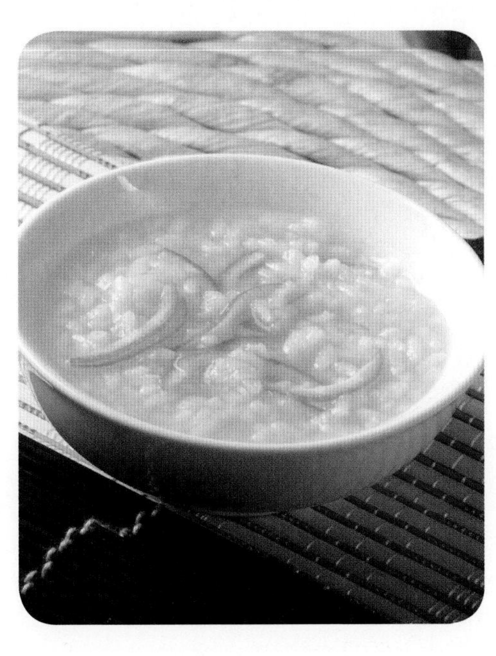

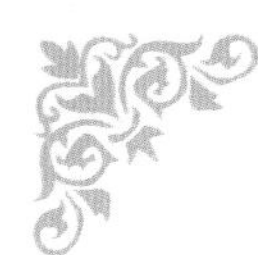

何首乌

抗动脉粥样硬化

别　　名　赤首乌、首乌、铁秤砣、红内消、地精。

性味归经　性温，味苦、甘、涩；归肝、心、肾经。

建议食用量　内服：煎汤，10～20克；熬膏、浸酒或入丸、散。外用：适量，煎水洗、研末撒或调涂。

营养成分

淀粉、粗脂肪、卵磷脂、大黄酚、大黄素、大黄酸等。

降脂功效

何首乌含有大黄酸、大黄素、大黄酚、芦荟大黄素等蒽醌类物质，能促进肠道蠕动，减少胆固醇吸收，加快胆固醇排泄，从而起到降低血脂、抗动脉粥样硬化的作用。何首乌有补肝肾、益精血、通便泻下等功效，特别适用于老年高脂血症兼有肝肾阴虚、大便秘结的患者。

注意事项

何首乌忌猪、羊肉血，忌萝卜、葱、蒜。忌铁。大便溏泄及有湿痰者不宜。

功用疗效

生首乌解毒、消痈、润肠通便，用于瘰疬疮痈、风疹瘙痒、肠燥便秘、高血脂等；制首乌补肝肾、益精血、乌须发、强筋骨，用于血虚萎黄、眩晕耳鸣、须发早白、腰膝酸软、肢体麻木、崩漏带下、久疟体虚、高血脂等。

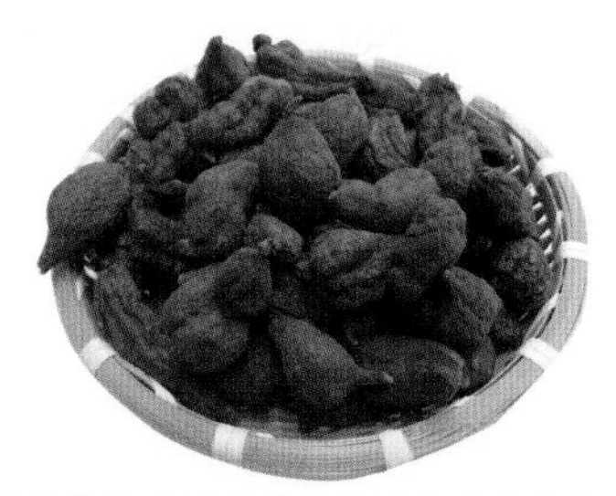

养生食谱

◆ 首乌降脂茶

配　方：丹参20克，何首乌、葛根、寄生各10克，蜂蜜、甘草各6克。

做　法：

1. 丹参、何首乌、葛根、寄生、甘草研成粗末。
2. 将药末放入瓶中，用热水冲泡20分钟后，加入蜂蜜，即可饮用。
3. 每日1剂，不拘时，代茶饮。

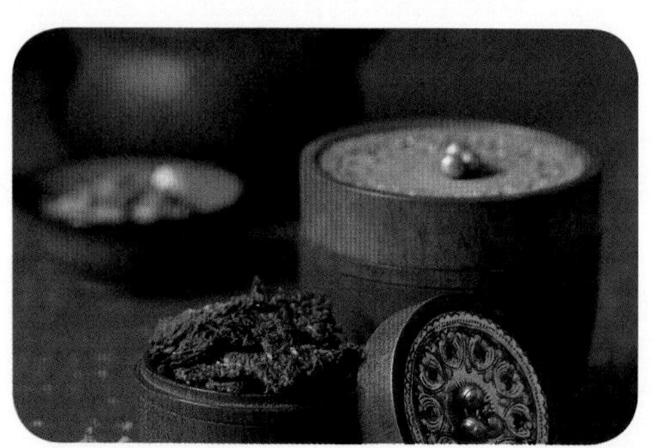

银杏叶

扩张冠状动脉

别　　名　飞蛾叶、鸭脚子、白果叶。
性味归经　性平，味甘、苦、涩；归心、肺经。
建议食用量　内服：煎汤，3～9克；或用提取物作片剂；或入丸、散。外用：适量，捣敷或搽，或煎水洗。

营养成分

蛋白质、维生素、生物碱、糖、淀粉、无机盐、银杏双黄酮、异银杏双黄酮、芸香苷、山柰素、槲皮素、异鼠李素、银杏三内酯、白果、豆甾醇等。

降脂功效

银杏叶含莽草酸、银杏双黄酮、异白果双黄酮、甾醇等成分。实验研究和临床证明，有降低血清胆固醇、扩张冠状动脉的作用。对治疗高血压、高脂血症及冠心病心绞痛有一定作用。

注意事项

银杏叶过量服用，会致人中毒，引发肌肉抽搐，瞳孔放大。银杏叶不能与茶叶和菊花一同泡茶喝。有实邪者忌用。孕妇与儿童更要谨慎。

功用疗效

敛肺，平喘，活血化瘀，止痛。用于肺虚咳喘，冠心病，心绞痛，高血脂。

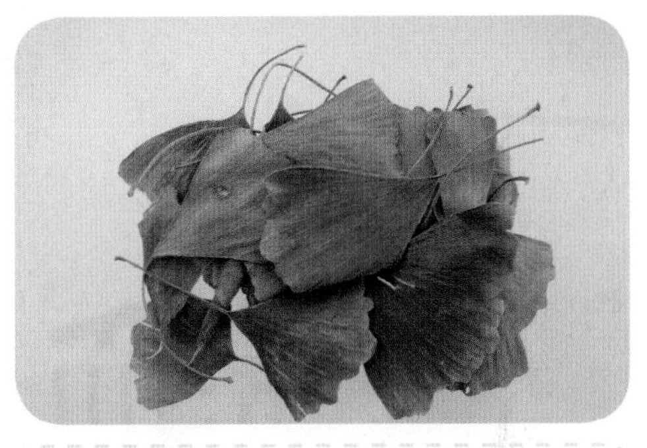

养生食谱

◆ 银杏茶

配　方：银杏叶（干品）2～3片，蜂蜜适量。

做　法：在杯中放入银杏叶。冲入沸水，闷泡10分钟，调入蜂蜜即可饮用。

功　效：润肺止咳，强心利尿，降血压，提升人体免疫力。高血脂、冠心病、心绞痛、脑血栓、高血压及耳疾患者皆可饮用。

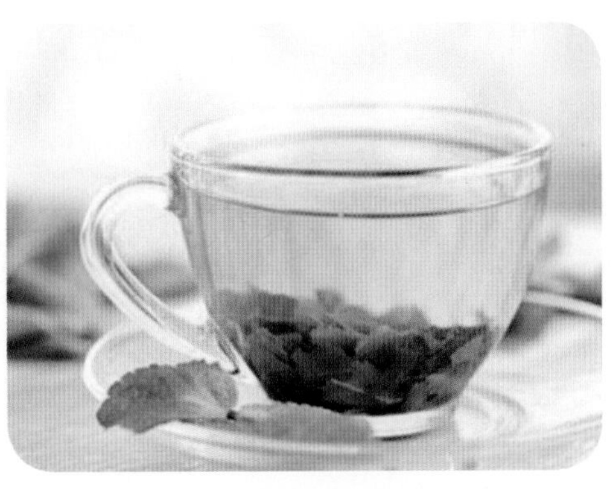

薏苡仁

利尿消肿燃脂肪

别　　名　薏仁、苡仁、薏米、薏珠子、赣米、感米、米仁、回回米、草珠儿。

性味归经　性凉，味甘、淡；归脾、胃、肺经。

建议食用量　内服：煎汤，10～30克；或入丸、散，浸酒，煮粥，做羹。

营养成分

蛋白质、脂肪、碳水化合物、维生素B_1、多种氨基酸、薏苡素、薏苡酯、三萜化合物等。

降脂功效

薏苡仁能降低血脂及血糖，促进新陈代谢，有利尿作用，有效改善水肿现象，而且薏苡仁热量比较低，多吃也不怕胖。薏苡仁含有丰富的水溶性纤维，可以改善便秘，清除体内堆积毒素。

适用人群

癌症患者适用。关节炎患者适用。急慢性肾炎水肿、面浮肢肿、脚气病浮肿者适用。疣赘、青年性扁平疣、寻常性赘疣、传染性软疣以及其他皮肤营养不良粗糙者适用。肺痿、肺痈者适用。

功用疗效

健脾渗湿，除痹止泻，清热排脓。用于水肿，脚气，小便不利，湿痹拘挛，脾虚泄泻，肺痈，肠痈，扁平疣。

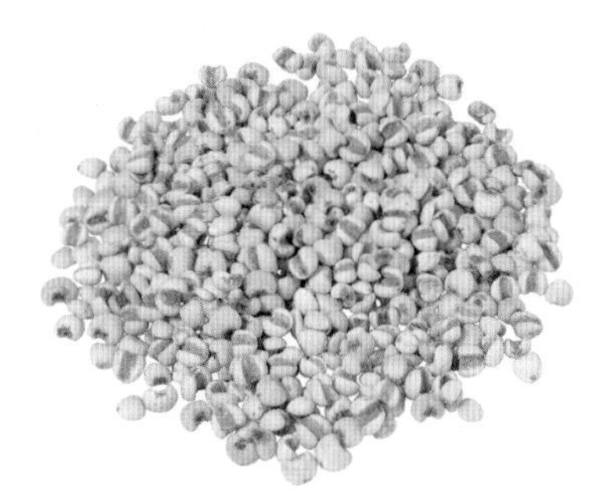

养生食谱

◆ 薏苡仁苦瓜红豆粥

配　方：薏苡仁、红豆各50克，苦瓜30克，粳米100克。

做　法：

1.将薏苡仁、红豆先用温水泡30分钟洗净备用，苦瓜洗净去瓤切片备用。

2.锅上火加水适量放入粳米和薏苡仁、红豆，同煮八成熟放入苦瓜煮熟成粥即可。

功　效：健脾消肿，清热解毒。

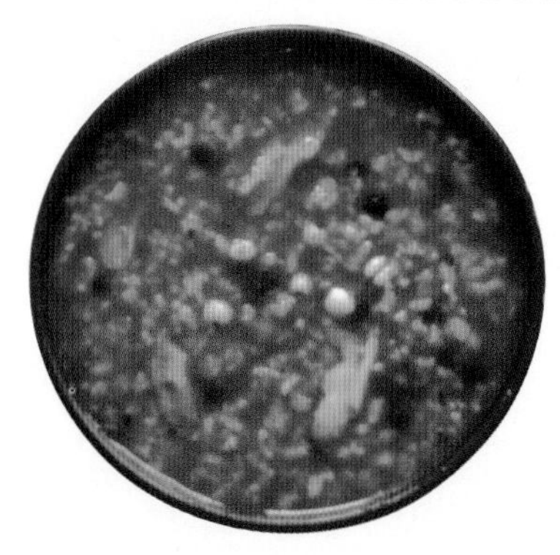

第二节 治疗高血脂的中医妙方

高脂血症的病因病机为本虚标实。本虚主要指肝、脾、肾三脏虚损；标实主要指痰浊和瘀血。

高脂来源于水谷，其化生、输布、代谢有赖于脏腑功能正常，但就其根本则在于脾胃运化功能。《素问·经脉别论篇》曰："饮入于胃，游溢精气，上输于脾，脾气散精，上归于肺，通调水道，下输膀胱，水津四布，五经并行。"故若嗜食肥甘或素体脾虚，导致脾失健运，则水谷精微不归正化，形成病理性的痰湿脂浊，诚如李中梓说："脾土虚弱，清者难升，浊者难降，留中滞膈，瘀而成痰。"张景岳亦谓："人之多痰，悉由中虚使然。"

肾为先天之本，肾主水，主津液，具有主持和调节人体津液代谢的作用，肾虚则津液代谢失调，痰湿内生，凝聚为脂。《内经》云"年过四十而阴自半"，男子"七八而气衰，天癸竭，肾脏渐衰，气血渐亏"，女子"七七任脉虚，天癸竭，地道不通"。人至中年，肾气渐衰，气血渐亏，无力推动气血正常运行而致血脉瘀滞，血中形成脂浊。故常见中年后出现高脂血症，并随年龄增长发病率逐渐增加。

肝为刚脏，主疏泄，肝主疏泄功能正常，则气机的运行正常，气血调和，经脉通利。反之，由于情志不遂，肝失疏泄，气机不利，气滞则血瘀，气滞则水停，津液与血液运行失常，留而为痰为瘀，阻滞血脉。此外，肝失疏泄，横逆犯脾，肝脾不调导致阴阳气血失和，痰浊内生，久则痰瘀互阻，阻滞血脉，形成高脂血症。

高脂血症虽以脏腑功能失调为本，但痰浊瘀血乃为其标。痰瘀是肝脾肾功能失调的病理产物，是高脂血症的病理基础。过食肥甘，醇酒厚味，致脾胃运化失职，水谷精微不能化生气血，输布全身，停而成饮，凝聚成痰，痰郁化热，日久伤及血脉，导致血行不畅，痰瘀同源，痰能致瘀，瘀能生痰，痰浊瘀血在脉道中互相搏结，日久凝结于脉道壁上，使脉道损害，血流瘀阻而产生相应的病症。

高脂血症辨证论治

痰湿内阻型

痰湿是人体中不正常的水液代谢物。因体内的津液不能正常输送，而停滞在某个部位或器官，造成气血、经络运行不畅，从而导致人体器官出现功能障碍。

主要症状

胸脘满闷，胃纳呆滞，头晕身重，大便不畅，舌苔白腻，脉象弦滑。

治疗原则

健脾燥湿，化痰降脂。痰湿壅塞型高血脂患者，在降血脂治疗中首先要扑灭胃火，只有将胃火熄灭，才能促进肠道蠕动，抑制过于旺盛的食欲。当摄入食物减少后，脏腑得到喘息之机，机体的循环、代谢功能才能得以恢复正常，血脂也随之下降。

中成药

脂可清胶囊，口服，1 次 2 ～ 3 粒，1 日 3 次；

血脂灵片，口服，1 次 4 ～ 5 片，1 日 3 次；

月见草油乳，口服，1 次 10ml，1 日 2 次。

二陈汤

——（《太平惠民和剂局方》）

组成：半夏、橘红各 15 克，白茯苓 9 克，炙甘草 5 克。

用法：加生姜 3 克，乌梅 1 个，水煎服。

功用：燥湿化痰，理气和中。

【按语】本方证多由脾失健运，湿无以化，湿聚成痰，郁积而成。湿痰为病，犯肺致肺失宣降，则咳嗽痰多；停胃令胃失和降，则恶心呕吐；阻于胸膈，气机不畅，则感痞闷不舒；留注肌肉，则肢体困重；阻遏清阳，则头目眩晕；痰浊凌心，则为心悸。治宜燥湿化痰，理气和中。方中半夏辛温性燥，善能燥湿化痰，且又和胃降逆，为君药。橘红为臣，既可理气行

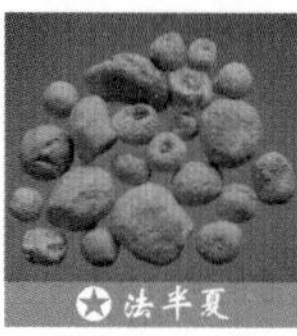
法半夏

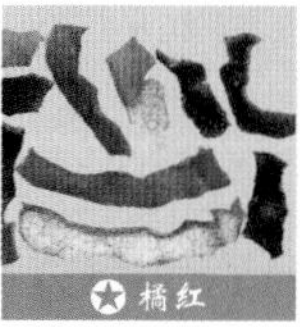
橘红

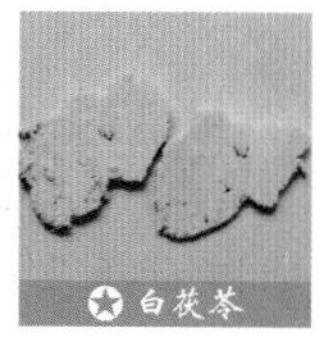
白茯苓

滞，又能燥湿化痰。君臣相配，寓意有二：一为等量合用，不仅相辅相成，增强燥湿化痰之力，而且体现治痰先理气，气顺则痰消之意；二为半夏、橘红皆以陈久者良，而无过燥之弊，故方名“二陈”。此为本方燥湿化痰的基本结构。佐以茯苓健脾渗湿，渗湿以助化痰之力，健脾以杜生痰之源。鉴于橘红、茯苓是针对痰因气滞和生痰之源而设，故二药为祛痰剂中理气化痰、健脾渗湿的常用组合。煎加生姜，既能制半夏之毒，又能协助半夏化痰降逆、和胃止呕；复用少许乌梅，收敛肺气，与半夏、橘红相伍，散中兼收，防其燥散伤正之虞，均为佐药。以甘草为佐使，健脾和中，调和诸药。

瓜蒌薤白半夏汤

——（《金匮要略》）

组成：瓜蒌、半夏各 12 克，薤白 9 克，白酒适量。

用法：水煎服。

功用：通阳散结，祛痰宽胸。

【按语】本方现代可用于治疗冠心病心绞痛、风湿性心脏病、室性心

动过速、肋间神经痛、乳腺增生、慢性阻塞性肺病、创伤性气胸、老年咳喘、慢性支气管肺炎、慢性胆囊炎等属上述证机者。有报道用本方加丹参、三七、檀香等治疗冠心病；加浙贝母、芥子、乳香、没药治疗乳腺增生；加紫菀、款冬花等治疗老年咳喘；加杏仁、石菖蒲、射干、紫菀等治疗慢性支气管炎；加枳壳、大腹皮、葛根、丹参等治疗慢性胆囊炎等，均取得了良好的效果。

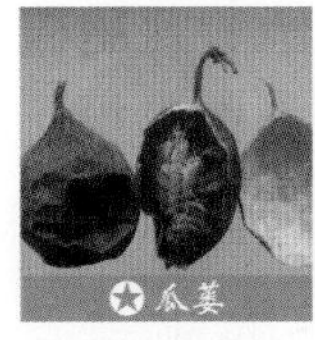
瓜蒌

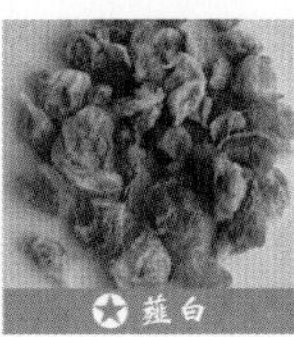
薤白

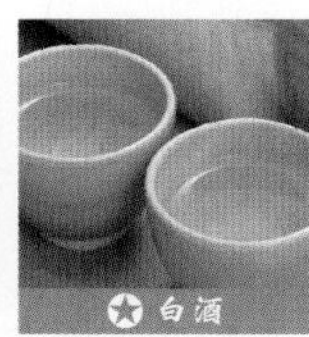
白酒

六君子汤

——（《妇人良方大全》）

组成：党参、白术、茯苓（去皮）、陈皮、甘草（炙）各 9 克，半夏 12 克。

用法：水煎服。

功用：益气健脾，燥湿化痰。

【按语】方中党参、茯苓、白术、甘草补气健脾；陈皮、半夏理气化痰。若形寒肢冷便溏者，可加干姜、桂枝以温脾化饮；甚者加附子以振奋脾阳。脾肺两虚者，可与玉屏风散配合应用。

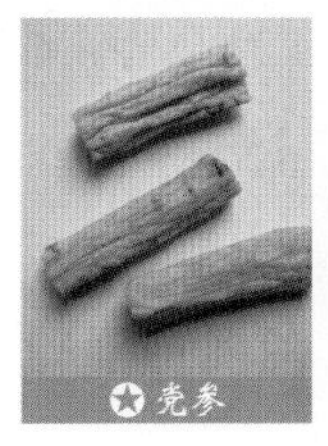
党参

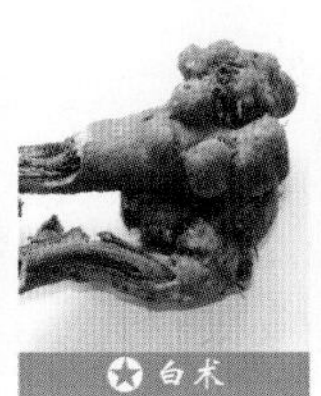
白术

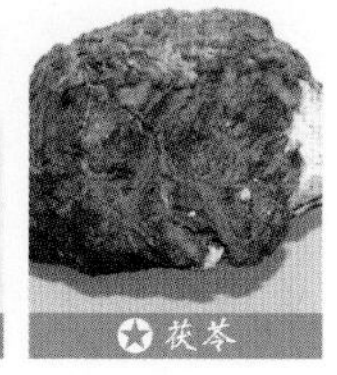
茯苓

五苓散

——（《伤寒论》）

组成：泽泻 15 克，猪苓、茯苓、白术各 9 克，桂枝 6 克。

用法：为散剂，每次服 3 ～ 6 克；或作汤剂，水煎服。

功用：利水渗湿，温阳化气。

【按语】方中猪苓、茯苓、泽泻利水渗湿；白术健脾运化水湿；桂枝温阳化气以助膀胱气化，使水湿自小便排出。全方共奏温阳化气，行水消肿之效。

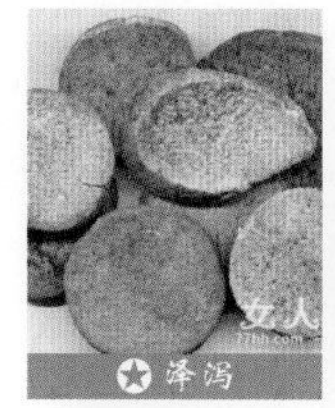
泽泻

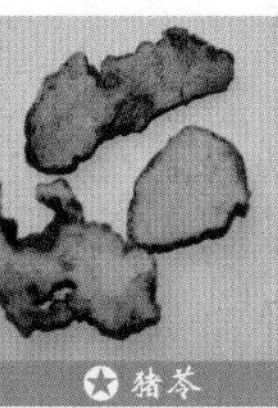
猪苓

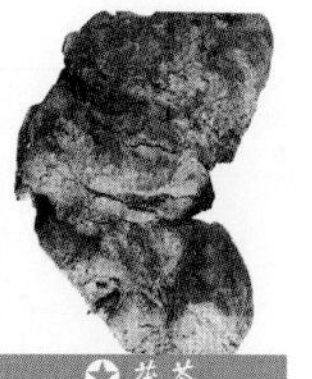
茯苓

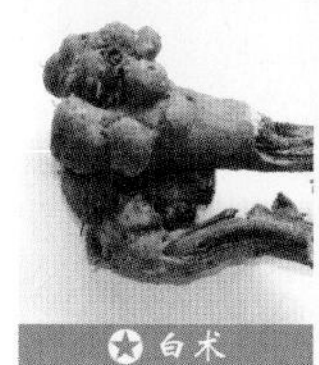
白术

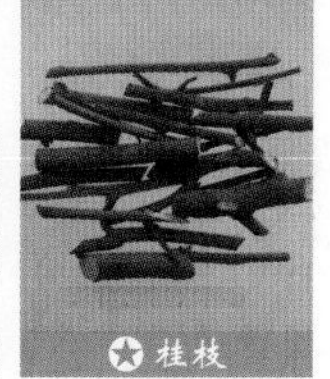
桂枝

气滞血瘀型

气滞血瘀是由于血行迟缓不畅所致，其主要原因为长期情意抑郁、久居寒冷环境、脏腑功能失调等。

主要症状

胸痹心痛，痛处固定，或兼见健忘、失眠、心悸、精神不振，面色或唇色紫暗，舌有紫斑或瘀点，脉弦涩或细涩。

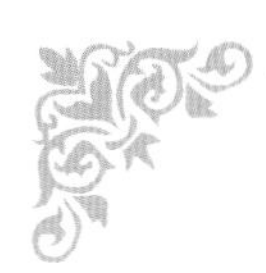

治疗原则

疏肝解郁，化痰行瘀。要改善和治疗气滞血瘀型高血脂，最主要的是先疏通体内瘀滞的气血，只有气血畅通无阻，才能够很好地降低血脂。

中成药

山庄降脂片，口服，1 次 8 片，1 日 3 次；

通脉降脂片，口服，1 次 4 片，1 日 3 次。

柴胡疏肝散

——（《证治准绳》）

组成：柴胡、陈皮（醋炒）各 6 克，川芎、枳壳（麸炒）、芍药、香附各 4.5 克，甘草（炙）1.5 克。

用法：水煎服。

功用：疏肝解郁，行气止痛。

【按语】本方由四逆散加川芎、香附、陈皮而成。方中柴胡、香附、枳壳、陈皮疏肝解郁，理气畅中；川芎、芍药、甘草活血定痛，柔肝缓急。

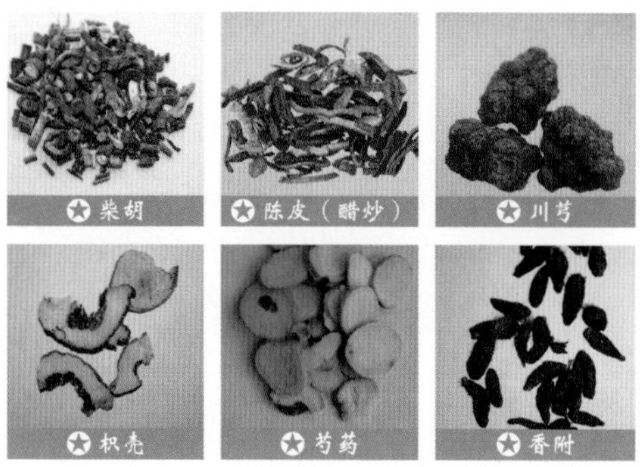

逍遥散

——（《太平惠民和剂局方》）

组成：柴胡、当归、白芍、白术、茯苓各 9 克，炙甘草 4.5 克。

用法：上药共为细末，每服 6 ～ 12 克，用生姜、薄荷少许煎汤冲服，每日 3 次；若作汤剂，用量按原方比例酌减。

功用：疏肝解郁，养血健脾。

【按语】若经来腹痛者，酌加香附、延胡索；夹有血块者，酌加泽兰、益母草；有热者，加牡丹皮、栀子；脘闷纳呆者，酌加枳壳、厚朴、陈皮；兼肾虚者，酌加菟丝子、熟地、续断。

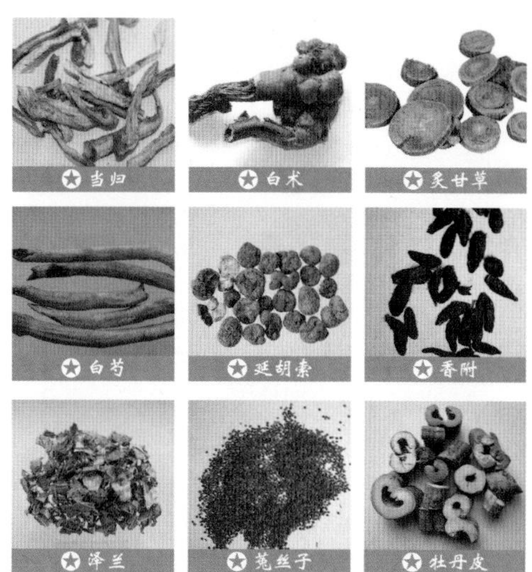

茵陈蒿汤

——（《伤寒论》）

组成：茵陈蒿 18 克，栀子、大黄各 9 克。

用法：水煎服。

功用：清热，利湿，退黄。

【按语】方中茵陈味苦微寒，入肝、脾、膀胱经，为清热利湿、疏肝利胆退黄的要药；栀子清泄三焦湿热，利胆退黄；大黄通腑化瘀，泄热解毒，利胆退黄。茵陈配栀子，使湿热从小便而去；茵陈配大黄，使瘀热从大便而解，三药合用，共奏清热利湿、通腑化瘀、利胆退黄和解毒之功。本方可酌加升麻、连翘、大青叶、虎杖、田基黄、板蓝根等清热解毒；加郁金、金钱草、丹参以疏肝利胆化瘀；加车前子、猪苓、泽泻等以渗利湿邪，使湿热分消，从二便而去。

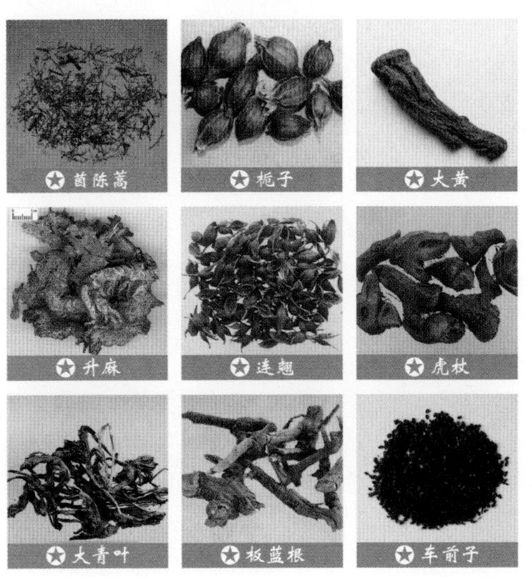

肝肾阴虚型

肝肾阴虚是由肝肾亏损发展而导致的。高脂血症的中后期多表现为肝肾阴虚症状，这是由于患病以及高脂血久存体内，不仅伤及肝脏，也牵连到了肾脏，多有火热过剩日久造成的阴液亏虚。高脂血症发展至此型者，体内火气已尽，因此一般不会有头痛的问题。

主要症状

腰膝酸软，口燥咽干，头晕耳鸣，右胁隐痛，手足心热，舌质红，少苔，脉弦细。

治疗原则

滋补肝肾，养阴降脂。

中成药

降脂灵片，口服，1 次 5 片，1 日 3 次；

玉金方胶囊，口服，1 次 2 粒，1 日 3 次；

制何首乌颗粒，口服，1 次 14 克，1 日 2 次。

二至丸

——（《医便》）

冬青子（即女贞子）冬至日取，不拘多少，阴干，以蜜、酒拌透，过一昼夜，粗布袋擦去皮，晒干为末，新瓦瓶收贮。旱莲草夏至日取数十斤，捣自然汁熬膏，和前药末为丸，如梧桐子大。原方每服百丸，临卧时酒送下。

功用：补肾养肝。

主治：肝肾阴虚，头晕眼花，早年白发，腰膝酸软，烦躁升火等证。

【按语】方中女贞子甘苦凉，补肾养肝，乌须黑发，《纲目》谓其“强阴，健腰膝，变白发，明目”；旱莲草甘酸寒，补益肾阴，凉血止血，《纲目》谓其“乌髭发，益肾阴”。二药相配，补益肝肾阴分，价廉而功大。且女贞子以冬至日采者为佳，旱莲草以夏至日采者为佳，故方名“二至”。本方滋阴凉血乃其所长，但纯阴之质有碍脾胃，故脾胃虚弱者忌之。

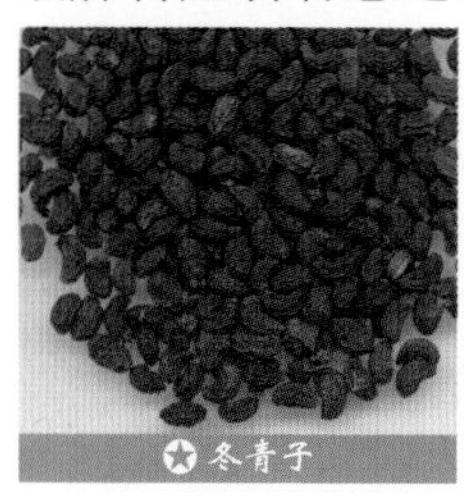
冬青子

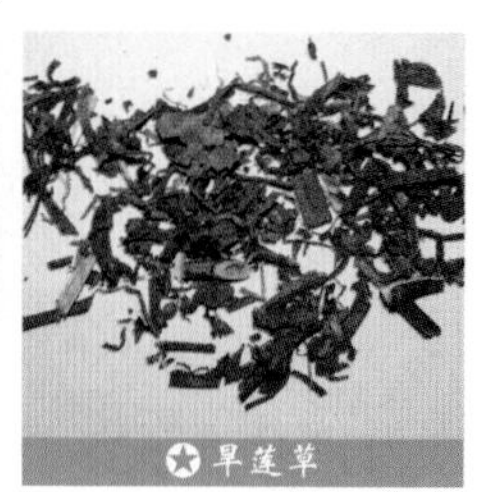
旱莲草

杞菊地黄丸

——（《医级》）

组成：熟地黄 24 克，山茱萸、干山药各 12 克，泽泻、牡丹皮、茯苓（去皮）、枸杞子、菊花各 9 克组成。

用法：上药为细末，炼蜜为丸，每次服 9 克，每日 2 次，温开水送下。

功用：滋阴潜阳，疏风止痛。

【按语】杞菊地黄丸滋肾养肝。若兼肾虚腰痛者，酌加川续断、桑寄生。

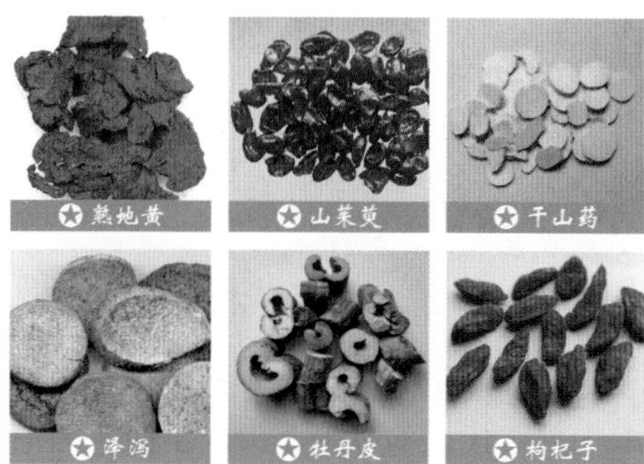
熟地黄　山茱萸　干山药　泽泻　牡丹皮　枸杞子

六味地黄丸

——（《小儿药证直诀》）

组成：熟地黄 240 克，山萸肉 240 克，山药 240 克，泽泻 90 克，茯苓 90 克（去皮），牡丹皮 90 克。

用法：浓缩丸，每服 8 粒，空腹温水送下，每日 2 ～ 3 次。若改作汤剂，则名六味地黄汤：熟地黄、山药、山萸肉各 10 克，余药各 5 克，水煎服。

功用：滋补肝肾。

【按语】本为滋补肝肾之祖方。方中熟地黄补肾滋阴，泽泻利水泻浊；山萸肉补肝涩精，牡丹皮凉肝清热；山药补脾益肾，茯苓健脾渗湿。方中六味药物，三补三泻，以补为主，寓泻于补，补而不滞。

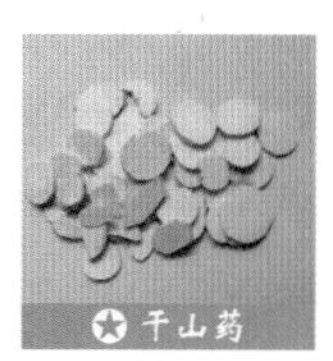
干山药

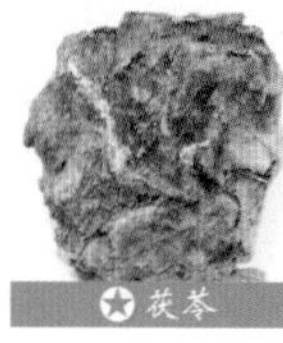
茯苓

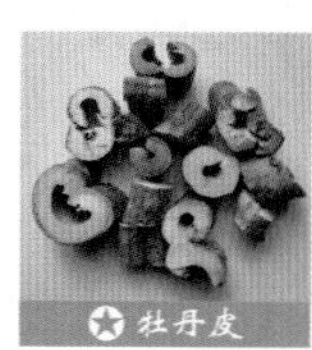
牡丹皮

左归饮

——（《景岳全书》）

组成：熟地黄 9 克，山药、枸杞子、山茱萸各 6 克，茯苓 4.5 克，炙甘草 3 克。

用法：水煎服。

功用：补肾益阴。

【按语】方中熟地黄、山茱萸、枸杞子补肾益精；山药、茯苓、甘草健脾益气，补后天以补先天。若腰酸膝软者，可用左归丸。左归饮与左归丸均为纯补之剂，同治肾阴不足之证。然左归饮皆以纯甘壮水之品滋阴填精，补力较缓，故用饮以取其急治，适宜于肾阴不足较轻之证；左归丸则在滋阴之中又配以血肉有情之味及助阳之品，补力较峻，常用于肾阴亏损较重者，意在以丸剂缓图之。

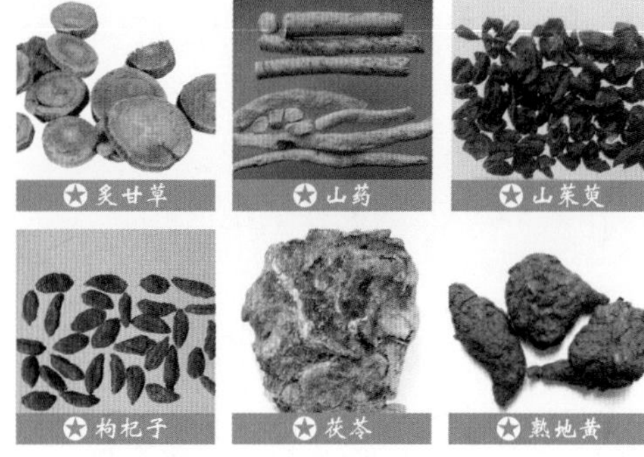

滋水清肝饮

——（《西塘感症》）

组成：熟地黄、山药、山萸肉、牡丹皮、茯苓、山栀、枣仁、归身各 10 克（原书未著用量）。

用法：水煎服。

功用：滋阴养血，疏肝清热。

【按语】本方由六味地黄丸合丹栀逍遥散加减而成，以六味地黄丸补益肝肾之阴，而以丹栀逍遥散疏肝解郁，清热泻火。肝阴不足而肝阳偏亢，肝风上扰，以致头痛、眩晕、面时潮红，或筋惕肉瞤者，加白蒺藜、决明子、钩藤、石决明平肝潜阳，柔润息风；虚火较甚，表现低热，手足心热者，可加银柴胡、白薇、麦冬以清虚热；月经不调者，可加香附、泽兰、益母草理气开郁，活血调经。

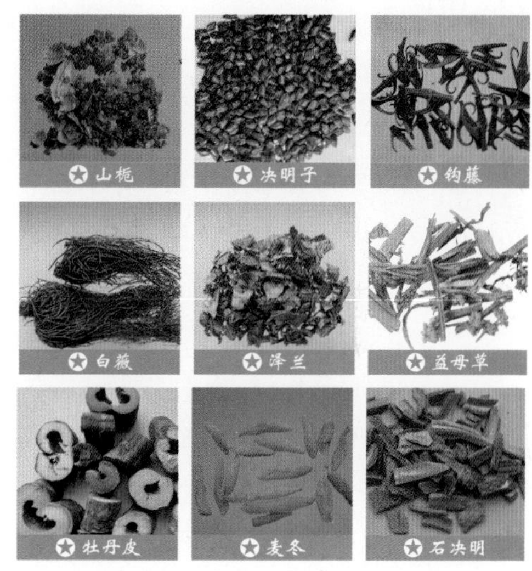

脾肾阳虚型

脾肾阳虚型高脂血症是由脾肾亏虚引起的。脾肾之阳气虚弱之后，运化、温煦、固摄的作用必然减弱，体内的垃圾则不能很好地代谢出去，导致油泽滥溢、肥腻滋生，发为本病。

主要症状

腰膝酸软，畏寒肢冷，脘痞腹胀，夜尿频多，大便不实，舌质淡，苔薄白，脉沉迟。

治疗原则

健脾温肾，化浊降脂。

中成药

丹田降脂丸，口服，1次1～2克，1日2次。

附子理中丸

——（《太平惠民和剂局方》）

组成：附子（炮，去皮、脐）、人参（去芦）、干姜（炮）、炙甘草、白术各三两（90克）。

用法：上为细末，炼蜜为丸，每两作十丸。每服一丸（6克），以水一盏，化开，煎至七分，稍热服之，空心食前。

功用：温阳祛寒，补气健脾。

主治：脾胃虚寒较甚，或脾肾阳虚证。脘腹疼痛，下利清谷，恶心呕吐，畏寒肢冷，或霍乱吐利转筋等。

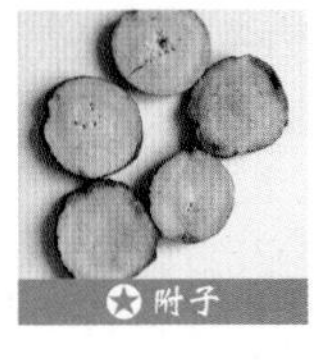
附子

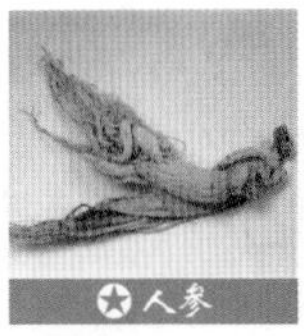
人参

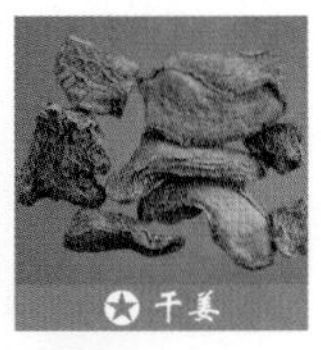
干姜

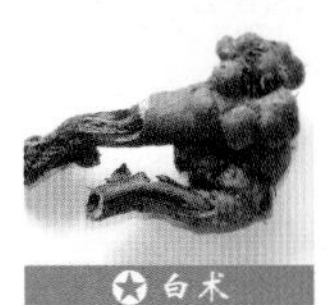
白术

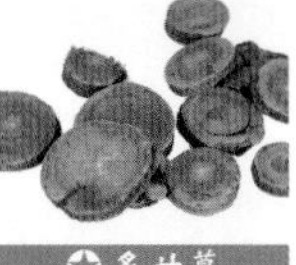
炙甘草

右归饮

——（《景岳全书》）

组成：山茱萸3克，熟地黄6～30克，炒山药、枸杞子、炙甘草、杜仲、肉桂各6克，制附子9克。

用法：水煎服。

功用：温肾填精。

主治：肾阳不足，气怯神疲，腹痛腰酸，肢冷，脉细，或阴盛格阳，真寒假热之证。

【按语】本方与右归丸均为张介宾创制的温补肾阳名方，但右归丸较右归饮多出鹿角胶、菟丝子、当归，而不用甘草，故其温补肾阳、填精补血之力更强。

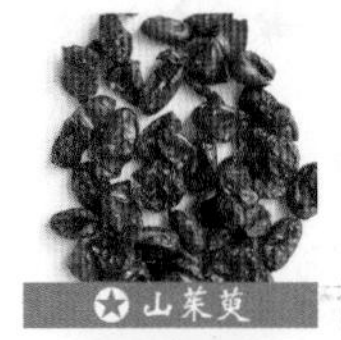
山茱萸

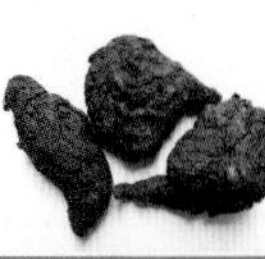
熟地黄

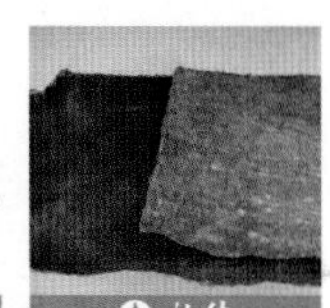
杜仲

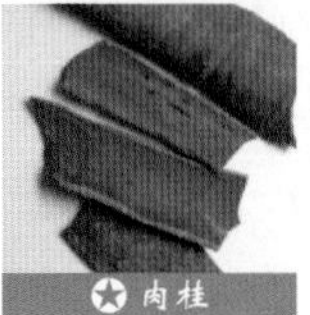
肉桂

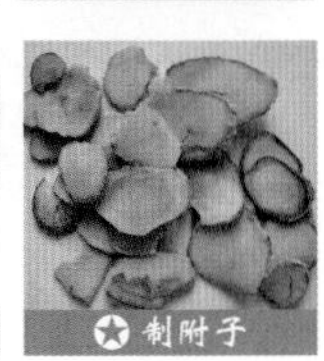
制附子

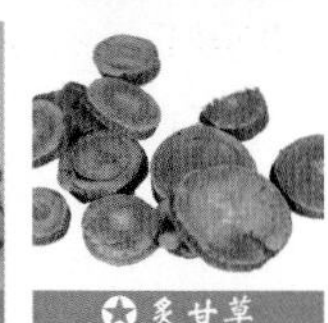
炙甘草

金匮肾气丸

——（《金匮要略》）

组成：干地黄240克，山茱萸、山药各120克，泽泻、茯苓、牡丹皮各90克，桂枝、附子各30克。

用法：上药研末，炼蜜为丸，每次服6～9克，每日1～2次，开水或淡盐汤送下；或作汤剂，用量按原方比例酌定。

功用：补肾助阳。

【按语】方中以六味地黄丸滋阴补肾，并用附子、肉桂以温补肾阳。本方以温阳药和滋阴药并用，正如《景岳全书·新方八略》所说："善补阳者，必于阴中求阳，则阳得阴助，而生化无穷；善补阴者，必于阳中求阴，则阴得阳长，而泉源不竭。"而《医贯·消渴论》更对本方在消渴病中的应用做了较详细的阐述："盖因命门火衰，不能蒸腐水谷，水谷之气，不能熏蒸上润乎肺，如釜底无薪，锅盖干燥，故渴。至于肺亦无所禀，不能四布水津，并行五经，其所饮之水，未经火化，直入膀胱，正谓饮一升溲一升，饮一斗溲一斗，试尝其味，甘而不咸可知矣。故用附子、肉桂之辛热，壮其少火，灶底加薪，枯笼蒸溽，槁禾得雨，生意维新。"

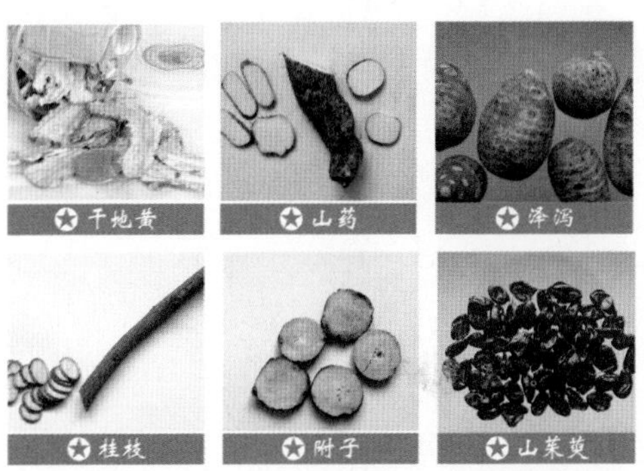

真武汤

——（《伤寒论》）

组成：附子、茯苓、白芍、生姜各 9 克，白术 6 克。

用法：水煎服。

功用：温阳利水。

【按语】方中附子温肾壮阳以化气行水，白术、茯苓健脾利水，白芍、生姜和营温中。

偏于脾阳虚者，加苍术、党参、干姜温阳助运；偏于肾阳虚者，加仙灵脾、肉桂温肾壮阳；神疲气短乏力，加党参、黄芪补气益肾健脾；水肿较甚，尿少，加猪苓、泽泻、大腹皮、桂枝化气利水；久病夹瘀，加丹参、水蛭活血化瘀。

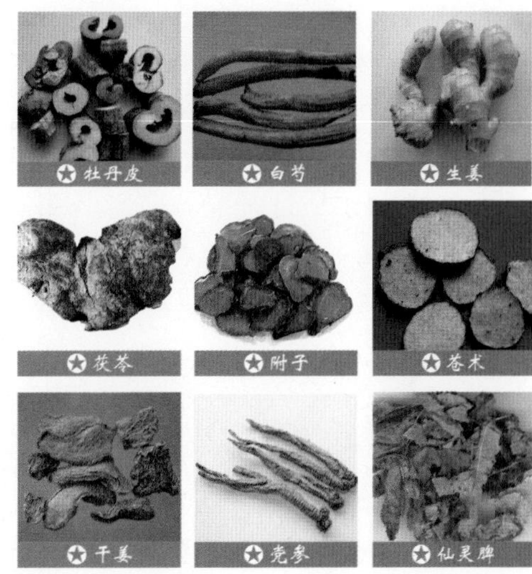

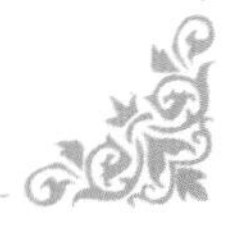

第四章

穴位理疗——小动作，降脂快

第一节 找准穴位的方法技巧

正确取穴对艾灸、拔罐、按摩、刮痧疗效的关系很大。因此，准确的选取腧穴，也就是腧穴的定位，一直为历代医家所重视。

骨度分寸法

骨度分寸法，始见于《灵枢·骨度》篇。是以骨节为主要标志测量周身各部的大小、长短，并依其比例折算尺寸作为定穴标准的方法。不论男女、老少、高矮、肥瘦都是一样。如腕横纹至肘横纹作 12 寸，也就是将这段距离划成 12 等分，取穴就以它作为折算的标准。常用的骨度分寸见下表。

分部	起止点	常用骨度	度量法	说明
头部	前发际至后发际	12 寸	直寸	如前后发际不明，从眉心量至大椎穴作 18 寸，眉心至前发际 3 寸，大椎穴至后发际 3 寸
	耳后两完骨（乳突）之间	9 寸	横寸	用于量头部的横寸
胸腹部	天突至歧骨（胸剑联合）	9 寸	直寸	胸部与肋部取穴直寸，一般根据肋骨计算，每一肋骨折作 1 寸 6 分（天突至璇玑可作 1 寸，璇玑至中庭，各穴间可作 1 寸 6 分计算）
	歧骨至脐中	8 寸		
	脐中至横骨上廉（耻骨联合上缘）	5 寸		
	两乳头之间	8 寸	横寸	胸腹部取穴的横寸，可根据两乳头之间的距离折量。女性可用左右缺盆穴之间的宽度来代替两乳头之间的横寸
背腰部	大椎以下至尾骶	21 椎	直寸	背部腧穴根据脊椎定穴。一般临床取穴，肩胛骨下角相当第 7（胸）椎，髂嵴相当第 16 椎（第 4 腰椎棘突）
	两肩胛骨脊柱缘之间	6 寸	横寸	
上肢部	腋前纹头（腋前皱襞）至肘横纹	9 寸	直寸	用于手三阴、手三阳经的骨度分寸
	肘横纹至腕横纹	12 寸		
侧胸部	腋以下至季胁	12 寸	直寸	“季胁”指第 11 肋端下方
侧腹部	季胁以下至髀枢	9 寸	直寸	“髀枢”指股骨大转子高点
下肢部	横骨上廉至内辅骨上廉（股骨内髁上缘）	18 寸	直寸	用于足三阴经的骨度分寸
	内辅骨下廉（胫骨内髁下缘）至内踝高点	13 寸		
	髀枢至膝中	19 寸	直寸	用于足三阳经的骨度分寸；前面相当犊鼻穴，后面相当委中穴；臀横纹至膝中，作 14 寸折量
	臀横纹至膝中	14 寸		
	膝中至外踝高点	16 寸		
	外踝高点至足底	3 寸		

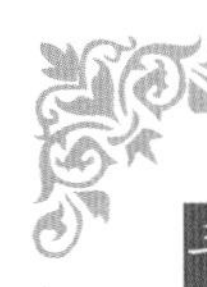

手指比量法

以患者手指为标准来定取穴位的方法。由于生长相关律的缘故，人类机体的各个局部间是相互关联的。由于选取的手指不同，节段亦不同，手指比量法可分作以下几种。

中指同身寸法：是以患者的中指中节屈曲时内侧两端纹头之间作为1寸，可用于四肢部取穴的直寸和背部取穴的横寸。

拇指同身寸法：是以患者拇指指关节的横度作为1寸，亦适用于四肢部的直寸取穴。

横指同身寸法：亦名“一夫法”，是令患者将食指、中指、无名指和小指并拢，以中指中节横纹处为准，四指横量作为3寸。

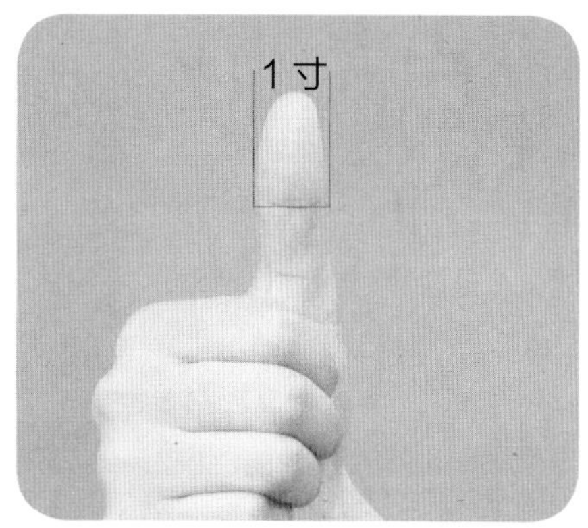

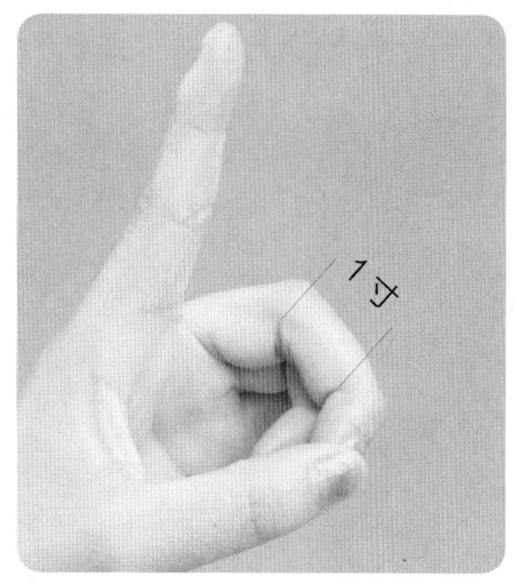

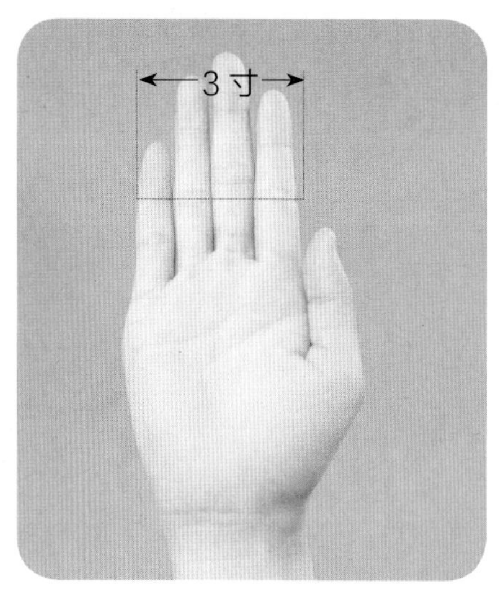

自然标志取穴法

根据人体表面所具特征的部位作为标志，而定取穴位的方法称为自然标志定位法。人体的自然标志有两种：

固定标志法：即是以人体表面固定不移、又有明显特征的部位作为取穴标志的方法。如人的五官、爪甲、乳头、肚脐等作为取穴的标志。

活动标志法：是依据人体某局部活动后出现的隆起、凹陷、孔隙、皱纹等作为取穴标志的方法。如曲池屈肘取之。

第二节 降脂特效穴位，让你健康

百会穴

健脑降压很轻松

头为诸阳之会，百脉之宗，而百会穴则为各经脉气会聚之处。穴性属阳，又于阳中寓阴，故能通达阴阳脉络，连贯周身经穴，对于调节机体的阴阳平衡起着重要的作用。经常感觉头昏脑涨、健忘、四肢乏力等，这些都是高脂血症的前兆。经常刺激百会穴具有提神醒脑、疏通经络、缓解疲劳的功效，防治高脂血症。

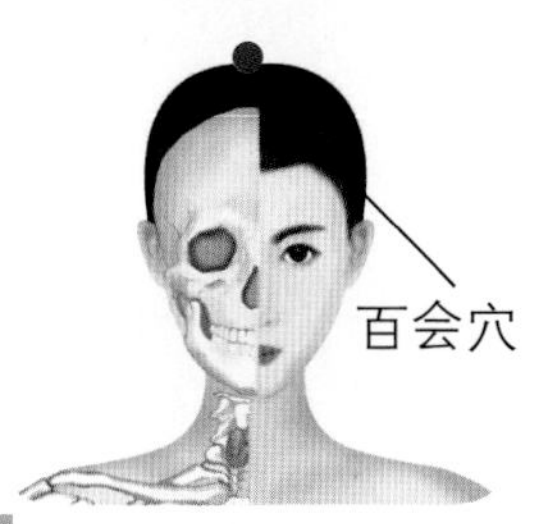

【定位】

在头部，当前发际正中直上 5 寸，或两耳尖连线中点处。

【主治】

头痛，眩晕，高血压，惊悸，健忘，尸厥，中风不语，癫狂，痫证，癔症，耳鸣，鼻塞，脱肛，痔疾，阴挺，泄泻。

【功效】

醒脑开窍，安神定志，升阳举陷。

【日常保健】

» 按摩

用手掌或拇指按摩头顶中央的百会穴，每次按顺时针方向和逆时针方向各按摩 50 圈，每日 2 ～ 3 次。坚持按摩，可提神醒脑，有效缓解高脂血症带来的不适。

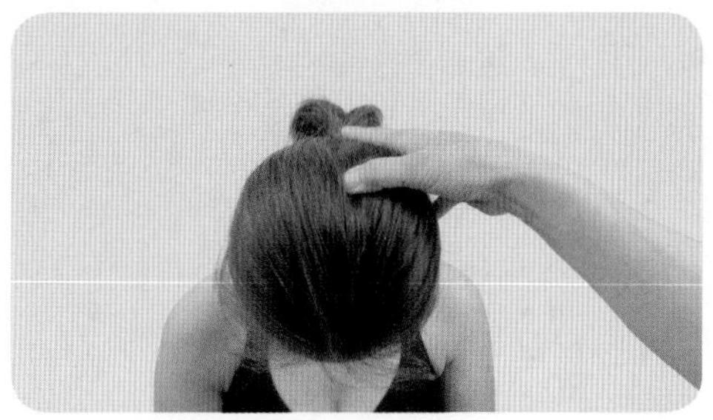

» 艾灸

艾条温和灸，每次灸 10 ～ 15 分钟，可改善高脂血症引起的头昏头痛、失眠、阳气不足、神经衰弱等疾病。

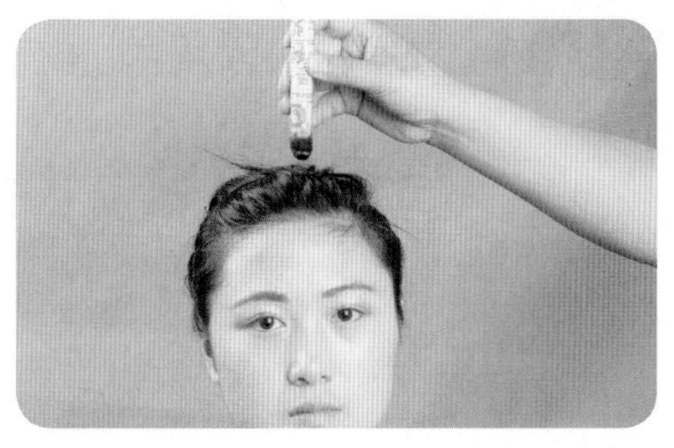

四神聪穴

促进头部血液循环

四神聪，原名“神聪”，位于头顶部，百会穴前后左右各开 1 寸处，共由 4 个穴位组成。就像四路大神各自镇守一方，故名“四神聪”。刺激该穴，可促进头部血液循环，增加大脑供血，有疏通血脉、降低血压、消除疲劳、安神助眠的功效。高脂血症患者经常刺激该穴，可有效降低血压，改善头痛、头晕等症状。

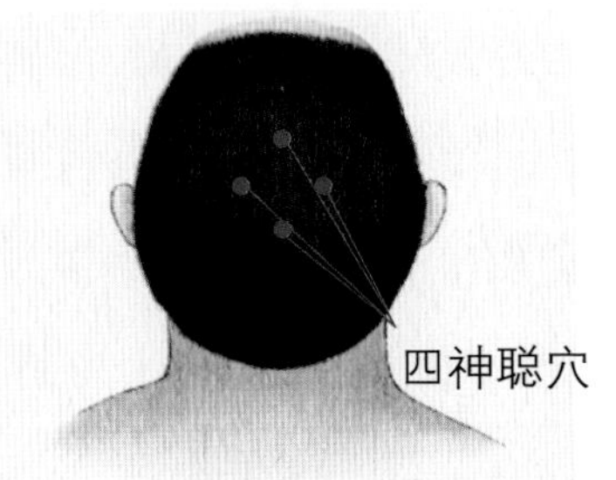

【定位】

在头顶部，当百会前后左右各 1 寸，共四穴。

【主治】

头痛，眩晕，失眠，健忘，癫狂，痫证，偏瘫，脑积水，大脑发育不全。

【功效】

镇静安神，清头明目，醒脑开窍。

【日常保健】

» 按摩

取坐位，用双手的食指、中指同时点揉四神聪穴，每穴点揉 2 分钟，以局部有酸胀感为佳。经常点揉四神聪穴可改善高脂血症、失眠、眩晕、健忘等病症。

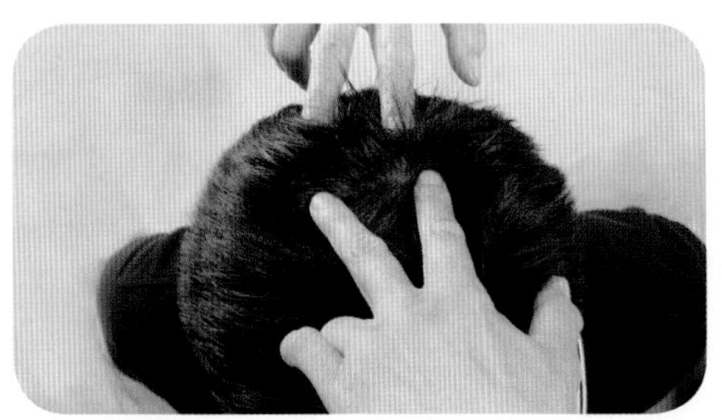

» 刮痧

用刮痧板刮拭四神聪穴 50 次，力度轻柔，隔天 1 次，可有效改善高脂血症引起的头痛、眩晕、失眠、健忘等病症。

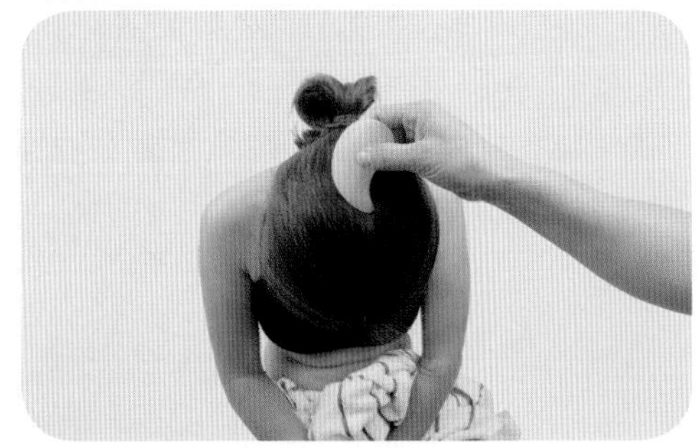

【配伍】

» 四神聪+太冲+风池

三穴配伍有散寒止痛、通经活络的作用，主治高脂血症所致的头痛、头晕等症。

神庭穴

安神醒脑特效穴

神庭穴也被称之为智慧穴，主要管理的就是身体中的神经系统。刺激神庭穴有益于促进大脑的发育，提高智力，配伍头部其他穴位，更能缓解因高脂血症引起的头部不适症状。

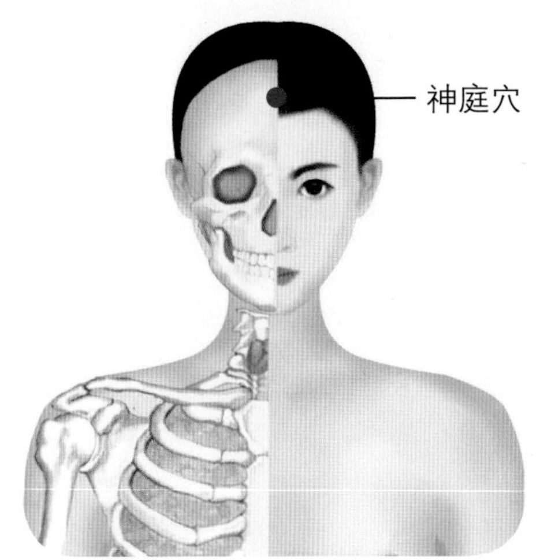

【定位】

在头部，当前发际正中直上 0.5 寸。

【主治】

头痛，眩晕，目赤肿痛，泪出，目翳，雀目，鼻渊，鼻衄，癫狂，痫证，角弓反张。

【功效】

清头散风，镇静安神。

【日常保健】

» 按摩

如果患者感觉到自己脑袋昏沉，或者是情绪波动比较大，那么每天按摩这个穴位 50 ～ 100 下。长期按摩，可防治高脂血症、记忆力减退、结膜炎、精神分裂症等病症。

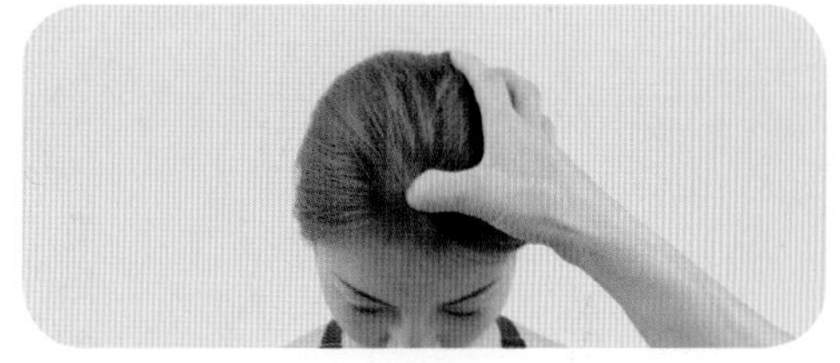

» 刮痧

用刮痧板角部呈 45° 角刮拭神庭穴 2 ～ 3 分钟，可不出痧。隔天 1 次，可治疗高脂血症、癫痫、角弓反张、呕吐等病症。

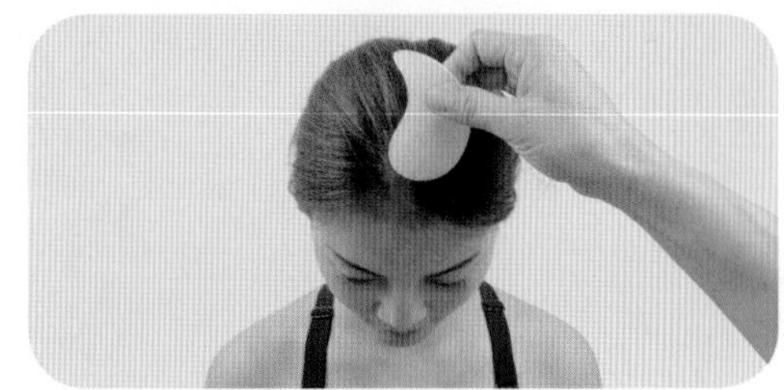

【配伍】

» 神庭+人中

两穴配伍有清头明目、宁神醒脑的作用，防治头痛、脑卒中昏迷等。

» 神庭+囟会

两穴配伍有清热宁神、通经活血的作用，防治脑卒中不语。

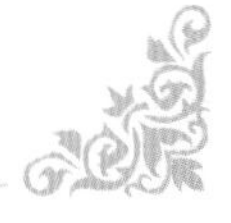

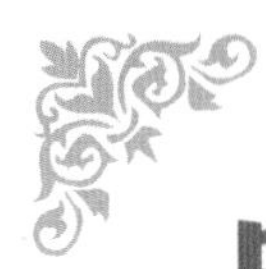

印堂穴

调和阴阳畅达气机

印堂穴是人体经外奇穴，《达摩秘功》中将此穴也列为“回春法”之一，可见其重要地位。印堂穴位于督脉之上，且督脉与任脉相通，而任督二脉对十二经脉起着维系与沟通作用。因此，刺激印堂穴不但能治头部诸症，且能通调十二经脉之气，对全身均起着调整作用。经常刺激印堂穴可使高脂血症患者眩晕耳鸣、头痛脑涨症状减轻，降低血脂。

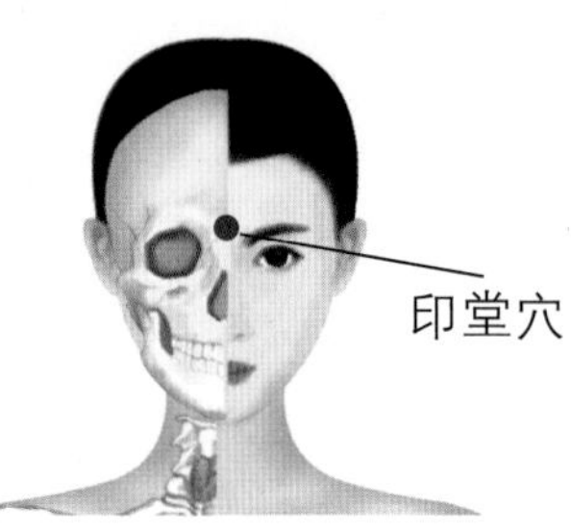

【定位】

在人体前额部，当两眉头间连线与前正中线之交点处。

【主治】

头痛，眩晕，失眠，结膜炎，睑缘炎，鼻炎，额窦炎，鼻出血，面神经麻痹，三叉神经痛，子痫，高血压，小儿惊风等。

【功效】

清头明目，通鼻开窍。

【日常保健】

» 按摩

取坐位或仰卧位，用拇指或中指指腹按住印堂穴，做上下推的动作，先向上推至发际 10 ～ 20 次后，再向下推至鼻梁 10 ～ 20 次。经常指推此穴可改善高脂血症所致的头痛、眩晕、烦躁等。

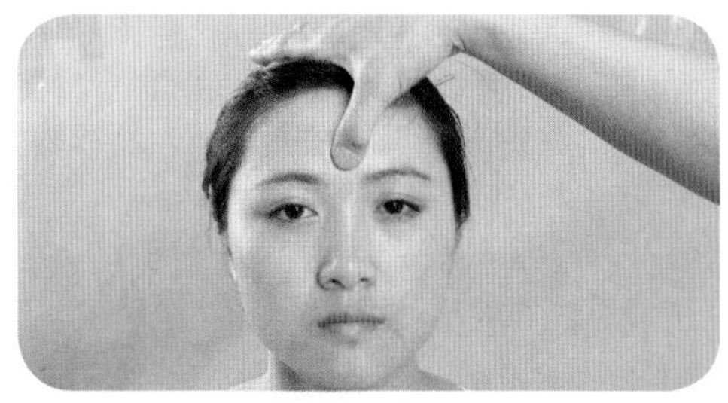

» 艾灸

采用温和灸法。手执点燃的艾条对准印堂穴，距离皮肤 1.5 ～ 3 厘米，以感到施灸处温热、舒适为度。每日灸 1 次，每次灸 5 ～ 15 分钟，一般 10 天为一疗程。可有效缓解高脂血症、高血压、眩晕、耳鸣等症。

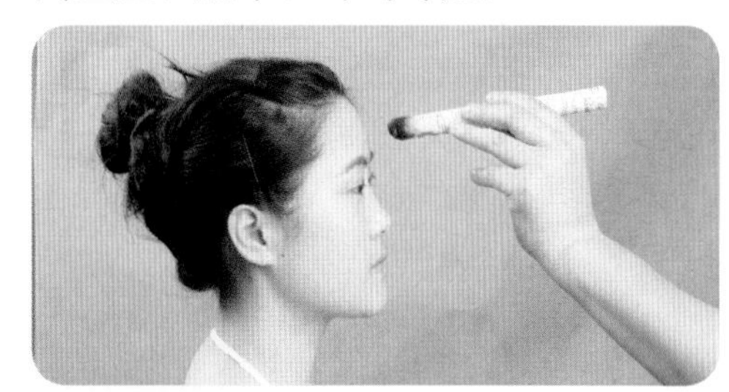

【配伍】

» 印堂+迎香+合谷

三穴配伍有通鼻明目的作用，治鼻塞、鼻渊，缓解高脂血症造成的鼻部不适症状。

攒竹穴

缓解眼睛疲劳的奇效穴

攒竹穴是足太阳膀胱经重要的穴位之一。人们用眼过度，会出现视疲劳、视力下降等问题。坚持刺激攒竹穴可以缓解眼睛疲劳，恢复视力，搭配人体其他穴位还可以改善头痛、目赤肿痛等病症。

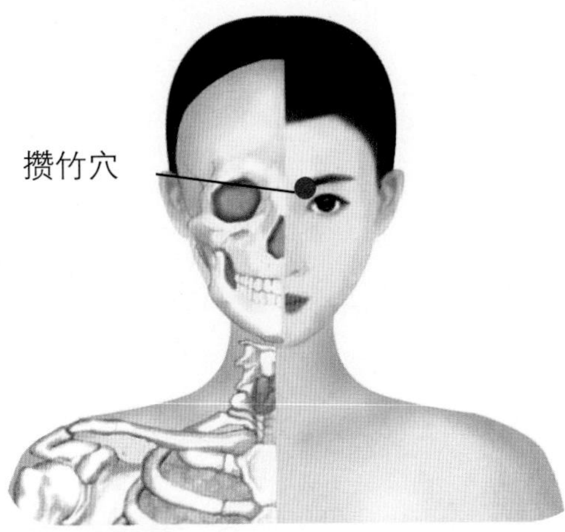

【定位】

在面部，当眉头陷中，眶上切迹处。

【主治】

头痛，口眼㖞斜，目视不明，流泪，目赤肿痛，眼睑瞤动，眉棱骨痛，眼睑下垂。

【功效】

清热散风，活络明目。

【日常保健】

» 按摩

用食指指腹按揉攒竹穴 100 ～ 200 次。高脂血症患者每天坚持按摩，能够治疗因高脂血症引起的不适症状，如头痛、眼睛疲劳等。

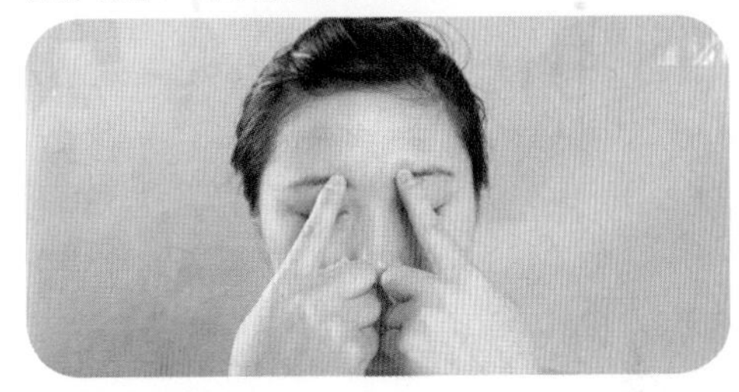

» 刮痧

用刮痧板边缘沿眼眶从内往外刮拭攒竹穴至眉尾，刮拭 3 ～ 5 分钟。隔天 1 次，不仅可缓解头痛、治疗眼疾，还能改善高脂血症引起的不适症状。

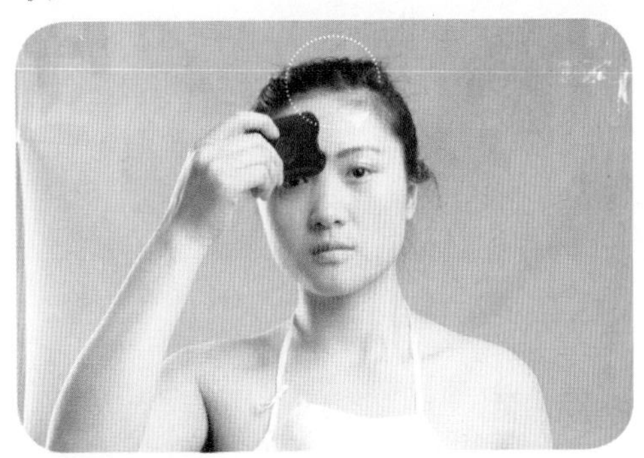

【配伍】

» 攒竹+风池+合谷

三穴配伍有祛风清热镇痛的功效，主治高脂血症引起的目赤肿痛、流泪等病症。

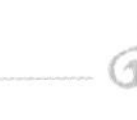

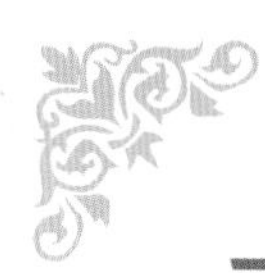

太阳穴

治疗头昏脑涨的特效穴

太阳穴在中医经络学上被称为经外奇穴，《达摩秘方》中将按揉此穴列为“回春法”，刺激太阳穴可促使大脑血液循环加快，防治脑动脉硬化，起到振奋精神、止痛醒脑的作用，能够快速有效地缓解脑部疲劳、头昏脑涨，防治高脂血症，并且能保持注意力的集中。

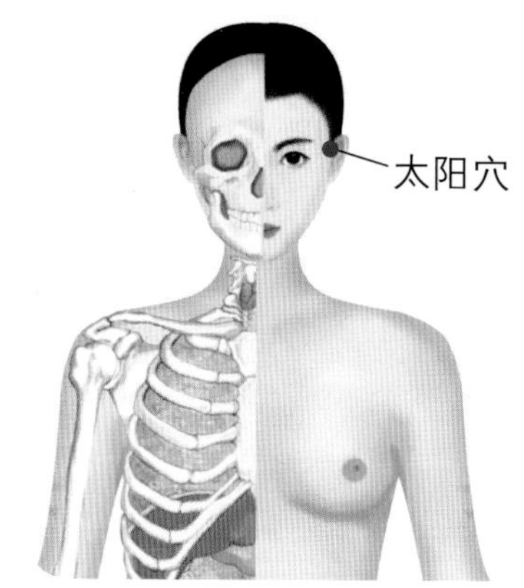

【定位】

在颞部，当眉梢与目外眦之间，向后约一横指的凹陷处。

【主治】

偏正头痛，目赤肿痛，目眩，目涩，牙痛，三叉神经痛。

【功效】

清肝明目，通络止痛。

【日常保健】

» 按摩

双手食指或中指螺纹面分别按于两侧太阳穴，顺时针方向按揉 2 分钟，以局部有酸胀感为佳。如需要力量较重的按揉，可以用两手的鱼际部代替食指。高脂血症患者经常按揉此穴，有改善视力、头痛、头晕等作用。

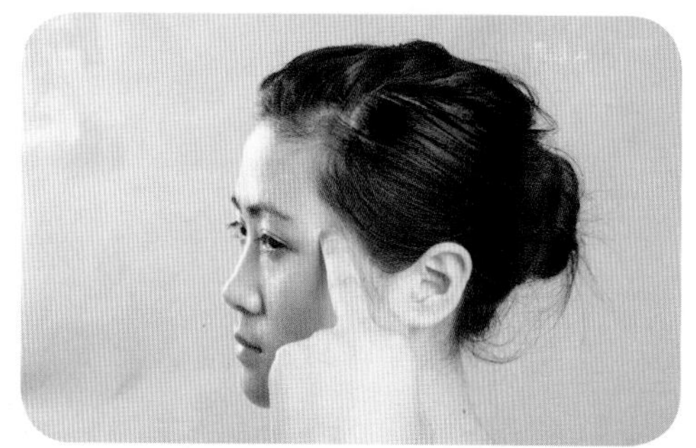

» 艾灸

用温和灸灸太阳穴，每日灸 1 次，每次灸 3 ～ 5 分钟，灸至皮肤产生红晕为止。高脂血症患者经常艾灸此穴，可治疗头痛、头晕等病症。

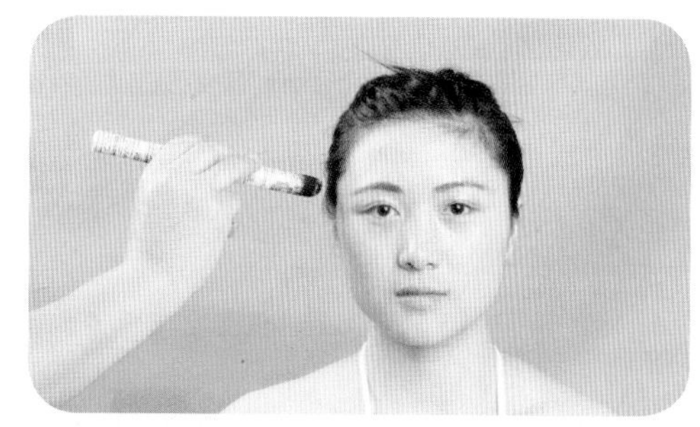

【配伍】

» 太阳+通里+风池

三穴配伍有清肝明目、通经活络的作用，主治头晕目眩、眼花等症。

翳风穴

偏头疼的奇效穴

翳风穴是手少阳三焦经的常用腧穴之一，位于颈部，耳垂后方，为遮蔽风邪之所。在翳风穴深处，分布有耳大神经、面神经和迷走神经，其治疗作用较广。适当刺激本穴，可活络解痉，不仅可以治疗常见的头面部疾患，能使人神清气爽，还能治疗高脂血症。

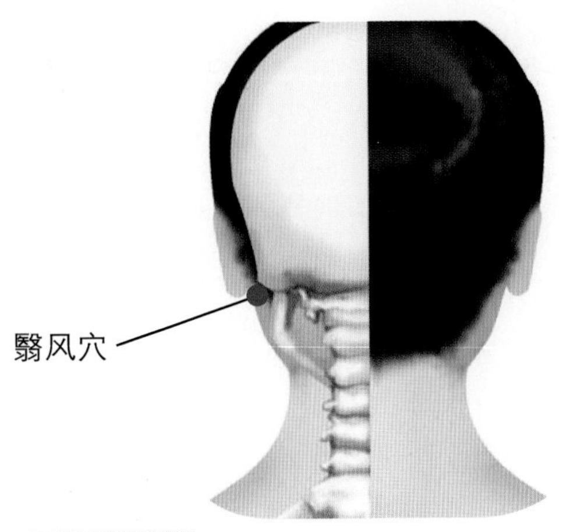

【定位】

在耳垂后方，当乳突与下颌角之间的凹陷处。

【主治】

耳鸣，耳聋，口眼㖞斜，牙关紧闭，颊肿，瘰疬。

【功效】

聪耳通窍，散内泄热。

【日常保健】

» 按摩

用双手拇指或食指缓缓用力按压穴位，缓缓吐气；持续数秒，再慢慢地放手，如此反复操作，或者手指着力于穴位上，做轻柔缓和的环旋转动。在自我按摩时，可根据自身情况把两种技法组合起来，每次按摩 10 ～ 15 分钟为宜。每天坚持按摩，可治疗口噤不开。

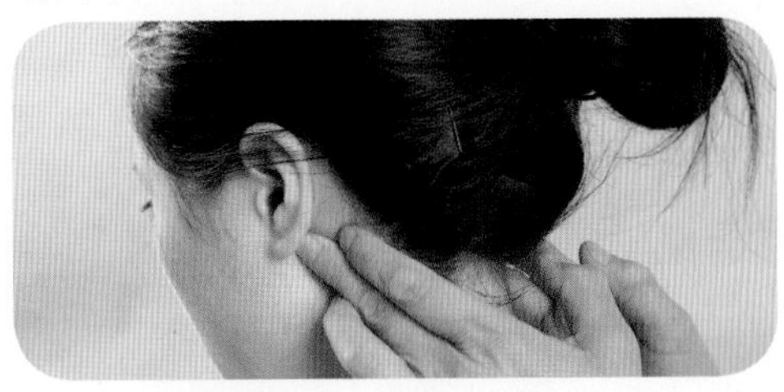

» 刮痧

用刮痧板角部呈 45° 角刮拭翳风穴 1 ～ 2 分钟，力度轻柔。高脂血症患者每天刮拭 1 次，可治疗头痛、头晕、目眩等症状。

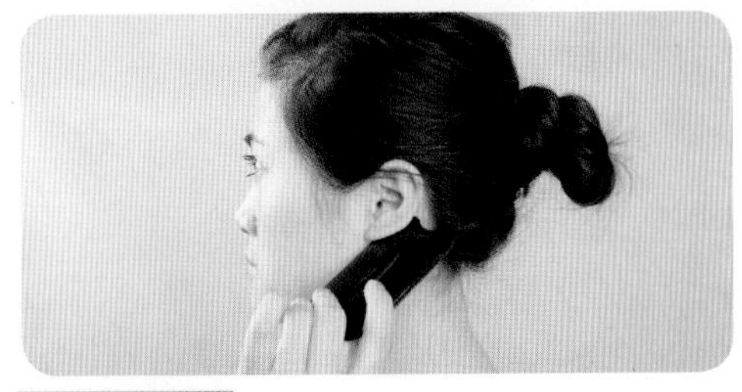

【配伍】

» 翳风+听宫+听会

听宫穴聪耳开窍，听会穴升清聪耳。三穴配伍有通窍复聪的功效，主治耳鸣、耳聋。

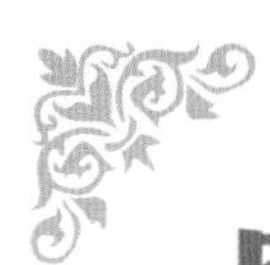

风池穴

平肝息风治头痛

风池最早见于《灵枢·热病》篇。在《谈谈穴位的命名》中这样说："风为阳邪，其性轻扬，头顶之上，唯风可到，风池穴在颞颥后发际线者中，手少阴、阳维之会，主中风偏枯，少阳头痛，乃风邪蓄积之所，故名风池。"经常刺激该穴可改善头部血液循环、脑供氧，能治疗眼部疾病、颈椎病、高脂血症，外感风寒、内外风邪引发的头痛均有治疗效果。

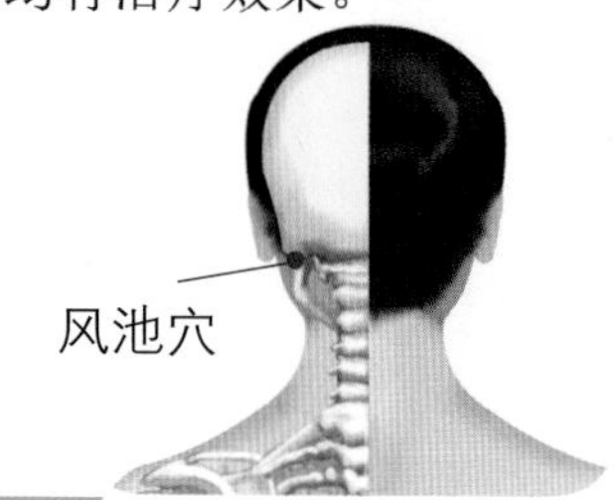

【定位】

在项部，当枕骨之下，与风府相平，胸锁乳突肌与斜方肌上端之间的凹陷处。

【主治】

头痛，眩晕，颈项强痛，目赤痛，目泪出，鼻渊，鼻衄，耳聋，气闭，中风，口眼㖞斜，疟疾，热病，感冒，瘿气。

【功效】

平肝息风，祛风解毒，通利官窍。

【日常保健】

» 按摩

被按摩者取坐位，按摩者双手拇指揉捏风池穴半分钟左右，以被按摩者局部有酸胀感为佳。经常揉捏可改善高血压所致的头晕、面部烘热、耳中鸣响、头痛发热、颈项强痛等。

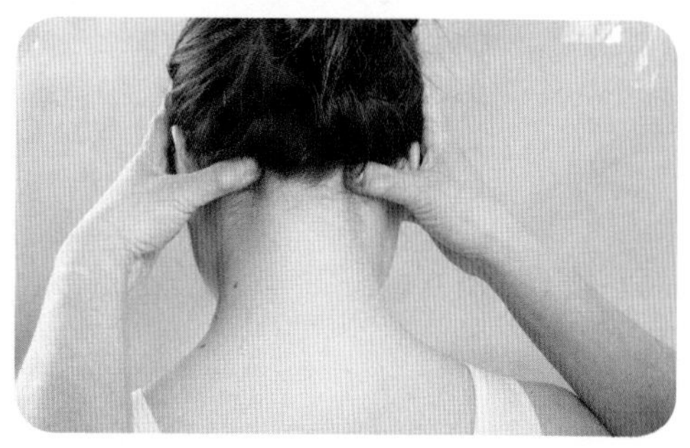

» 艾灸

宜采用艾条温和灸。施灸时，被施灸者取坐位，施灸者手执艾条以点燃的一端对准风池穴，距离皮肤1.5～3厘米，以感到施灸处温热、舒适为度。每日灸1次，每次灸5～10分钟。可有效缓解高血压、头痛、眩晕、颈项强痛、目赤痛等症。

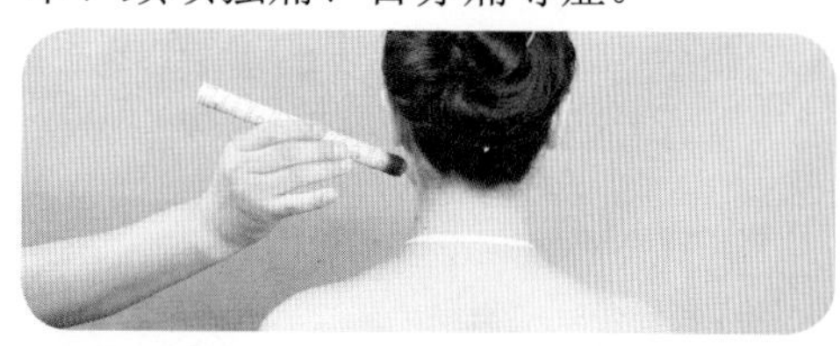

【配伍】

» 风池+睛明+太阳+太冲

睛明穴明目通络，太阳穴通络止痛，太冲穴疏肝养血。四穴配伍有明目止痛的功效，主治目赤肿痛。

风府穴

改善脑部血液循环

风府穴属奇经八脉之督脉。“六淫”之中，以风邪为首，所谓风为百病之长。在人体当中很多地方容易遭受风的袭击，如风府、风池、风门、翳风等等，这些地方基本都是风邪的藏身之所，尤以风府为最，但治疗和风有关的疾病，也是首选此穴。刺激该穴能疏散风邪，改善脑供血，防治高脂血症引起的头部不适症状。

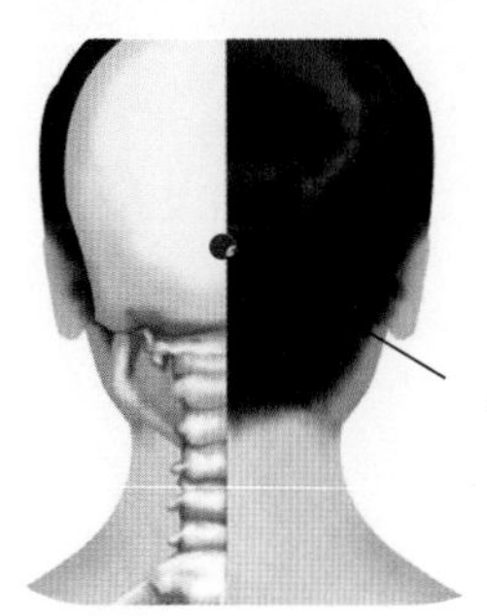
风府穴

【定位】

在项部，当后发际正中直上1寸，枕外隆凸直下，两侧斜方肌之间凹陷处。

【主治】

癫狂，痫证，癔症，中风不语，悲恐惊悸，半身不遂，眩晕，颈项强痛，咽喉肿痛，目痛，鼻衄。

【功效】

散风息风，通关开窍。

【日常保健】

» 艾灸

宜采用温和灸。施灸时，被施灸者取坐位，施灸者手执艾条以点燃的一端，悬于风府穴上，距离皮肤1.5～3厘米进行熏烤，以感到施灸处温热、舒适为度。每日灸1次，每次灸10～20分钟。可有效缓解头晕、头痛、高脂血症、高血压病、颈项强痛等病症。

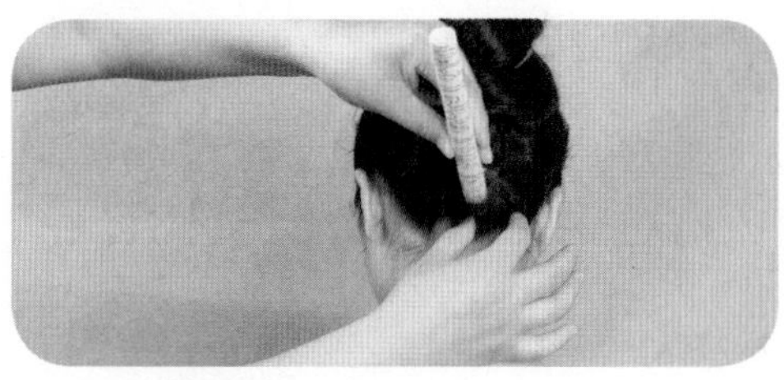

» 刮痧

用刮痧板角部呈45°角刮拭风府穴1～2分钟，以皮肤有酸胀感为佳。高脂血症患者每天刮拭1次，可治疗颈项强、眩晕等症状。

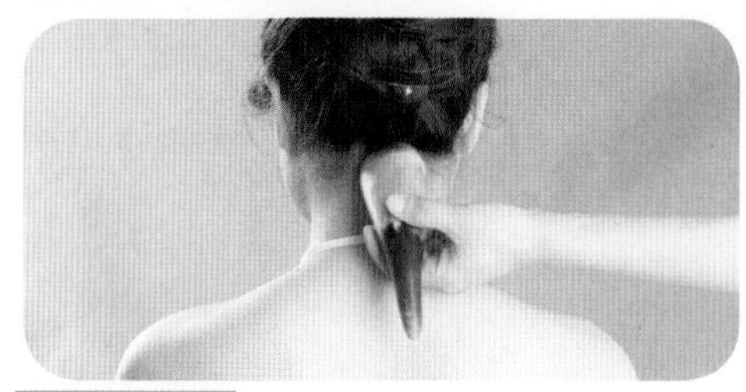

【配伍】

» 风府+二间+迎香

二间穴清热解表，迎香穴祛风通窍。三穴配伍有止血的功效，可以防治鼻出血。

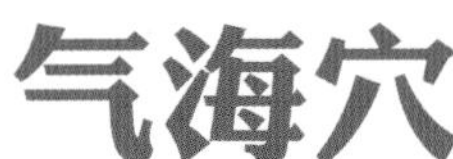

气海穴

防病强身之要穴

气海穴是任脉常用腧穴之一，穴居脐下，为先天元气之海。本穴是防病强身之要穴之一，有培补元气、益肾固精、补益回阳、延年益寿之功效，常用于增强男性性功能、增强人体的免疫力。经常刺激本穴，还有促进消化吸收的作用，对缓解肥胖症很有效。另外与人体其他穴位配伍运用，还可以缓解高脂血症引起的不适症状。

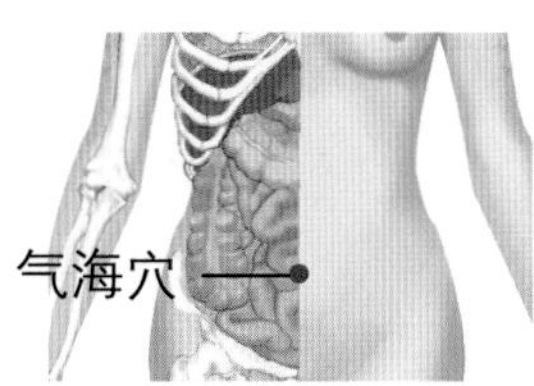

【定位】

位于下腹部，前正中线上，当脐中下 1.5 寸。取穴时，可采用仰卧的姿势，直线连结肚脐与耻骨上方，将其分为十等分，从肚脐下 3/10 的位置，即为此穴。

【主治】

水肿鼓胀，脘腹胀满，水谷不化，大便不通，泻痢不禁，遗尿，遗精，阳痿，疝气，月经不调，痛经，经闭，崩漏，带下，阴挺，腰痛，食欲不振，夜尿症，儿童发育不良等。

【功效】

温阳益气，扶正固本，培元补虚。

【日常保健】

» 按摩

用拇指指腹按压气海穴约 30 秒，然后按顺时针方向按揉约 2 分钟，以局部出现酸、麻、胀感觉为佳。长期坚持，可改善过度减肥引起的四肢无力、大便不通等症状。

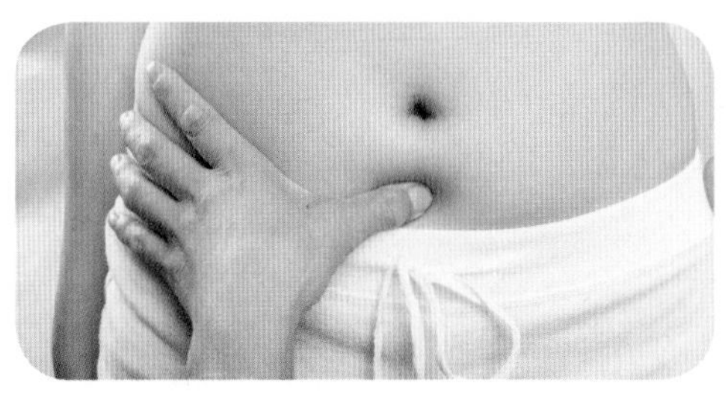

» 艾灸

每天温和灸艾灸气海穴 10 ～ 20 分钟，长期坚持，可治疗肥胖症兼腹部疼痛等症状。

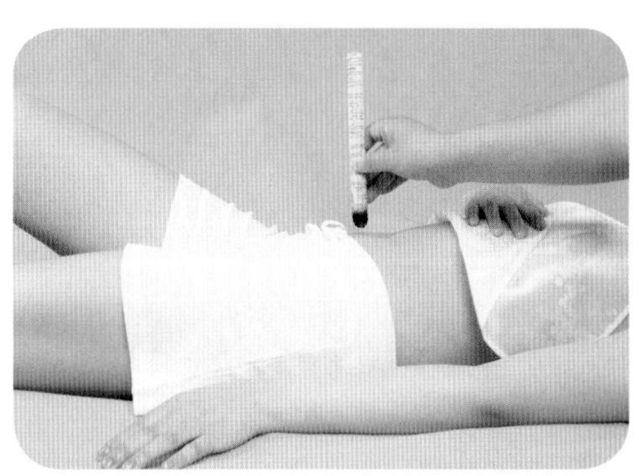

【配伍】

» 气海+足三里+合谷+百会

足三里燥化脾湿，合谷通经活络，百会提神醒脑。四穴配伍，有培元固本的作用，防止胃下垂、子宫下垂、脱肛。

章门穴

利肝健脾促消化

章门穴是足厥阴肝经上的重要穴道之一，该穴名意指肝经的强劲风气在此风停气息，此穴为脏会穴，统治五脏疾病。凡和五脏相关的疾病都可以通过刺激章门穴得到治疗和缓解。

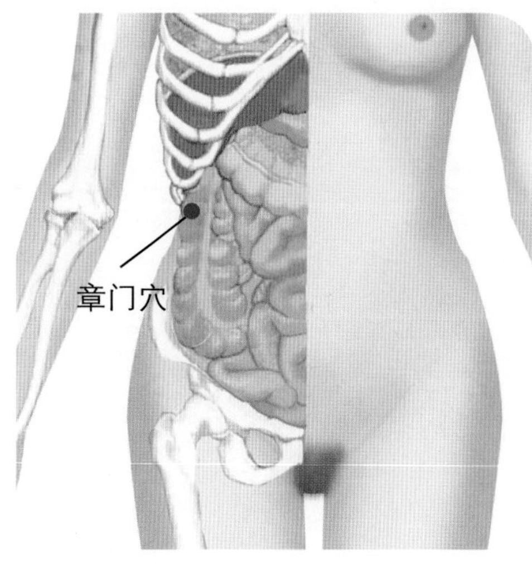

【定位】

在侧腹部，当第 11 肋游离端的下方。

【主治】

腹痛，腹胀，肠鸣，泄泻，呕吐，神疲肢倦，胸胁痛，黄疸，痞块，小儿疳积，腰脊痛。

【功效】

疏肝健脾，理气散结，清利湿热。

【日常保健】

» 按摩

用双手中指指端按压此穴位，并且做环状运动。每日 2 次，每次 2 分钟。高脂血症患者长期坚持能够治疗腹痛、腹胀、胸胁痛。

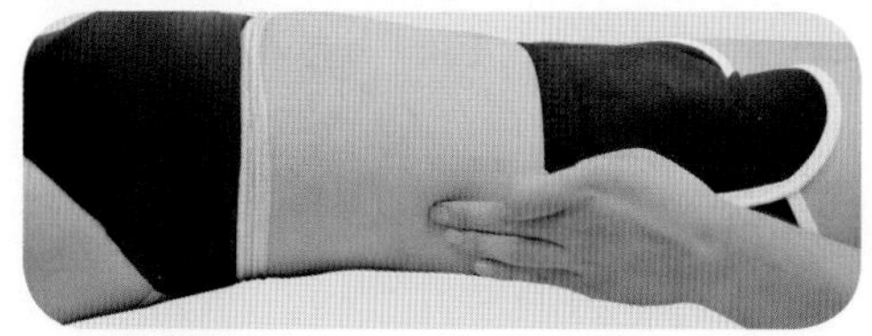

» 刮痧

用刮痧板边缘从上而下刮拭章门穴 3 ～ 5 分钟，以皮肤有酸胀感为佳。高脂血症患者隔天刮拭 1 次，可降低血脂浓度，缓解高脂血症引起的不适症状。

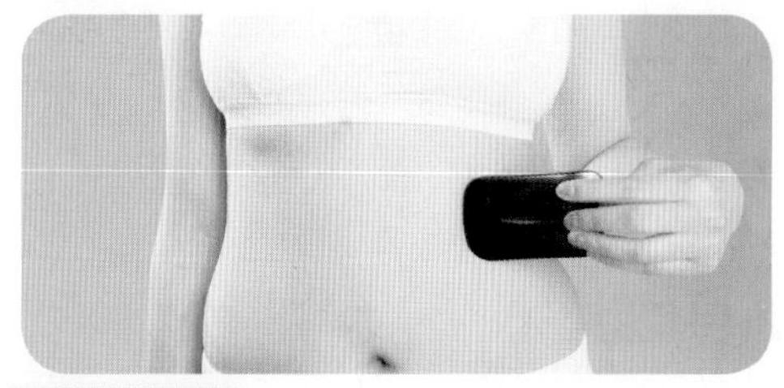

【配伍】

» 章门+足三里+梁门

足三里穴生发胃气，梁门穴调肠胃、消积滞。三穴配伍有健脾和胃的功效，主治腹胀。

» 章门+内关+阳陵泉

内关穴理气止痛，阳陵泉穴疏肝解郁。三穴配伍有疏肝理气的功效，主治胸胁痛。

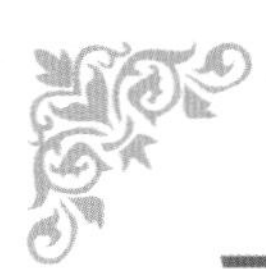

大横穴

调理肠道清油脂

大横穴，别名肾气。属足太阴脾经，足太阴脾经、阴维脉之会穴，对消化道疾病有很好的治疗效果。刺激该穴可以通便、清除肠内脂肪和油脂，还能增强肠道的蠕动，从而消除腰腹赘肉，降低血脂。

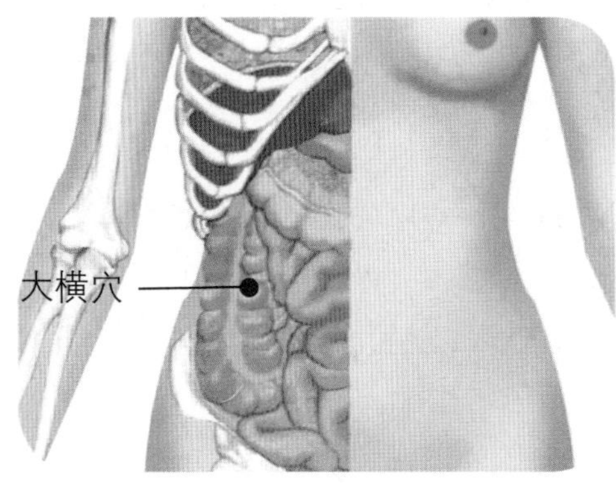

【定位】

在人体的腹中部，距脐中 4 寸。

【主治】

泄泻，便秘，腹痛。

【功效】

除湿散结，理气健脾，通调肠胃。

【日常保健】

» 按摩

每天早晚用拇指指腹按压大横穴，每次 3 ～ 5 分钟，可以促进消化，通便排毒，还能减少脂肪的生成。

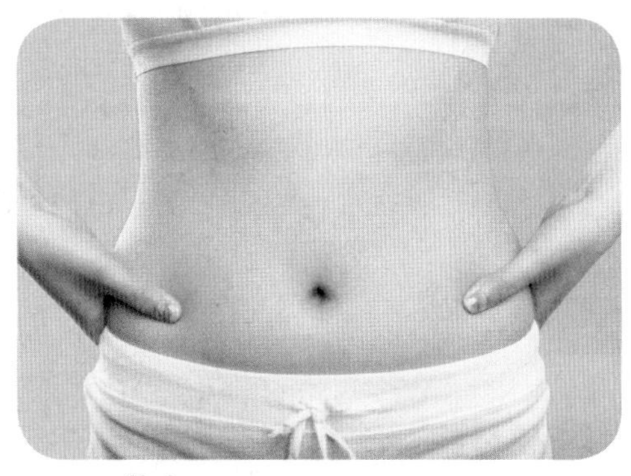

» 艾灸

手执艾条以点燃的一端对准大横穴，距离皮肤 1.5 ～ 3 厘米施灸，以感到施灸处温热、舒适为度。每日灸 1 ～ 2 次，每次灸 10 分钟左右，灸至皮肤产生红晕为止。可以有效治疗脾运化失调导致的腹部脂肪堆积。

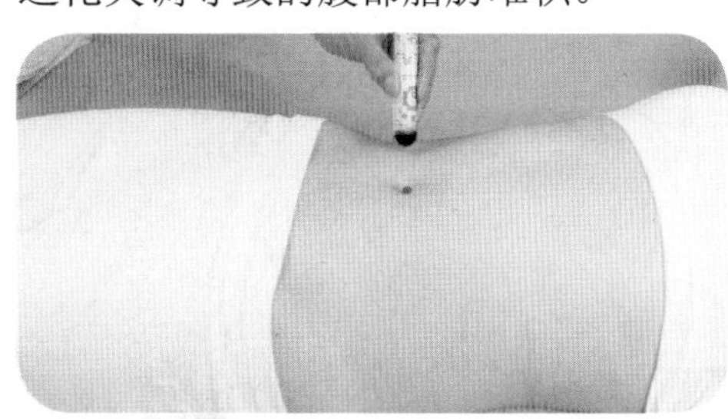

【配伍】

» 大横+天枢+足三里

天枢调理胃肠，足三里燥化脾湿。三穴配伍，有理气止痛的作用，可以防治腹痛。

肺俞穴

治疗肺脏疾病的要穴

肺，肺脏；俞，输注；本穴为肺之背俞穴，故名。本穴归属于足太阳膀胱经，为足太阳膀胱经循行路线上位于背部的背俞穴之一，是治疗肺脏疾病的要穴，除可用于治疗颈肩疼痛等局部病证外，还善于治疗肺系疾患如感冒、咳嗽、气喘等。

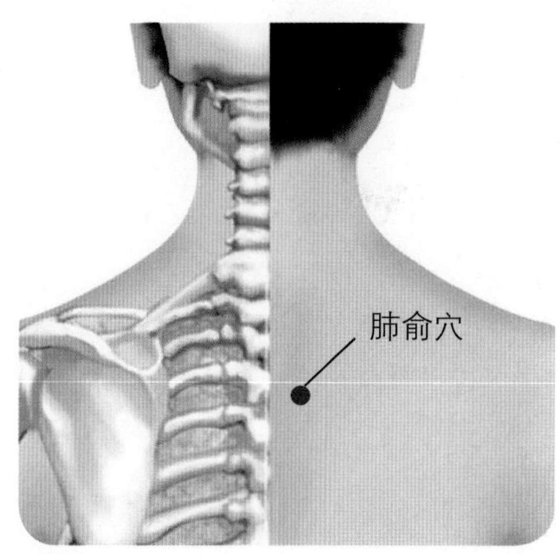

【定位】

在背部，当第 3 胸椎棘突下，旁开 1.5 寸。

【主治】

咳嗽，气喘，吐血，骨蒸，潮热，盗汗，鼻塞。

【功效】

解表宣肺，肃降肺气。

【日常保健】

» 按摩

患者取舒适俯卧位，操作者两手拇指指腹放置在肺俞穴上，逐渐用力下压，按而揉之，使患处产生酸、麻、胀、重的感觉。再用大鱼际紧贴于穴位，稍用力下压，来回摩擦穴位，以局部有热感、皮肤微红为度，再轻揉按摩放松。如此反复操作 5 ～ 10 分钟，每日或隔日 1 次，治疗肺部疾患有奇效。

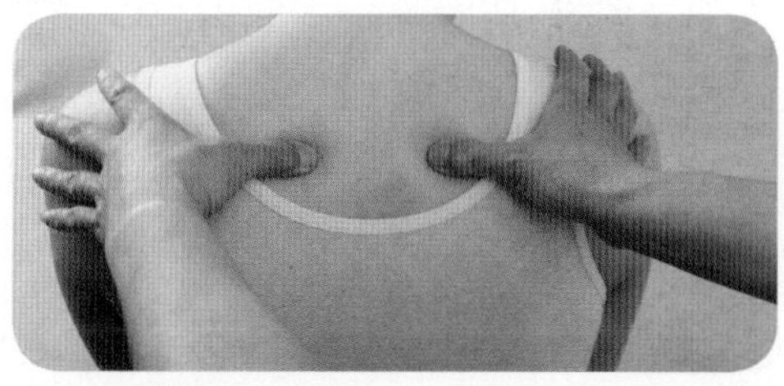

» 艾灸

艾条点燃后放于穴位上方，距离皮肤 2 ～ 3 厘米左右进行熏灸，使局部有舒适温热感而无灼痛为宜，一般每次灸 10 ～ 15 分钟，以局部微红为度。

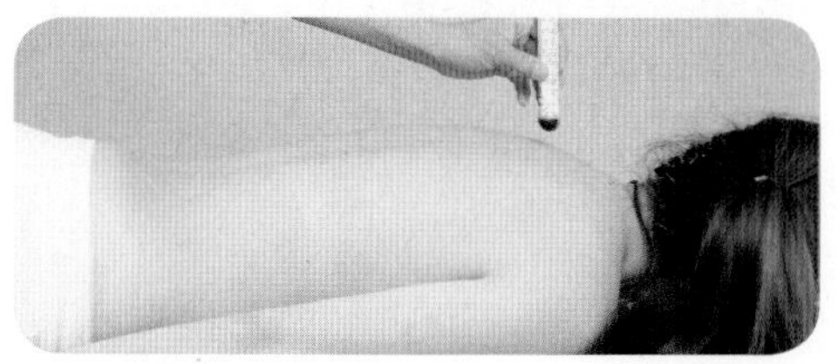

【配伍】

» 肺俞+中府+合谷

中府穴清泻肺热，合谷穴通经活络。三穴配伍有疏风解表、宣肺止咳的功效，主治咳嗽。

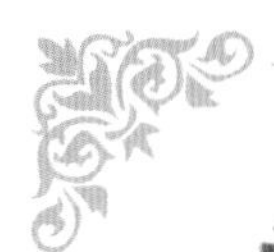

心俞穴

理气宁心补气血

心俞属足太阳膀胱经，为心的背俞穴，与心脏联系密切，善于散发心室之热。心脏功能的强弱和血液循环的盛衰，直接影响全身的营养状况。适当刺激心俞穴能有效调节心脏功能，补充心神气血，达到保护心脏的目的。

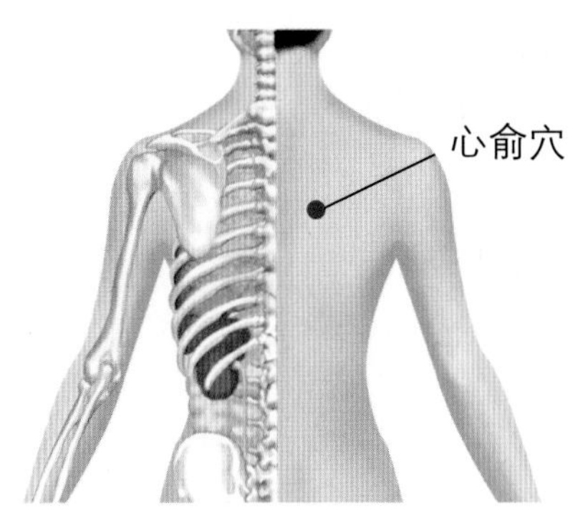

【定位】

位于背部，当第 5 胸椎棘突下，旁开 1.5 寸。由平双肩胛骨下角之椎骨（第 7 胸椎），往上推 2 个椎骨，即第 5 胸椎棘突下缘，旁开约 2 横指（食、中指）处为取穴部位。

【主治】

冠心病、心绞痛、风湿性心脏病、肋间神经痛、精神分裂症、癔症。

【功效】

宽胸理气，通络安神。

【日常保健】

» 按摩

用两手拇指指腹按顺时针方向按揉心俞穴约 2 分钟，然后按逆时针方向按揉约 2 分钟，以局部出现酸、麻、胀感觉为佳。每天坚持，能够治疗高脂血症、心痛、心悸等病症。

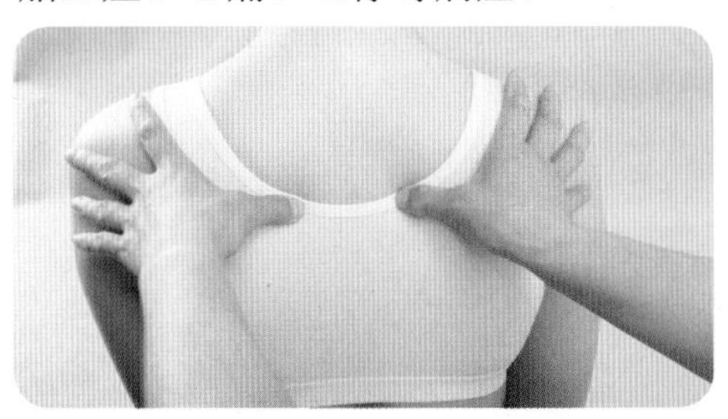

» 艾灸

手执艾条以点燃的一端对准心俞穴，距离皮肤 1.5 ～ 3 厘米施灸，以感到施灸处温热、舒适为度。每日灸 1 ～ 2 次，每次灸 10 分钟左右，灸至皮肤产生红晕为止。可治疗高脂血症、胸痛、心悸等病症。

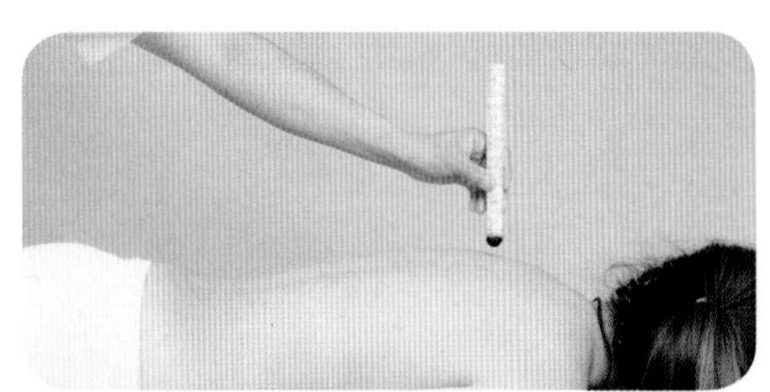

【配伍】

» 心俞+神门+三阴交

神门宁心安神，三阴交健脾利湿。三穴配伍，有调心脾、养心安神的作用，主治健忘、失眠、惊悸。

膈俞穴

活血通脉能止痛

膈俞穴是足太阳膀胱经的常用腧穴之一，又是八会穴之血会。经常刺激本穴，不仅具有活血化瘀的作用，还兼能养血生血、健脾补心。临床上常与血海穴相配伍治疗多种血瘀病症，或与脾俞穴相配伍以治疗气血不足、心脾两虚的病症。可以用于治疗高脂血症。

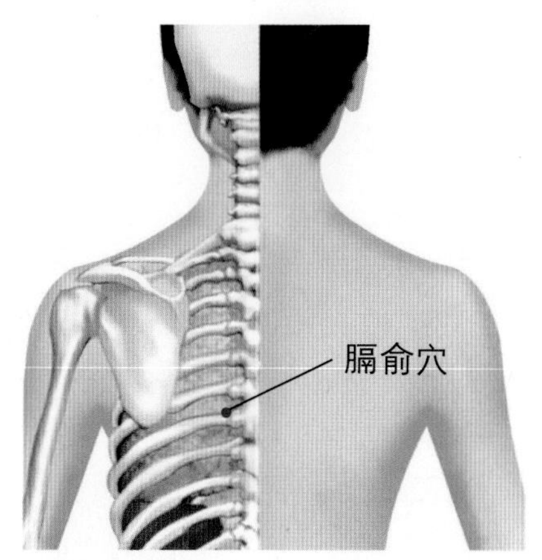

【定位】

在背部，当第 7 胸椎棘突下，旁开 1.5 寸。

【主治】

呕吐，呃逆，气喘，咳嗽，吐血，潮热，盗汗。

【功效】

理气宽胸，活血通脉。

【日常保健】

» 按摩

两手置于被施术者上背部，双手拇指指腹分别按揉两侧的膈俞穴。按揉的手法要均匀、柔和，以局部有酸痛感为佳。早晚各 1 次，每次按揉 2 ～ 3 分钟，两侧膈俞穴同时按揉。长期坚持，能够治疗各种血症。

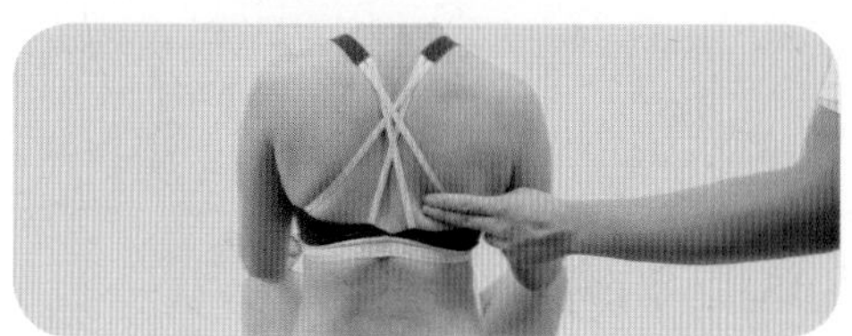

» 艾灸

手执艾条以点燃的一端对准膈俞穴，距离皮肤 1.5 ～ 3 厘米，左右方向平行往复或反复旋转施灸，以感到施灸处温热、舒适为度。每日灸 1 ～ 2 次，每次灸 15 ～ 20 分钟左右，灸至皮肤产生红晕为止。具有行气解郁、散热活血的功效。

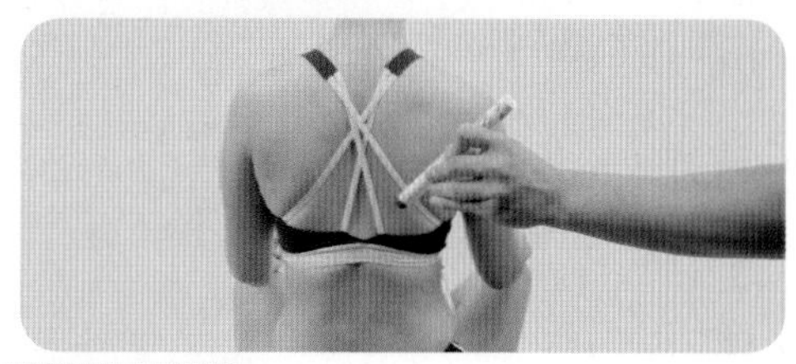

【配伍】

» 膈俞+中脘+内关

中脘穴健脾化湿，内关穴理气止痛。三穴配伍有利膈、理气和胃的功效，主治胃痛、呕吐。

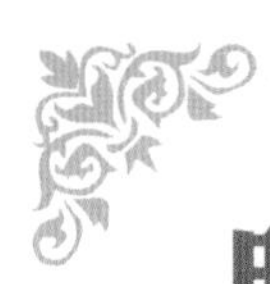

肝俞穴

肝脏的保健穴

肝，肝脏；俞，输注。名意指肝脏的水湿风气由此外输膀胱经，是肝之背俞穴。肝俞穴是治疗肝胆疾患的要穴，除可用于治疗脊背疼痛等局部病证外，还善于治疗肝胆疾患如黄疸、胁痛，及目系疾患如视物模糊、夜盲等。经常刺激该穴可以起到调肝护肝的作用，还能治疗高脂血症。

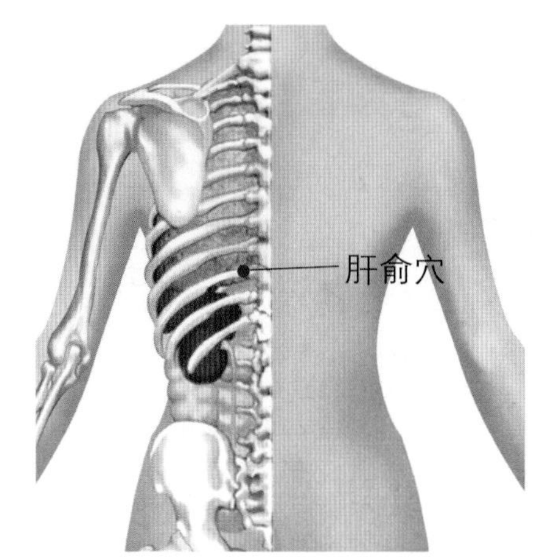

【定位】

在背部，当第 9 胸椎棘突下，旁开 1.5 寸。

【主治】

黄疸，胁痛，吐血，目赤，目眩，雀目，癫狂痫，脊背痛。

【功效】

疏肝利胆，理气明目。

【日常保健】

» 按摩

压肝俞穴，能使胃功能恢复正常，对于治疗宿醉也有显著功效，在指压肝俞穴时，应握拳打。

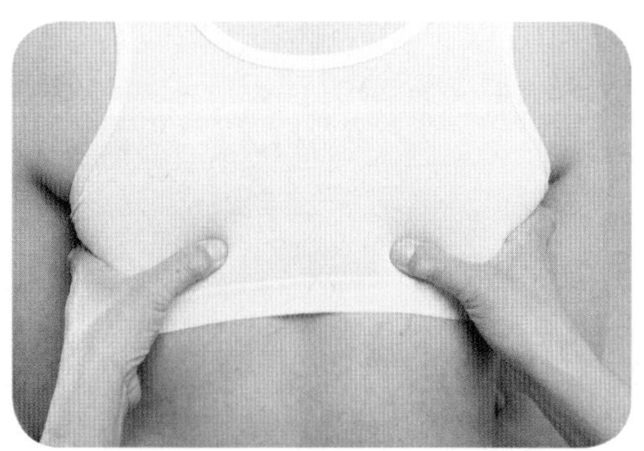

» 艾灸

手执艾条以点燃的一端对准肝俞穴，距离皮肤 1.5 ～ 3 厘米，以感到施灸处温热、舒适为度。每日灸 1 次，每次灸 3 ～ 5 分钟，灸至皮肤产生红晕为止。有固化脾土、除湿降浊、行气提神、通利水道的功能，主治四肢倦怠、少腹胀痛、小便不通等病症。

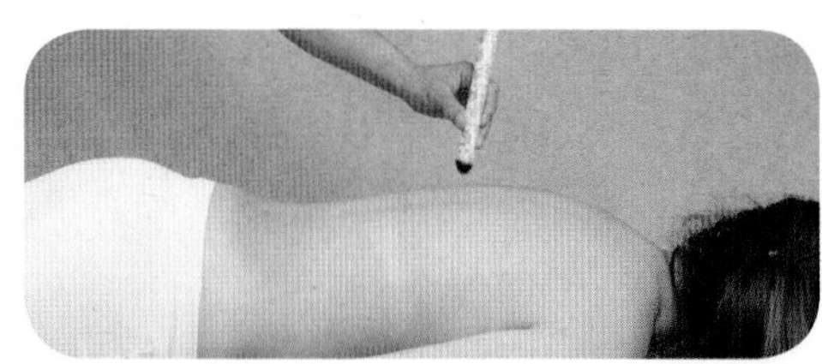

【配伍】

» 肝俞+百会+太冲

百会穴提神醒脑，太冲穴疏肝养血。三穴配伍有平肝潜阳、清热明目的功效，主治头昏头痛、眩晕。

胆俞穴

善治胆病威力强

胆，胆腑；俞，输注。胆俞名意指胆腑的阳热风气由此外输膀胱经。胆俞穴属足太阳膀胱经，胆之背俞穴，内应胆腑，善于外散胆腑之热，具有疏肝解郁、理气止痛的作用，是治疗胆囊炎、坐骨神经痛、风湿性关节炎、肝炎等重要腧穴。刺激胆俞穴对胆腑有很好的保养作用。此外，胆俞穴对高脂血症、肺结核、潮热等也能起到预防和治疗的作用。

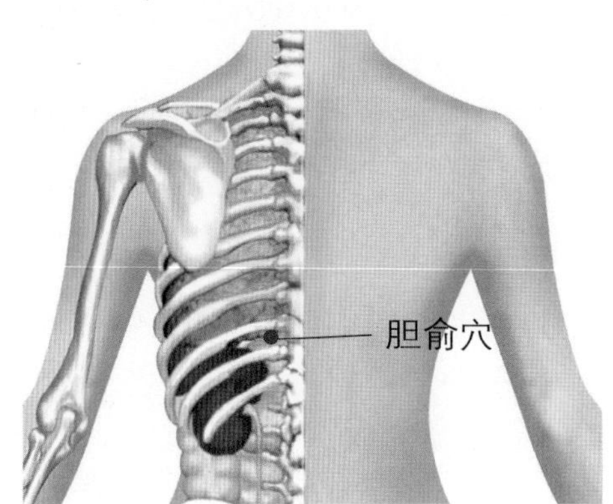

【定位】

在背部，当第10胸椎棘突下，旁开1.5寸。

【主治】

黄疸，口苦，胁痛，肺痨，潮热。

【功效】

疏肝利胆，清热化湿。

【日常保健】

» 按摩

按压胆俞穴时，一面吐气一面用力按压6秒钟，每回按压5次，每天5回，可治疗慢性肝炎。

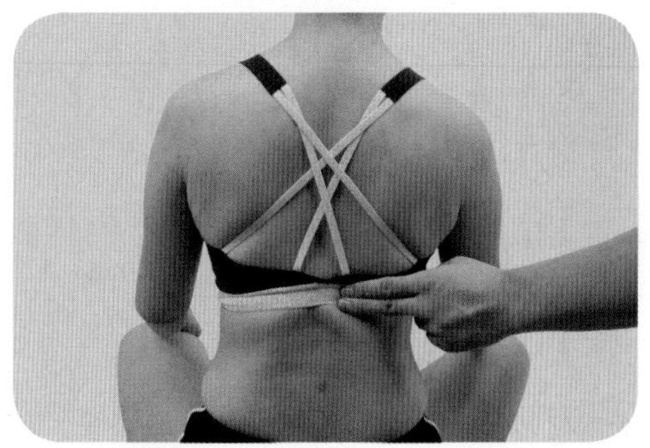

» 刮痧

用刮痧板边缘从上而下刮拭胆俞穴3～5分钟，以皮肤有酸胀感为佳。隔天1次，可治疗高脂血症、高血压。

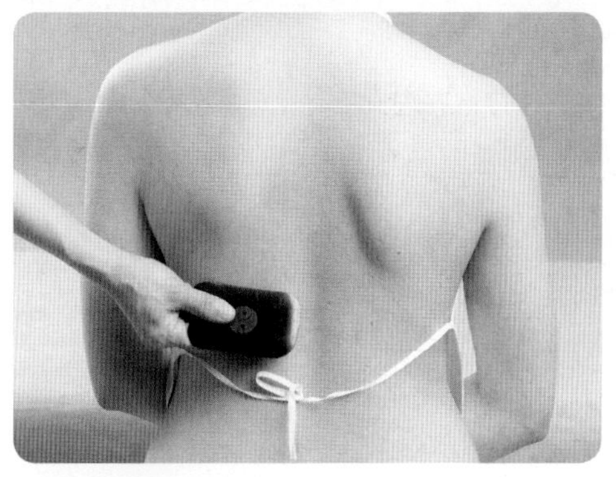

【配伍】

» 胆俞+日月

日月穴利胆疏肝、降逆和胃。两穴配伍有疏肝利胆、清热除湿的作用，主治黄疸、胆囊炎。

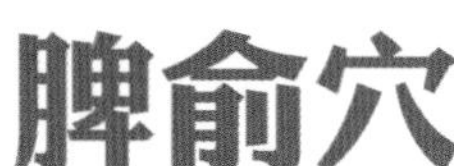

脾俞穴

益气健脾消化好

脾，脾脏；俞，输注。脾俞名意指脾脏的湿热之气由此外输膀胱经。脾俞属足太阳膀胱经，为脾之背俞穴，内应脾脏，为脾经经气转输之处，善利脾脏水湿。刺激该穴可增强脾脏的运化功能，促进消化吸收，减少血液中的血糖数值。该穴主治脾的病症，尤其是因消化功能减弱而致的身体虚弱。

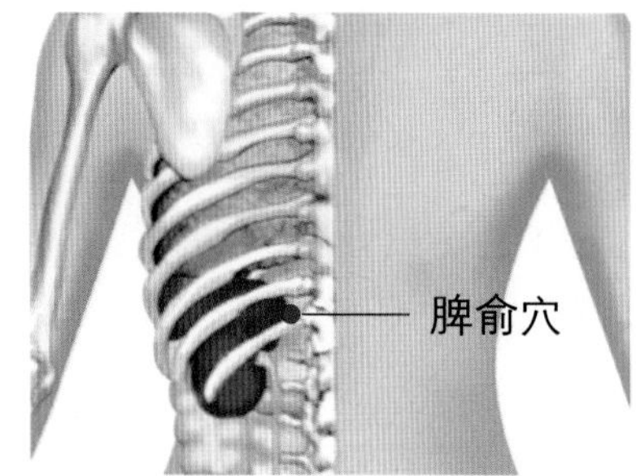

【定位】

位于背部，当第 11 胸椎棘突下，旁开 1.5 寸。与肚脐中相对应处即为第 2 腰椎，由第 2 腰椎往上摸 3 个椎体，即为第 11 胸椎，其棘突下缘旁开约 2 横指（食、中指）处为取穴部位。

【主治】

胃溃疡、胃炎、胃痉挛、神经性呕吐、肠炎。

【功效】

健脾和胃，利湿升清。

【日常保健】

» 按摩

用拇指指腹按揉脾俞穴 100 ～ 200 次，力度适中，每天坚持，能够治疗饮食不当造成的腹胀、呕吐、泄泻等病症。

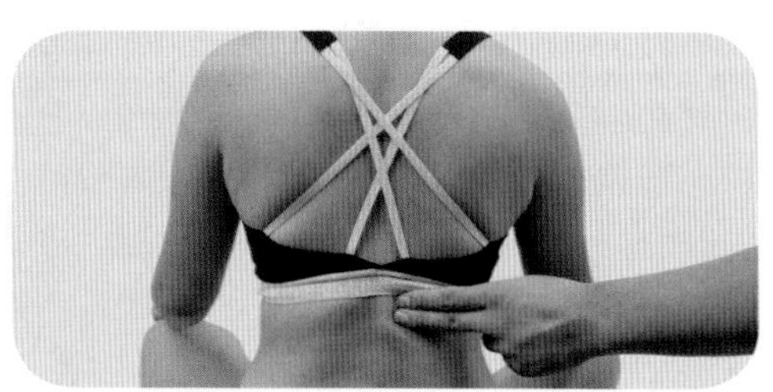

» 艾灸

手执艾条以点燃的一端对准施灸部位，距离皮肤 1.5 ～ 3 厘米施灸，以感到施灸处温热、舒适为度。每日灸 1 ～ 2 次，每次灸 10 分钟左右，灸至皮肤产生红晕为止。可增强机体对营养的吸收能力，使新陈代谢的机能旺盛，促进血液循环的加快和造血机能的提高。同时对腹胀、便血、呕吐、水肿等有效。

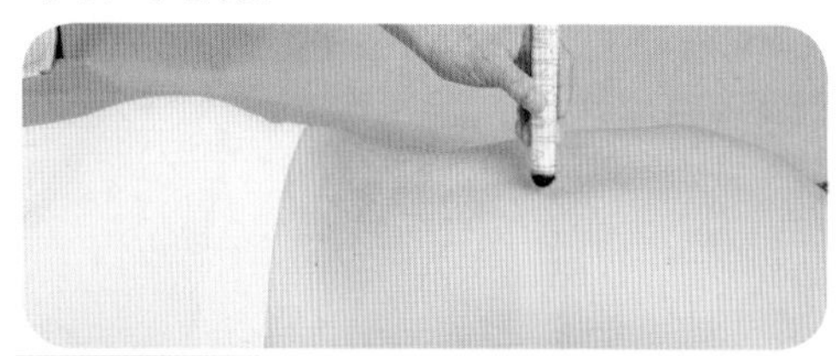

【配伍】

» 脾俞+章门

章门理气散结、清利湿热。两穴配伍，有健脾和胃的功效，主治因暴饮暴食引起的胃痛、腹胀。

命门穴

生命的重要门户

命，人之根本；门，出入的门户。命门名意指脊骨中的高温高压阴性水液由此外输督脉。命门穴属奇经八脉之督脉，古称命门为“水火之府，为阴阳之宅，为精气之海，为死生之窦”，又言“命门中乎两肾”，故命门穴能温补元阳、补肾培元而强腰膝，补筋骨，对高脂血症也有一定的疗效。

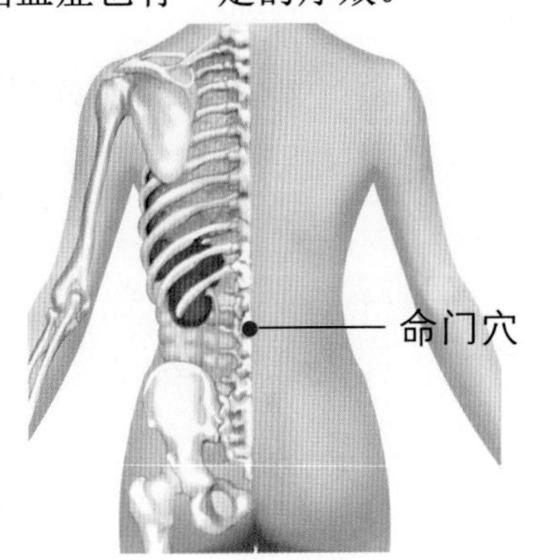

【定位】

在腰部，当后正中线上，第 2 腰椎棘突下凹陷中。

【主治】

虚损腰痛，脊强反折，遗尿，尿频，泄泻，遗精，白浊，阳痿，早泄，赤白带下，胎屡坠，五劳七伤，头晕耳鸣，癫痫，惊恐，手足逆冷。

【功效】

培元固本，强健腰膝。

【日常保健】

» 按摩

用拇指揉按命门穴 100 ～ 200 次，力度先由轻至重，再由重至轻，手法连贯，以局部有酸麻胀感为宜。长期坚持，可治疗脾肾阳虚型痛风性关节炎。

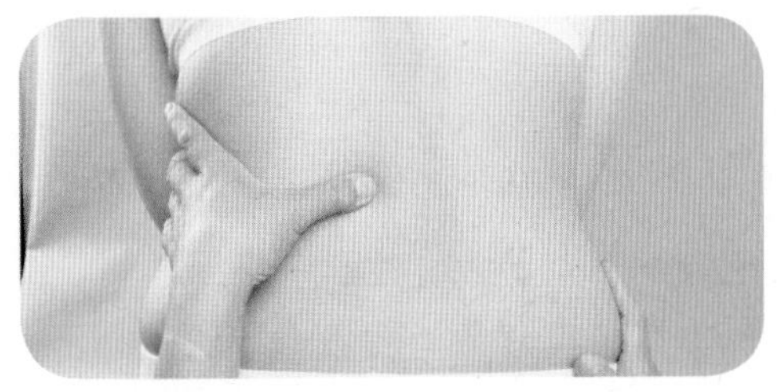

» 艾灸

手执艾条以点燃的一端对准命门穴，距离皮肤 1.5 ～ 3 厘米，以感到施灸处温热、舒适为度。每日灸 1 次，每次灸 10 ～ 20 分钟。具有固本温中、滋阴降火的功效。

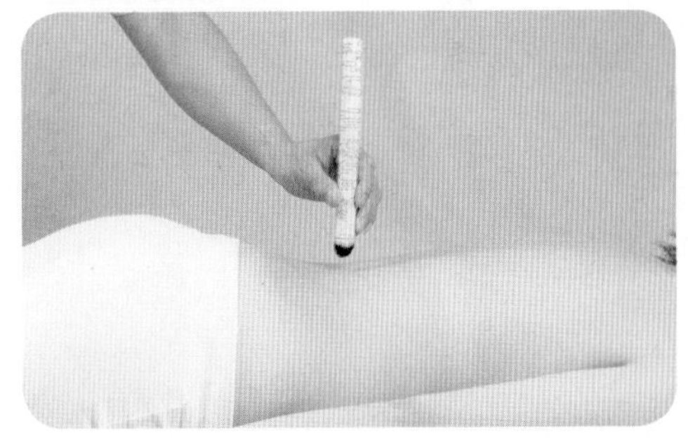

【配伍】

» 命门+肾俞+太溪

三穴配伍，具有补益肝肾、强健筋骨的作用，能缓解肝肾亏虚型痛风症状。

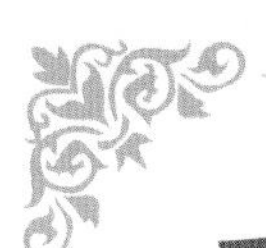

手三里穴

通经活络养气血

手，指穴所在部位为手部；三里，指穴内气血物质所覆盖的范围。手三里名意指大肠经冷降的浊气在此覆盖较大的范围。手三里穴为手阳明大肠经上的重要穴位之一，是个养生强健穴，可以增强免疫力。经常按揉足三里穴，可舒筋活络，治疗运动系统疾病，对改善手臂疼痛的效果尤为明显。与人体其他穴位配伍运用，还能治疗高脂血症。

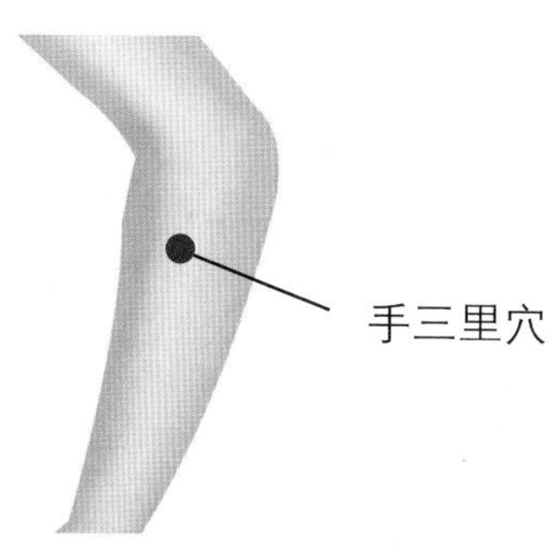

【定位】

在前臂背面桡侧，当阳溪与曲池连线上，肘横纹下 2 寸处。

【主治】

齿痛颊肿，上肢不遂，腹痛，腹泻。

【功效】

通经活络，清热明目，调理肠胃。

【日常保健】

» 按摩

用拇指指腹按揉手三里穴 100～200 次，力度由轻至重再至轻，按摩至局部有酸胀感为宜，手法连贯。每天坚持，能够治疗高脂血症、目痛、上肢痹痛。

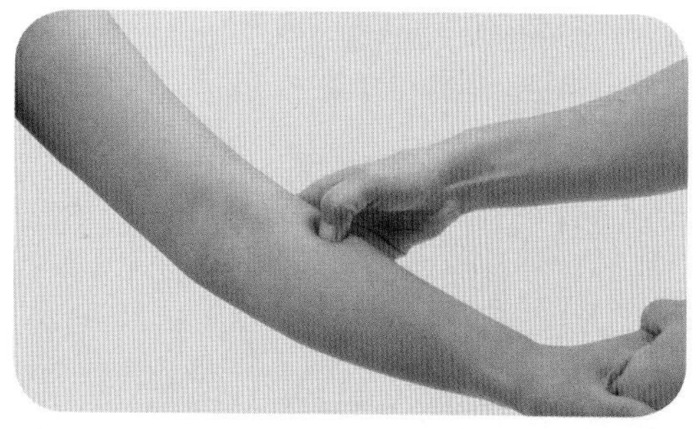

» 艾灸

宜采用温和灸。施灸时，手执艾条以点燃的一端对准施灸部位，距离皮肤 1.5 ～ 3 厘米，以感到施灸处温热、舒适为度。每日灸 1 次，每次 10 ～ 20 分钟，灸至皮肤产生红晕为止。具有通经活络、清热明目的功效。

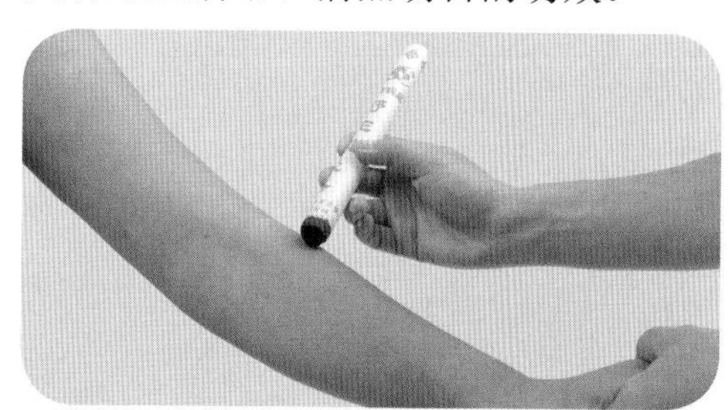

【配伍】

» 手三里+肩髃+列缺

三穴配伍，具有通经活络的作用，能治疗上肢关节屈伸不利、疼痛难忍。

曲池穴

疏风清热降脂降压

曲，隐秘，不太察觉之意；池，水的围合之处、汇合之所。为大肠经之合穴，名意指本穴的气血物质为地部之上的湿浊之气。曲池穴对人体的消化系统、血液循环系统、内分泌系统等均有明显的调整作用。经常刺激本穴对血管舒缩功能有调节作用，轻刺激可引起血管收缩，重刺激多引起血管扩张。曲池穴是降脂降压的好穴位。

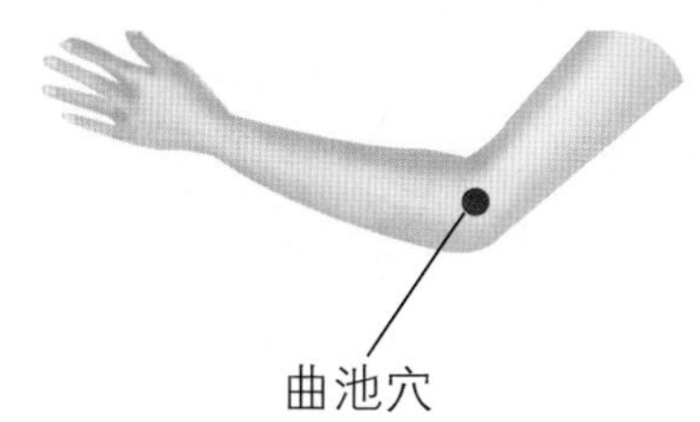

【定位】

在肘横纹外侧端，屈肘，当尺泽与肱骨外上髁连线中点。

【主治】

脑血管病后遗症，肺炎，扁桃体炎，咽喉炎，牙痛，睑腺炎，乳腺炎，甲状腺肿大，过敏性疾病等。

【功效】

解表热，又可清热毒。

【日常保健】

» 按摩

用拇指掐按 30 ～ 50 下，力度适中，以皮肤有酸胀感为佳。可防治高脂血症、高血压、肩臂肘疼痛。

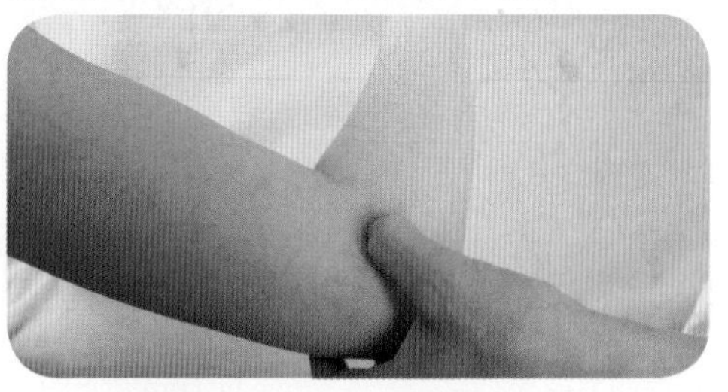

» 艾灸

宜采用温和灸。施灸时，手执艾条以点燃的一端对准曲池穴，距离皮肤 1.5 ～ 3 厘米处施灸，以感到施灸处温热、舒适为度。每日灸 1 次，每次灸 3 ～ 7 分钟，灸至皮肤产生红晕为止。可有效缓解肩周炎、肘关节炎、高血压病、皮肤病、流行性感冒等病症。

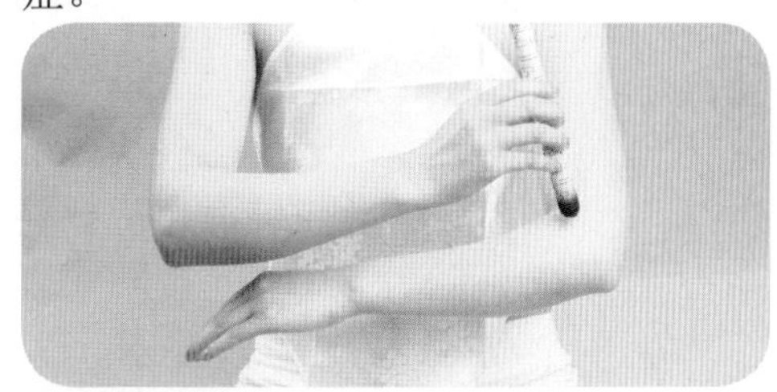

【配伍】

» 曲池+合谷+外关

合谷穴通经活络，外关穴祛火通络。三穴配伍有通经祛火、清热毒的功效，主治感冒发热、咽喉炎、扁桃体炎、目赤。

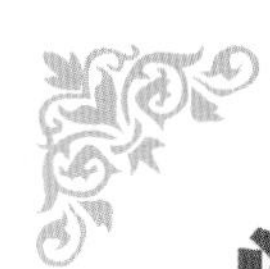

间使穴

治疗热病的奇效穴

间，间接；使，指使、派遣。属手厥阴心包经，该穴名意指心包经经水在此蒸发凉性水气。很多人因不得志而心情抑郁，而只有心情舒畅，身心健康快乐方可快乐生活。刺激该穴能够宽胸解郁，缓解心情抑郁，还可以治疗高脂血症和各种热性病。

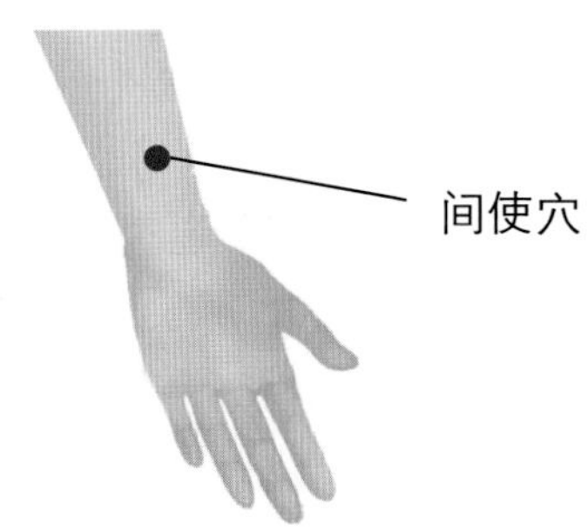

【定位】

在前臂掌侧，当曲泽与大陵的连线上，腕横纹上 3 寸，掌长肌腱与桡侧腕屈肌腱之间。

【主治】

心痛，心悸，胃痛，呕吐，热病，烦躁，疟疾，癫狂，痫证，腋肿，肘挛，臂痛。

【功效】

宽胸和胃，清心安神，截疟。

【日常保健】

» 按摩

用拇指指腹按压间使穴，每次 5 分钟，每日 2 次。能够缓解高脂血症、呕吐、反胃、心痛等。

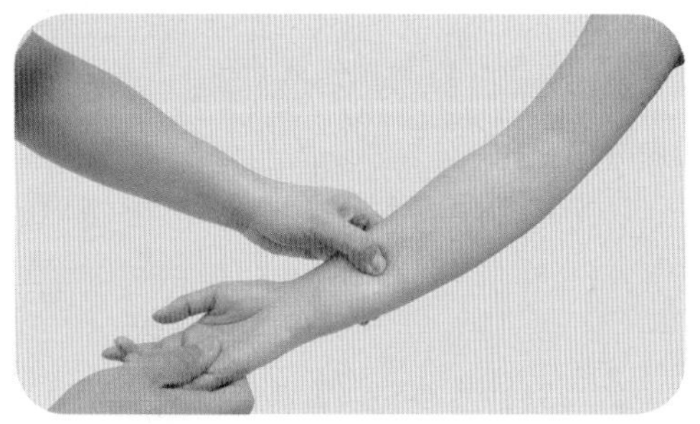

» 艾灸

艾条灸 5 ～ 10 分钟，艾炷灸 3 ～ 5 壮。具有温阳通络、活血化瘀的功效，可治疗高脂血症。

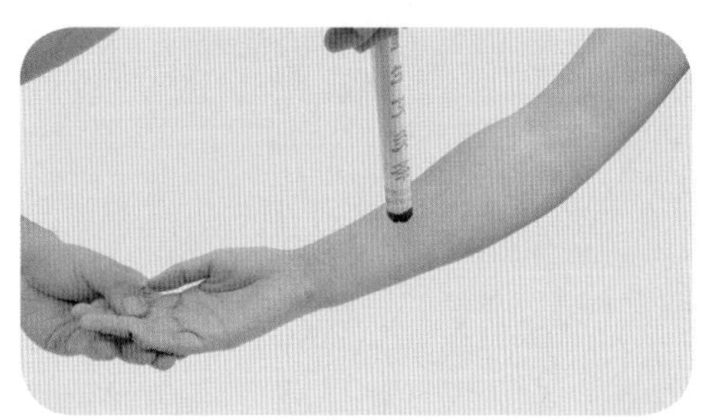

【配伍】

» 间使+心俞

两穴配伍，有益心气、宁神志的作用，主治心悸。

» 间使+大杼

两穴配伍，有宣阳解表、驱邪截疟的作用，主治疟疾。

内关穴

保健心脏治胃病

内，内外之内；关，关隘。穴在前臂内侧要处，犹如关隘。内关穴属手厥阴心包经，为心包经之络穴，亦为八脉交会穴之一，与阴维脉相通。该穴对胸部心脏部位的止痛效果较明显，经常刺激本穴，可以防治因肥胖造成的胸部不适。

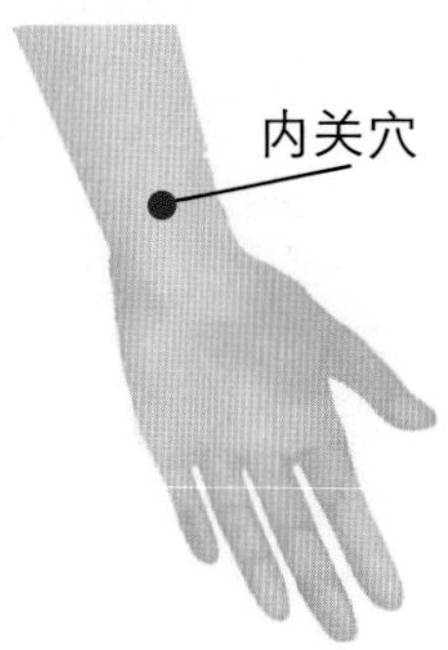

【定位】

在前臂掌侧，当曲泽与大陵的连线上，腕横纹上 2 寸，掌长肌腱与桡侧腕屈肌腱之间。

【主治】

心绞痛，心肌炎，心律不齐，高血压病，高脂血症，胃炎，癔症等。

【功效】

宁心安神，理气止痛。

【日常保健】

» 按摩

用拇指指腹揉按内关穴 100 ～ 200 次，力度适中，手法连贯，按之局部有酸胀感为宜。每天坚持，能够缓解呕吐、晕车、心痛等病症。

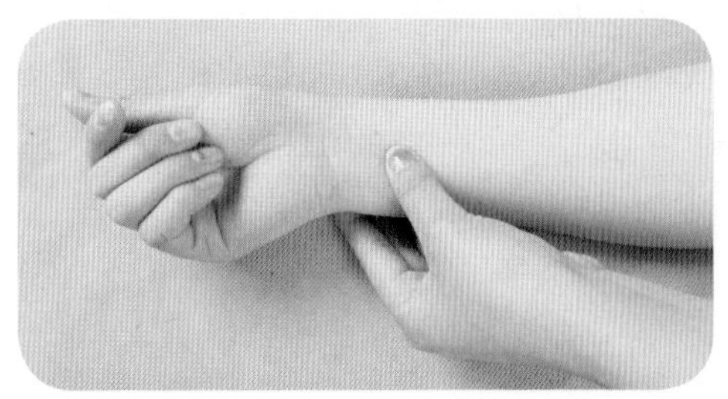

» 艾灸

施灸时，手执艾条以点燃的一端对准施灸部位，距离皮肤 1.5 ～ 3 厘米，以感到施灸处温热、舒适为度。具有理气止痛的功效，可治疗心痛、痛经等病症。

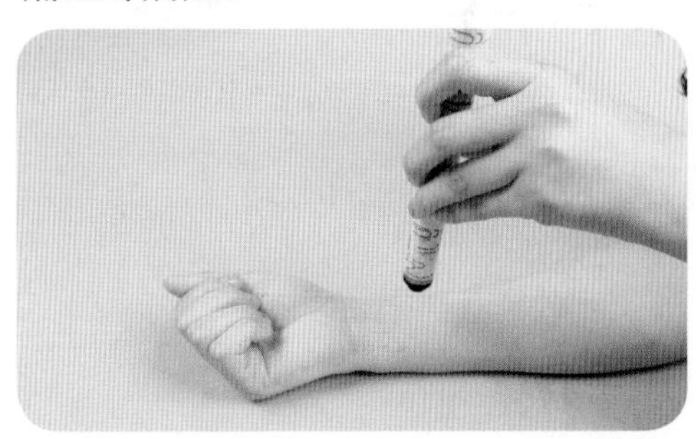

【配伍】

» 内关+足三里+中脘

足三里燥化脾湿，中脘和胃健脾、降逆利水。三穴配伍，有调理脾胃的作用，主治饮食不当引起的胃脘痛。

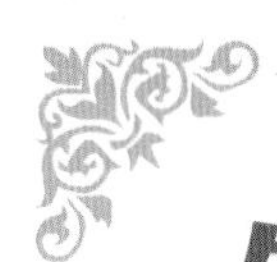

外关穴

清热解毒又止痛

外，外部；关，关卡。该穴名意指三焦经气血在此胀散外行，外部气血被关卡不得入于三焦经。外关穴是手少阳三焦经的常用腧穴之一，火热之邪易上炎头面，经常刺激本穴，对各种热病有良好的治疗效果。穴处上肢，因近治作用，对各类上肢运动系统疾患亦有较好的疗效，可用于痛风性关节炎属热者。

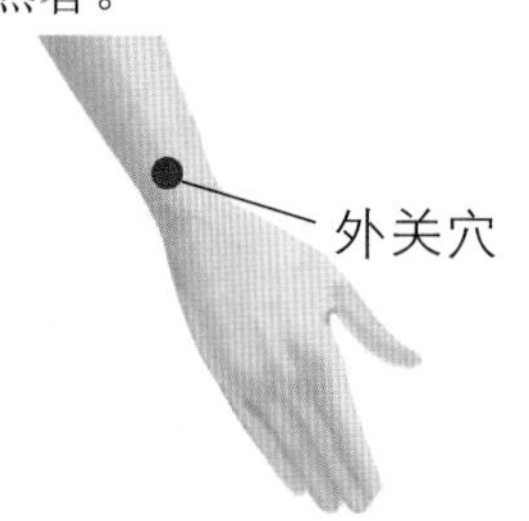

【定位】

在前臂背侧，当阳池与肘尖的连线上，腕背横纹上 2 寸，尺骨与桡骨之间。

【主治】

热病，头痛，颊痛，耳聋，耳鸣，目赤肿痛，胁痛，肩背痛，肘臂屈伸不利，手指疼痛，手颤。

【功效】

通经活络，清热明目，调理肠胃，清热解毒，解痉止痛，通经活络。

【日常保健】

» 按摩

用拇指指尖掐按外关穴 100 ～ 200 次，力度由轻至重再至轻，按摩至局部有酸胀感为宜。高脂血症患者每天坚持，可治疗便秘、头痛、耳鸣、上肢关节屈伸不利。

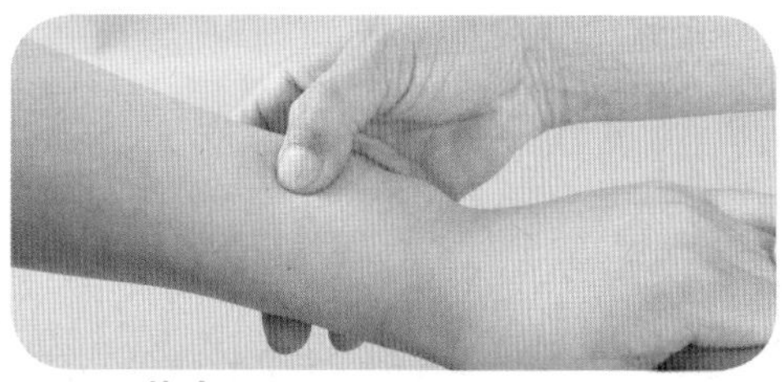

» 艾灸

宜采用温和灸。施灸时，手执艾条以点燃的一端对准外关穴，距离皮肤 1.5 ～ 3 厘米处施灸，以感到施灸处温热、舒适为度。每日灸 1 ～ 2 次，每次灸 10 ～ 15 分钟。具有调气镇痛的作用，可缓解上肢关节疼痛。

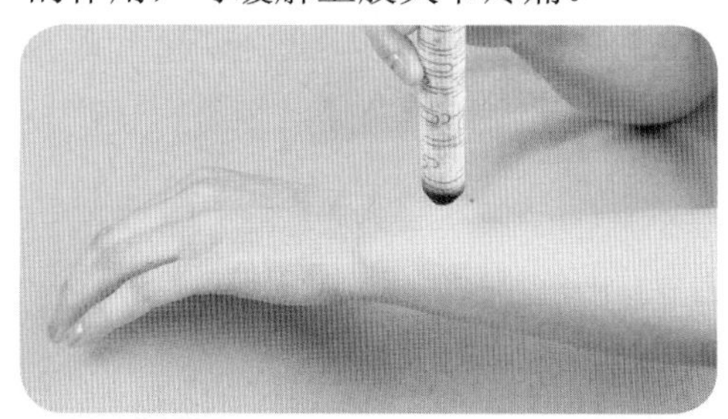

【配伍】

» 外关+太阳+率谷

太阳穴清肝明目，率谷穴平肝息风、通络止痛。三穴配伍具有通经活络的功效，可用于缓解高脂血症引起的偏头痛。

合谷穴

疏解面齿之风邪

合，汇聚；谷，两山之间的空隙。合谷名意指大肠经气血会聚于此并形成强盛的水湿风气场。合谷为全身反应的最大刺激点，可以降低血压，镇静神经，调整机能，开关节而利疏痹风，行气血，通经络，清滞瘀。常刺激此穴，还有健脾胃的作用，对头痛、耳聋、视力模糊、失眠、神经衰弱、高脂血症等症都有很好的调理保健功能。

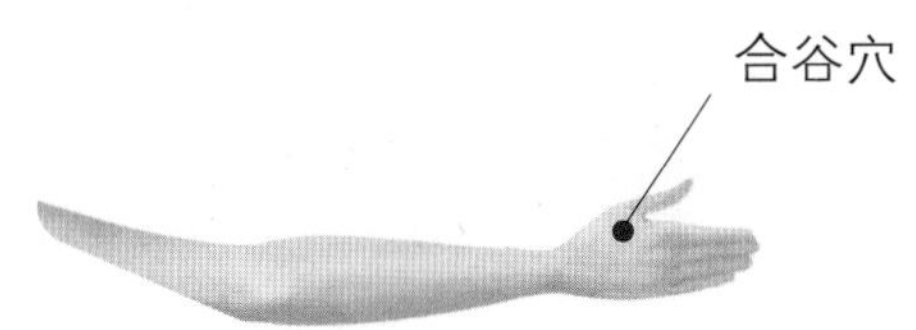

【定位】

在手背，第 1、2 掌骨间，当第 2 掌骨桡侧的中点处。

【主治】

头痛，高血压病，目赤肿痛，鼻衄，齿痛，牙关紧闭，口眼㖞斜，耳聋，痄腮，咽喉肿痛，热病无汗，多汗，腹痛，便秘，经闭，滞产。

【功效】

镇静止痛，通经活经，清热解表。

【日常保健】

» 按摩

常用拇指指腹垂直按压此穴，每次 1 ～ 3 分钟，每天坚持，不仅有健脾胃的作用，还对头痛、高血压病、高脂血症、耳聋、视力模糊、失眠、神经衰弱等症都有很好的调理保健功能。

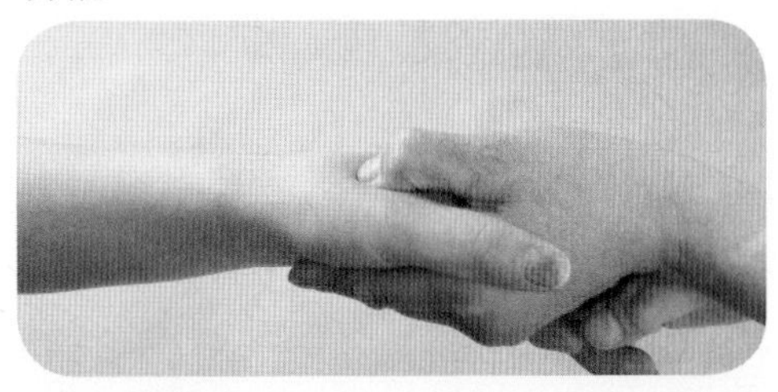

» 艾灸

宜采用温和灸。将点燃的艾条对准合谷穴，距离皮肤 1.5 ～ 3 厘米，以感到施灸处温热、舒适为度。每日灸 1 次，每次灸 5 ～ 10 分钟，灸至皮肤产生红晕为止。可有效缓解高血压、高脂血症、发热恶寒、头痛、咽喉肿痛、耳鸣耳聋、疔疮等病症。

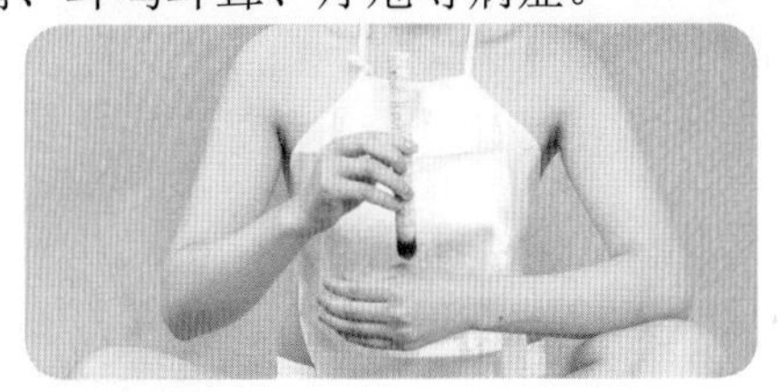

【配伍】

» 合谷+太冲

两穴配伍，有镇静安神、平肝息风作用，主治癫狂、头痛、眩晕、高血压、高脂血症。

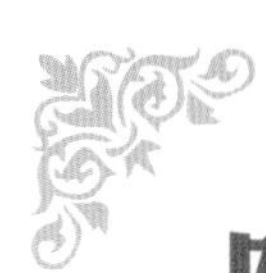

阴陵泉穴

调节脾肾利水湿

阴，阴阳之阴；陵，土丘；泉，水泉穴。该穴名意指脾经地部流行的经水及脾土物质混合物在本穴聚合堆积。阴陵泉穴属足太阴脾经，为脾经之合穴，善于调节脾肾的功能。脾主运化水湿，肾为水脏，主津液，它们在调节体内水液平衡方面，起着极为重要的作用。脾肾虚弱，则水液疏泻无力，滞留体内，引发水肿。刺激本穴，可健脾益肾、利水湿、降血脂。

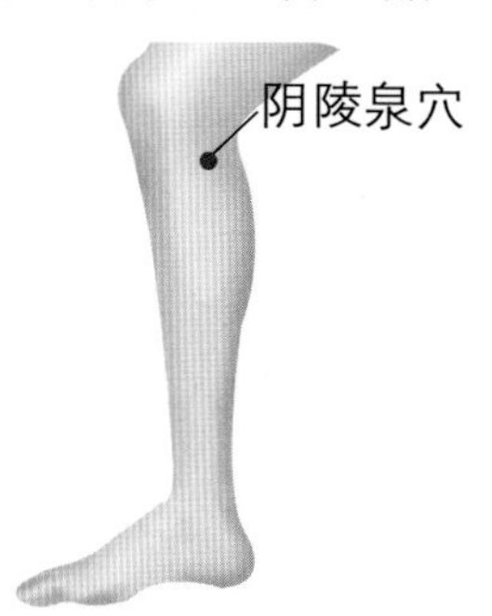

【定位】

在小腿内侧，当胫骨内侧髁后下方凹陷处。

【主治】

腹胀，泄泻，水肿，黄疸，小便不利或失禁，膝痛。

【功效】

清利湿热，健脾理气，益肾调经，通经活络。

【日常保健】

» 按摩

用拇指指腹按揉阴陵泉穴100～200次，力度由轻至重再至轻，按摩至局部有酸胀感为宜，手法连贯。每天坚持，能够健补脾肾、清利湿热，治疗高脂血症、各种胃病。

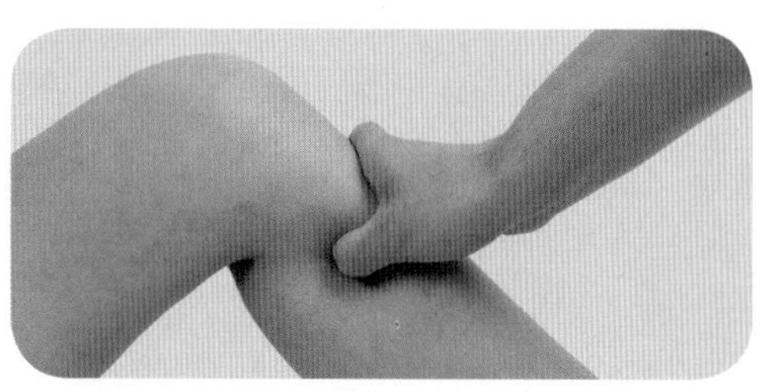

» 艾灸

手执艾条以点燃的一端对准阴陵泉穴，距离皮肤1.5～3厘米施灸，以感到施灸处温热、舒适为度。每日灸1次，每次灸10分钟左右，灸至皮肤产生红晕为止。有健脾祛湿、理气活血、温中消肿、通经活络的功效，治疗高脂血症。

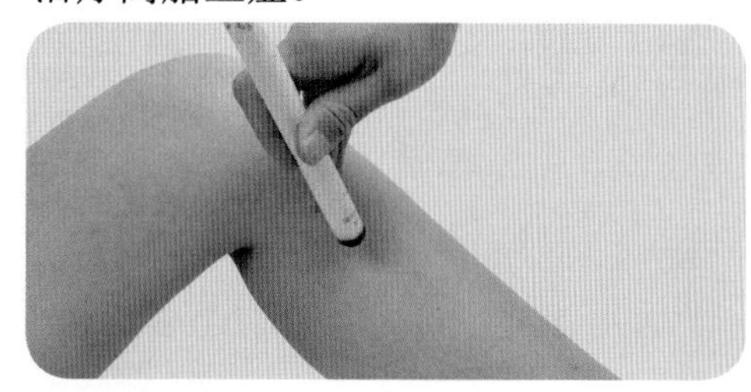

【配伍】

» 阴陵泉+三阴交

三阴交健脾利湿、补益肝肾。两穴配伍，有温中健脾的作用，主治腹寒。

丰隆穴

祛痰除湿降血脂

丰隆穴属足阳明胃经，为胃经之络穴。高脂血症是由脂肪代谢或运转失常所致，如高胆固醇症、高三酰甘油血症等。丰隆穴有疏通脾胃表里二经的气血阻滞、促进水液代谢的作用，降痰浊、化瘀血，泄热通腑，故可治疗由于痰浊瘀阻经络而致的高脂血症。临床观察，随着血脂日趋正常，形体肥胖、善忘语迟、思维迟钝、痴呆嗜睡、头胀眩晕等症状也随之好转或消除。

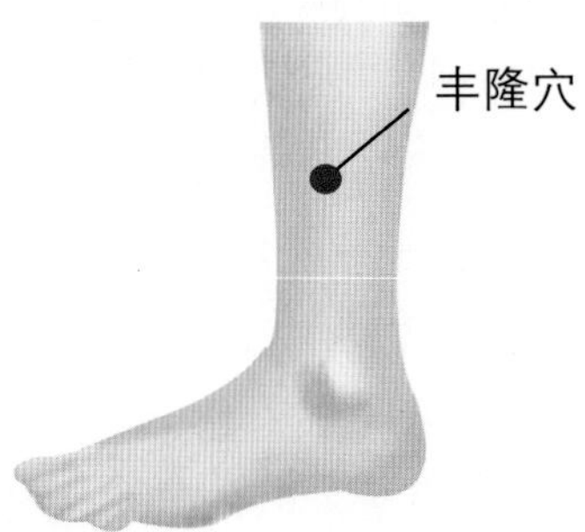

【定位】

在小腿前外侧，当外踝尖上 8 寸，条口外，距胫骨前缘二横指（中指）。

【主治】

头痛，眩晕，痰多咳嗽，呕吐，便秘，水肿，癫狂痛，下肢痿痹。

【功效】

健脾化痰，和胃降逆，开窍。

【日常保健】

» 按摩

用手指指腹点按丰隆穴 3 ～ 5 分钟，力度适中，手法连贯，至局部有酸胀感即可。长期按摩，可改善高脂血症、胸闷，眩晕等症。

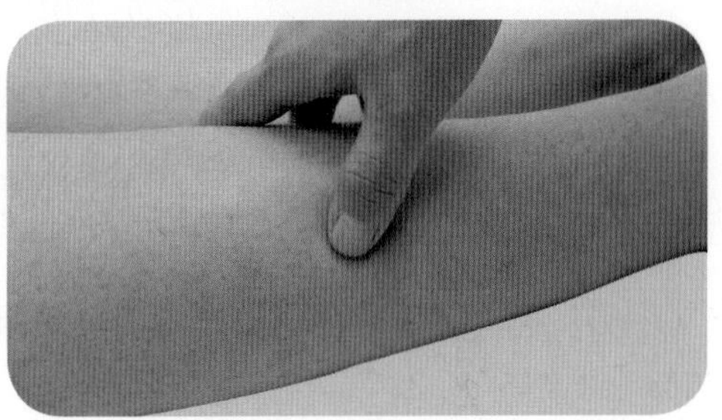

» 艾灸

取坐位，手执艾条以点燃的一端对准丰隆穴，距离皮肤 1.5 ～ 3 厘米。每日灸 1 次，每次灸 15 分钟，灸至皮肤产生红晕为止。具有化痰湿、清神志的功效。可治疗高脂血症。

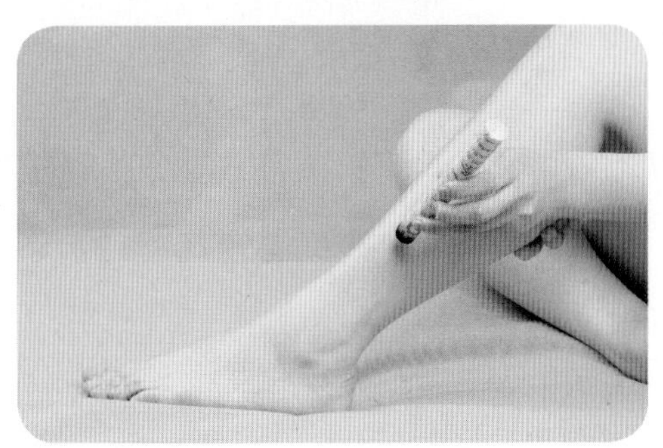

【配伍】

» 丰隆+肺俞+尺泽

肺俞调补肺气、祛风止痛，尺泽清肺热、平咳喘。三穴配伍，有祛湿化痰的作用，主治咳嗽、哮喘。

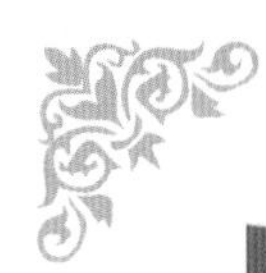

足三里穴

强壮身心的大穴

足三里为足阳明胃经之合穴，是五输穴之一，“合治内腑”，凡六腑之病皆可用之，是一个强壮身心的大穴。传统中医认为，刺激足三里穴可以调节机体免疫力，增强抗病能力，保健肾脏和脾胃，对改善脾胃虚弱、高脂血症有较好的效果。

足三里穴

【定位】

在小腿前外侧，当犊鼻下3寸，距胫骨前缘1横指（中指）。

【主治】

急慢性胃肠炎，十二指肠溃疡，胃下垂，痢疾，阑尾炎，肠梗阻，肝炎，高血压，高脂血症，冠心病，心绞痛，风湿热，支气管炎，支气管哮喘，肾炎，肾绞痛，膀胱炎，阳痿，遗精，功能性子宫出血，盆腔炎，休克，失眠等。

【功效】

调理脾胃，补中益气，通经活络，疏风化湿，扶正祛邪。

【日常保健】

» 手指按压

每天用大拇指或中指按压足三里穴1次，每次每穴按压1～3分钟，每分钟按压15～20次，长期坚持，可改善消化不良、下肢水肿等病症。

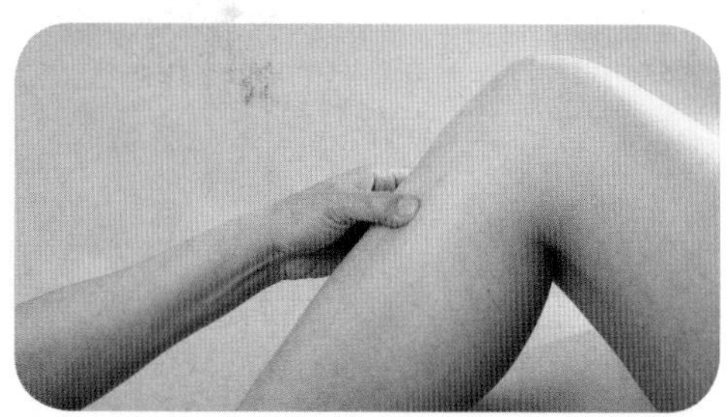

» 艾灸

每周用艾条艾灸足三里穴1～2次，每次灸15～20分钟，艾灸时应让艾条的温度稍高一点，使局部皮肤发红，艾条缓慢沿足三里穴上下移动，以不烧伤局部皮肤为度。坚持2～3个月，有理脾胃、调气血、主消化、补虚弱之功效。可治疗高脂血症。

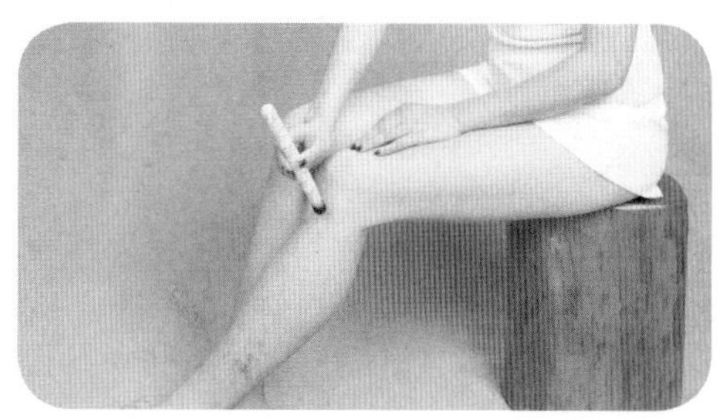

【配伍】

» 足三里+曲池+丰隆+三阴交

四穴配伍，有健脾化痰的作用，主治头晕目眩。

三阴交穴

滋阴补肾的降脂穴

三阴，足三阴经；交，交会。属足太阴脾经，该穴名意指足部的三条阴经中气血物质在本穴交会。三阴交穴具有疏肝利胆、强健腰膝、舒筋活络的作用，能够通利湿邪强健腰膝骨节，尤其对妇科病症有良好的治疗效果，还能改善循环系统的疾病，对高血压、高脂血症有很好的疗效。

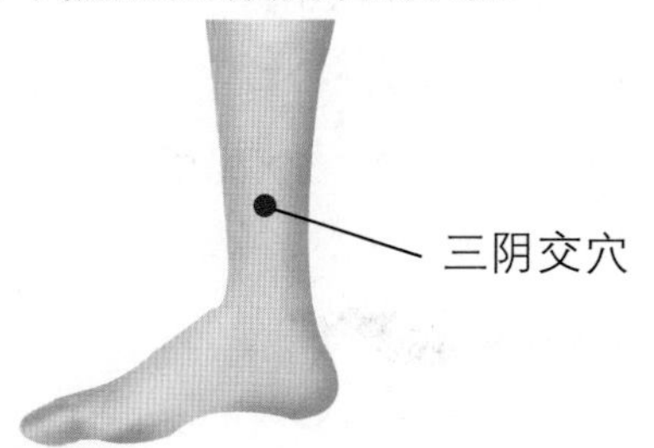

【定位】

在小腿内侧，当足内踝尖上 3 寸，胫骨内侧缘后方。

【主治】

肠鸣腹胀，泄泻，月经不调，带下，阴挺，不孕，滞产，遗精，阳痿，遗尿，疝气，心悸，失眠，高血压病，高脂血症，下肢痿痹，脚气。

【功效】

健脾和胃，调补肝肾，行气活血，疏经通络。

【日常保健】

» 按摩

用拇指顺时针按揉三阴交穴 2 分钟，然后逆时针按揉 2 分钟，力度适中，手法连贯，按揉至局部有胀麻感为宜。每天坚持，能够治疗月经不调、腹痛、泄泻等病症。

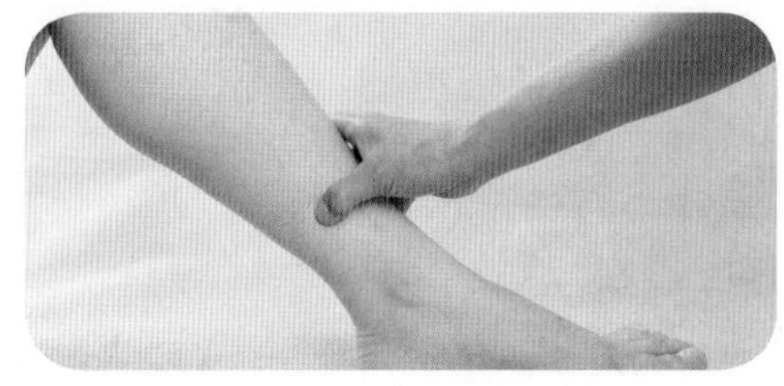

» 艾灸

体质虚寒者，可以用艾条灸三阴交穴，每次 10 分钟左右，以局部温热为度，每日或隔日 1 次。女性体质虚寒者长期坚持可调经及防治妇科病症，强壮身体。此外临睡前灸还有助眠的作用。

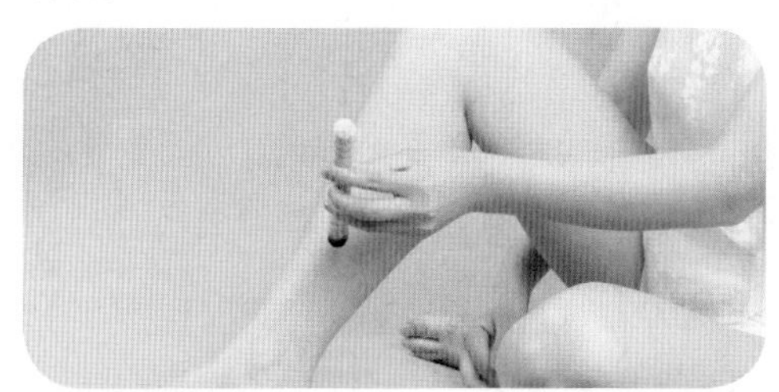

【配伍】

» 三阴交+中脘+内关+足三里

中脘和胃健脾、降逆利水，内关理气止痛，足三里生发胃气、燥化脾湿。四穴配伍有活血化瘀的功效，主治血栓闭塞型脉管炎。

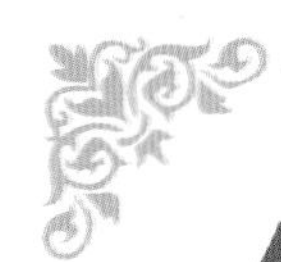

公孙穴

调和肝脾助降脂

公孙，公之辈与孙之辈，是说穴内气血物质与脾土之间的关系。公孙穴属足太阴脾经，为足太阴之络穴，肝木为公，脾土为孙。肝脾不调，则易出现胸胁胀满窜痛、情志抑郁或急躁易怒、腹痛欲泻等症状。刺激该穴可以治疗脾胃和胸腹部等疾病，还能缓解因高脂血症引起的不适症状。

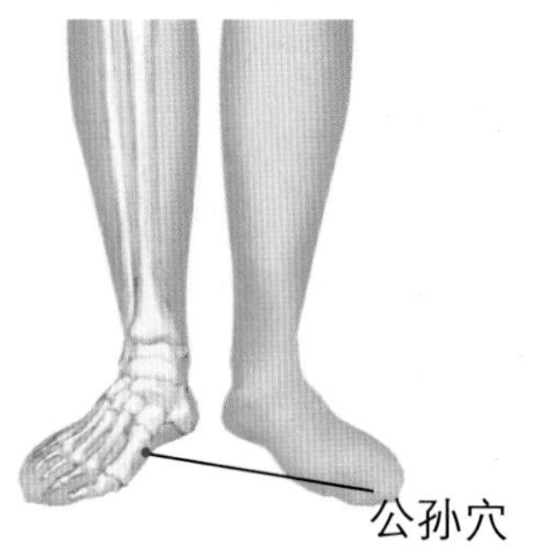

【定位】

足内侧缘，第1跖骨基底前下方凹陷处，当太白后1寸。

【主治】

急慢性胃炎、消化道溃疡、急慢性肠炎、神经性呕吐、消化不良、精神分裂症。

【功效】

扶脾胃，理气机，调血海，和冲脉。

【日常保健】

» 按摩

用拇指掐按公孙穴100～200次，以局部出现酸、麻、胀感觉为佳。每天坚持，能够改善高脂血症、便秘、水肿、胃痛等病症。

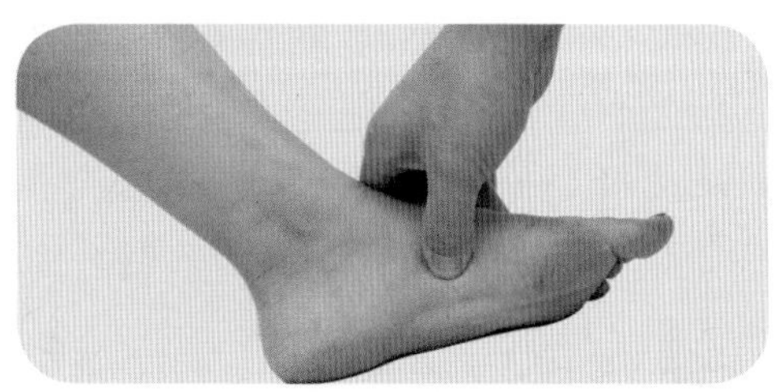

» 艾灸

手执艾条以点燃的一端对准公孙穴，距离皮肤1.5～3厘米施灸，以感到施灸处温热、舒适为度。每日灸1次，每次灸10分钟左右，灸至皮肤产生红晕为止。可治疗高脂血症、呕吐、水肿、胃痛等病症。

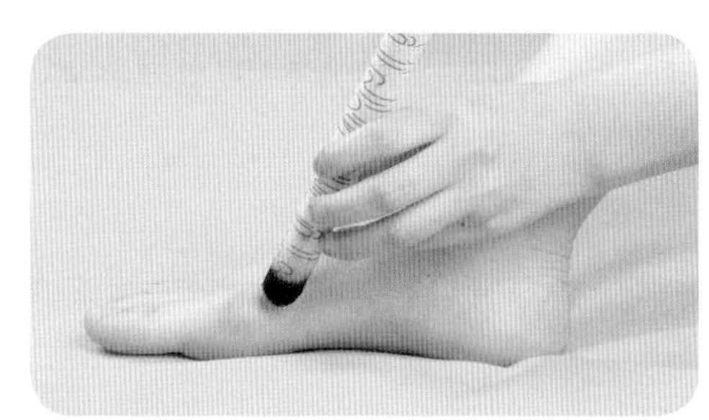

【配伍】

» 公孙+丰隆+中魁+膻中

丰隆健脾祛湿，中魁疏通经络，膻中活血通络。四穴配伍，主治过度肥胖引起的呕吐痰涎、眩晕不已。

太冲穴

调肝顺气降血压

太，大；冲，冲射之状。该穴名意指肝经的水湿风气在此向上冲行。穴属肝经，为肝脏原气留止之处。一方面，“肝足厥阴之脉，上出额，与督脉会于巅”（《灵枢·经脉》），所以肝脑相通；另一方面，肝为“一身气化发生之始”“握升降之枢”，因此古今论述皆认为太冲具平肝潜阳、行气解郁之功，是治疗高血压病、高脂血症的要穴。

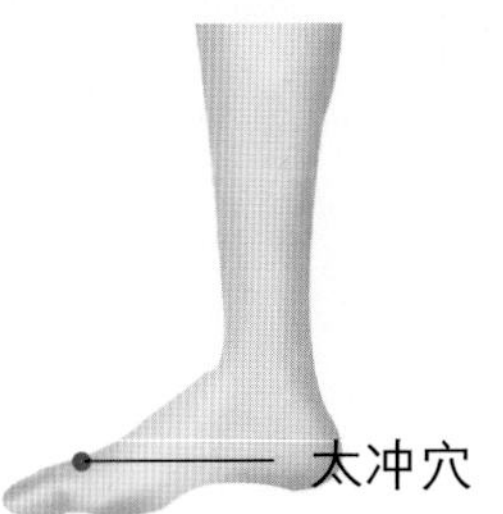

【定位】

在足背侧，当第1跖骨间隙的后方凹陷处。

【主治】

脑血管病，高血压，青光眼，面神经麻痹，癫痫，肋间神经痛，月经不调，下肢瘫痪，头痛，眩晕，小儿惊风、口㖞等。

【功效】

回阳救逆，调经止淋。

【日常保健】

» 按摩

用拇指指腹按揉太冲穴，每天按揉3次，每次100下，可给心脏供血，对情绪压抑、生闷气后产生的反应有疏泄作用。也可有效缓解高血压病、高脂血症、头晕、头痛等病症。

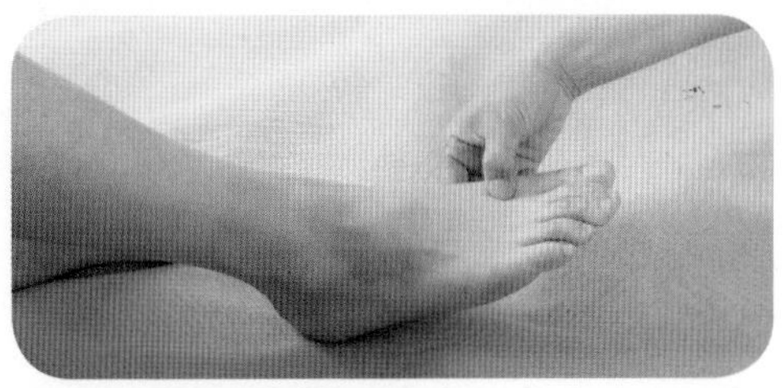

» 艾灸

手执艾条，以点燃的一端对准太冲穴，距离皮肤1.5～3厘米施灸。每日灸1次，每次灸3～15分钟。具有调理气血、平肝息风的作用。可有效缓解高脂血症、头痛、高血压、癫狂、痫证等病症。

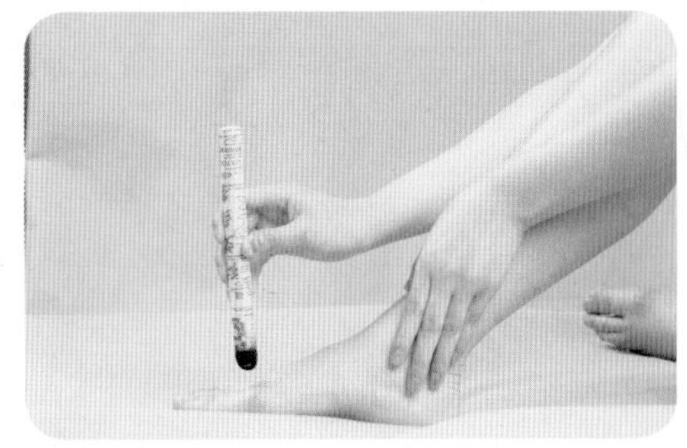

【配伍】

» 太冲+太溪+复溜

太溪清热生气，复溜补肾益气。三穴配伍可防治肝阳上亢之眩晕。

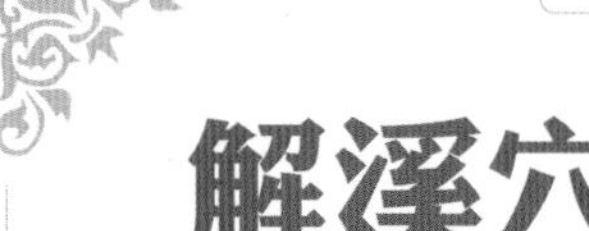

解溪穴

改善脑供血不足

解，散；溪，地面流行的经水。解溪名意指胃经的地部经水由本穴散解，流溢四方。属足阳明胃经，为胃经之经穴，是胃经的母穴。刺激解溪穴有健运脾胃、补益气血的作用，可以放松身心，改善脑供血不足，缓解高脂血症。

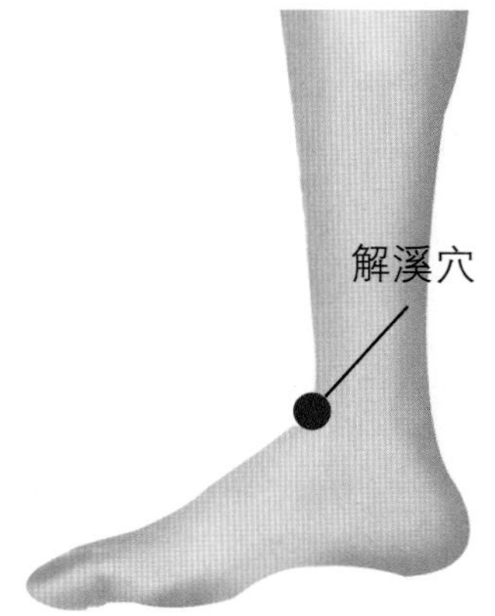

【定位】

在足背与小腿交界处的横纹中央凹陷处，当拇长伸肌腱与趾长伸肌腱之间。

【主治】

头痛，眩晕，癫狂，腹胀，便秘，下肢痿痹。

【功效】

舒筋活络，清胃化痰，镇惊安神。

【日常保健】

» 按摩

用拇指腹按压在解溪穴上，按而揉之，局部产生酸、胀、痛感，再屈伸踝关节，加强指压的感觉，然后用揉法放松。左右两侧交替进行，10～15分钟。每日1～2次。可缓解前额或眉棱骨疼痛。

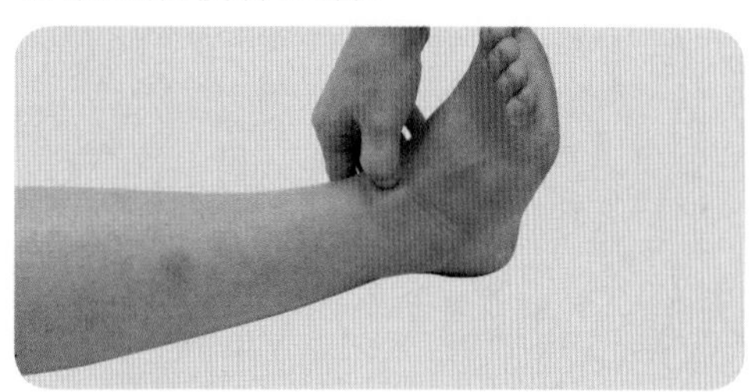

» 艾灸

手执艾条以点燃的一端对准解溪穴，距离皮肤1.5～3厘米施灸，以感到施灸处温热、舒适为度。每日灸1次，每次灸10分钟左右，灸至皮肤产生红晕为止。可治疗高脂血症。

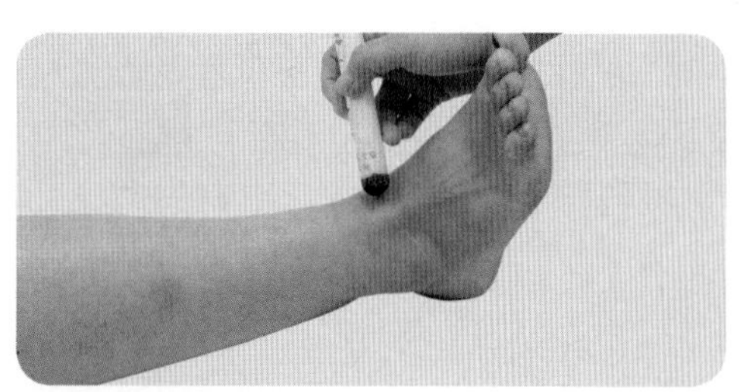

【配伍】

» 解溪+血海+商丘

血海穴健脾化湿，商丘穴通调肠胃。三穴配伍运用有和胃降逆的功效，主治腹胀。

承山穴

舒筋活络降血脂

承，承受、承托；山，土石之大堆，此指穴内物质为脾土。承山名意指随膀胱经经水下行的脾土微粒在此固化。承山穴是足太阳膀胱经的常用腧穴之一，所在的位置相当于筋、骨、肉的一个交点，是最直接的受力点，意味承身体之重。体重过重容易出现腰背疼痛、小腿痉挛等症状。刺激承山穴能缓解上述症状，对高脂血症、痔疮、便秘等肛门部疾患也有治疗功效。

承山穴

【定位】

在小腿后面正中，委中与昆仑之间，当伸直小腿或足跟上提时腓肠肌肌腹下出现尖角凹陷处。

【主治】

痔疾，脚气，便秘，腰腿拘急疼痛。

【功效】

理气止痛，舒筋活络，消痔。

【日常保健】

» 按摩

用拇指按揉或弹拨承山穴100～200次，每天坚持，能够治疗高脂血症、腹痛、便秘、小腿疼痛等病症。

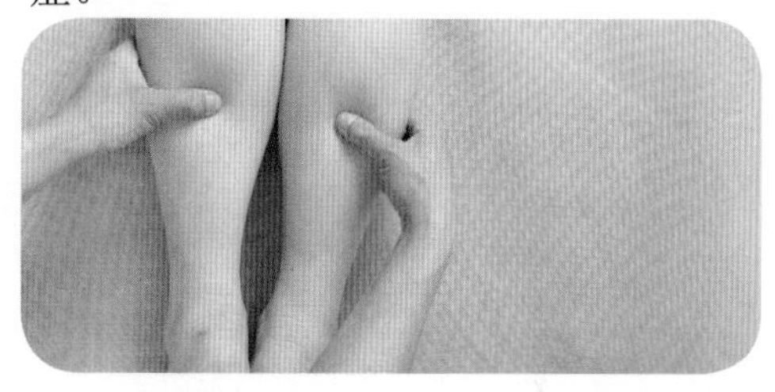

» 艾灸

手执艾条以点燃的一端对准承山穴，距离皮肤1.5～3厘米施灸，以感到施灸处温热、舒适为度。每日灸1～2次，每次灸20分钟左右，灸至皮肤产生红晕为止。具有缓解疲劳、祛除湿气的功效，可缓解高脂血症引起的不适。

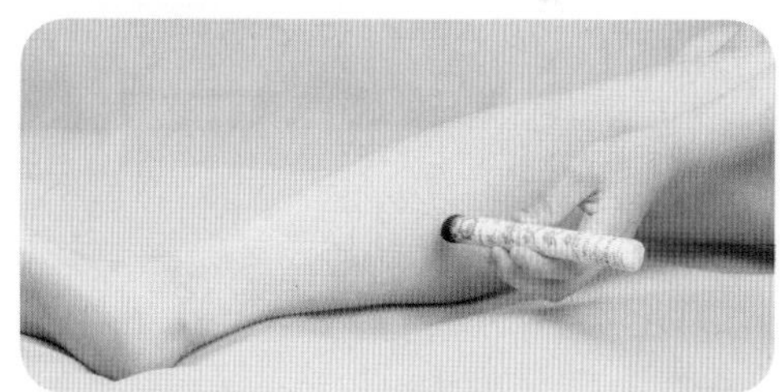

【配伍】

» 承山+环跳+阳陵泉

环跳舒经通络，阳陵泉疏肝解郁。三穴配伍，有疏通经络的作用，主治体重过重造成的腓肠肌痉挛、下肢痿痹。

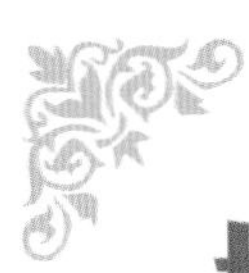

地机穴

降低胆固醇含量

地，脾土；机，机巧、巧妙。该穴名意指本穴的脾土微粒随地部经水运化到人体各部，运化过程十分巧妙。地机穴属足太阴脾经，本穴出现压痛，多提示有胰腺病患、不良饮食习惯、缺乏锻炼、精神紧张等，是导致血脂、血糖升高的常见因素。刺激地机穴能使得血中胆固醇含量大大降低，控制血脂平衡，对改善高血脂有良好的效果。

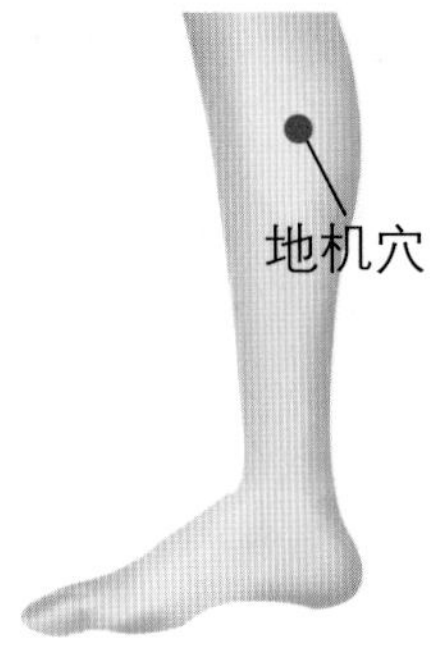

【定位】

在小腿内侧，当内踝尖与阴陵泉的连线上，阴陵泉下 3 寸。

【主治】

腹痛，泄泻，小便不利，水肿，月经不调，痛经，遗精。

【功效】

健脾渗湿，调经止带，调燮胞宫。

【日常保健】

» 按摩

用拇指指腹按揉地机穴 100 ～ 200 次，每天坚持，能调节血脂，并可治疗泄泻、腹痛等病症。

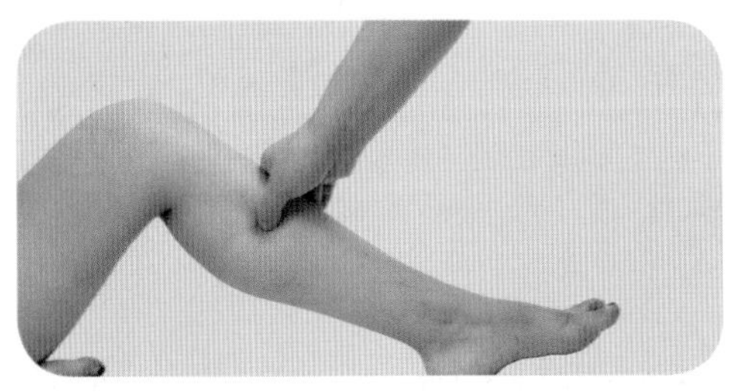

» 艾灸

宜用温和灸。施灸时，手执艾条以点燃的一端对准地机穴，距离皮肤 1.5 ～ 3 厘米，以感到施灸处温热、舒适为度。具有调气血、疏通经络的功效，可降血脂。

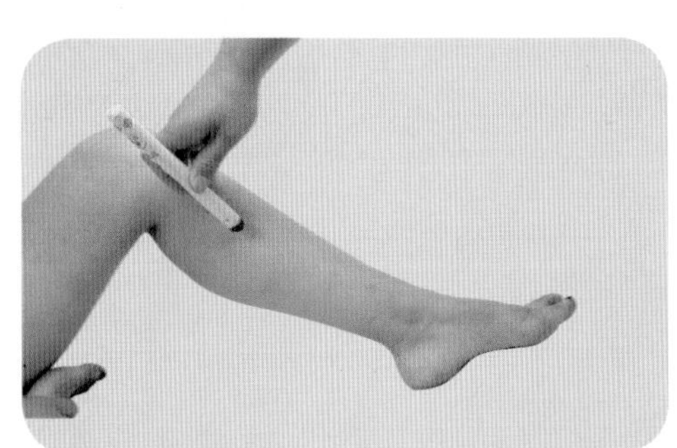

【配伍】

» 地机+三阴交+公孙

三阴交健脾利湿、补益肝肾，公孙健脾化湿、和胃止痛。三穴配伍，有调理脏腑的作用，可治肥胖症并发糖尿病。

悬钟穴

利腿降脂两不误

悬，吊挂，指空中；钟，古指编钟，为一种乐器，其声浑厚响亮。该穴名意指胆经上部经脉的下行经水在此飞落而下。属于足少阳胆经，该穴和骨、髓都关系密切，专管人体骨髓的汇集，有较强的疏通经络、行气活血的功能，善于调节人体微循环，堪称人体天生的降脂、降压大药。

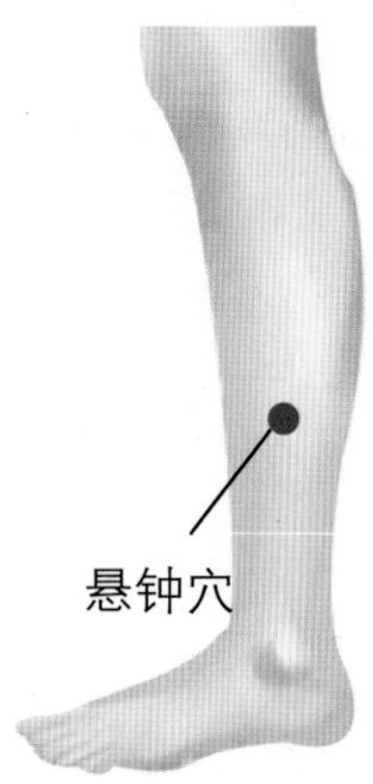

【定位】

在小腿外侧，当外踝尖上 3 寸，腓骨前缘。

【主治】

坐骨神经痛，脑血管病，高脂血症，高血压，颈椎病，小儿舞蹈病等。

【功效】

泄胆火，清髓热，舒筋脉。

【日常保健】

» 按摩

以手指指腹或指节向下按压，并作圈状按摩。也可以弯曲手指，以指关节轻轻敲打。施力时方向应略偏向腓骨的后方。长期坚持，可有效缓解高血压病、高脂血症、头痛、头晕、腰痛、坐骨神经痛等病症。

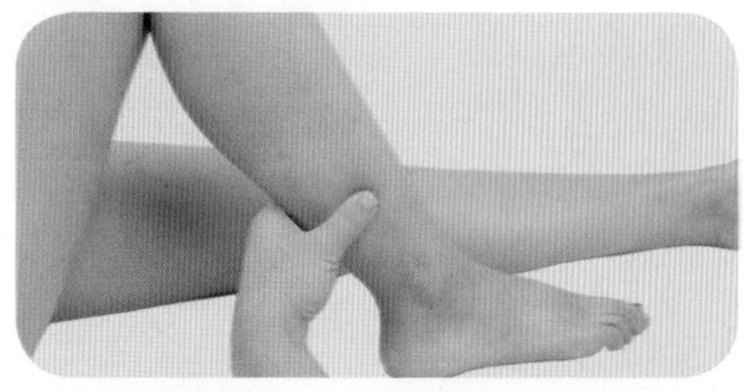

» 艾灸

宜采用温和灸。施灸时，手执艾条以点燃的一端对准悬钟穴，距离皮肤 1.5 ～ 3 厘米处施灸，以感到施灸处温热、舒适为度。每日灸 1 次，每次灸 10 ～ 15 分钟，灸至皮肤产生红晕为止。可有效缓解坐骨神经痛、脑血管病、高脂血症、高血压、颈椎病等病症。

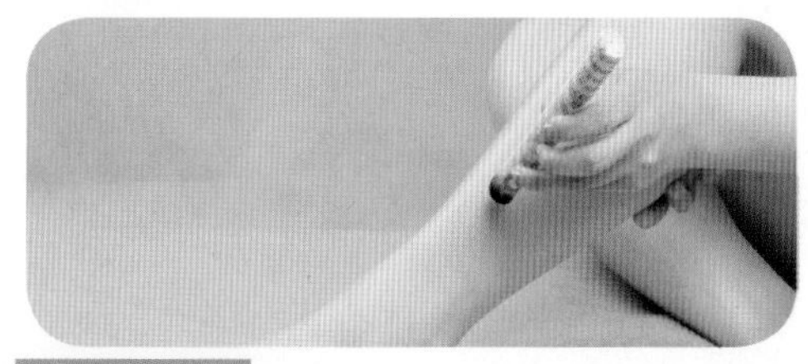

【配伍】

» 悬钟+丰隆

丰隆健脾化痰、和胃降逆、开窍。两穴配伍，主治高脂血症。

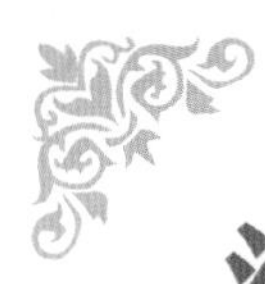

涌泉穴

养生防病万金油

涌泉穴为肾经经脉的第一穴，它联通肾经的体内体表经脉，肾经体内经脉中的高温高压的水液由此外涌而出体表，故名。为肾经井穴。经常刺激本穴对各类亚健康的缓解有很大帮助，缓解高脂血症引起的并发症。

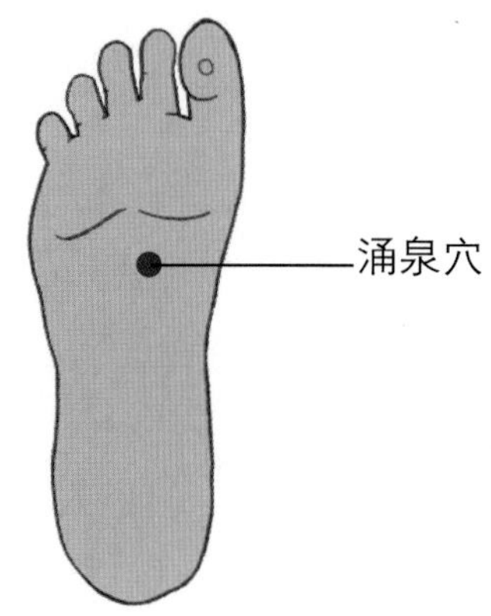

【定位】

在足底部，卷足时足前部凹陷处，约当第 2 、 3 趾缝纹头端与足跟连线的前 1/3 与后 2/3 交点上。

【主治】

休克，高血压，高脂血症，失眠，癔症，癫痫，小儿惊风，神经性头痛，遗尿，尿潴留。

【功效】

滋肾益阴，平肝息风。

【日常保健】

» 按摩

用大拇指从足跟向足尖搓涌泉穴约 1 分钟，然后按揉约 1 分钟。搓涌泉穴具有使肾阴和肾阳旺盛的作用，从而抑制高血压引起的阳气上亢。

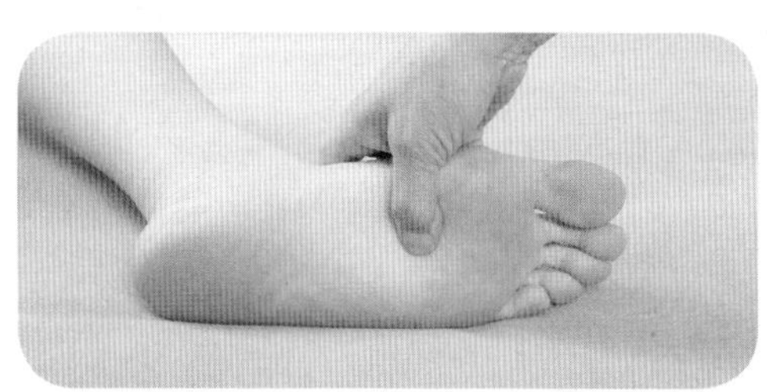

» 艾灸

手执艾条以点燃的一端对准涌泉穴，距离皮肤 1.5 ～ 3 厘米施灸，以感到施灸处温热、舒适为度。每日灸 1 次，每次灸 10 分钟左右，灸至皮肤产生红晕为止。可改善高脂血症兼头顶痛、喉痹、腹胀等病症。

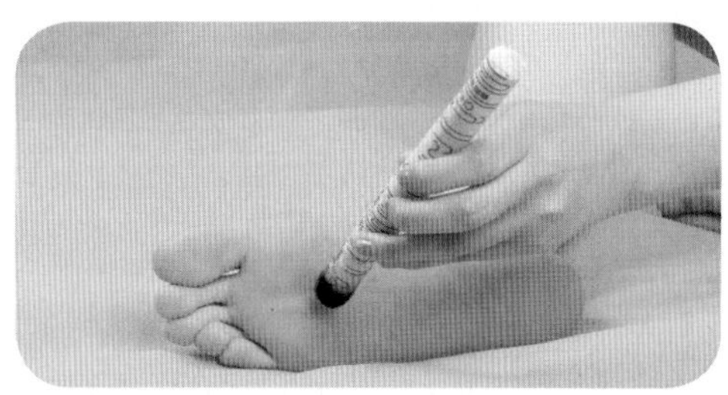

【配伍】

» 涌泉+百会+人中

百会提神醒脑，人中疏通气血。三穴配伍，有清热利湿的作用，主治因高脂血引起的不适，如头晕、恶心等。

第五章

辨症外调——体验传统疗法的神奇

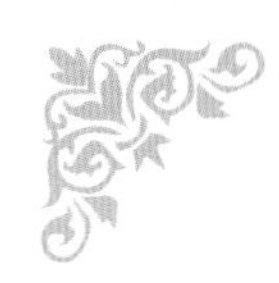

痰湿内阻型

按摩疗法

按揉中脘穴

【定位】该穴位于上腹部，前正中线上，当脐中上 4 寸。

【按摩】用中指指腹按压中脘穴约 30 秒，然后按顺时针方向按揉约 2 分钟，以局部出现酸、麻、胀感觉为佳。

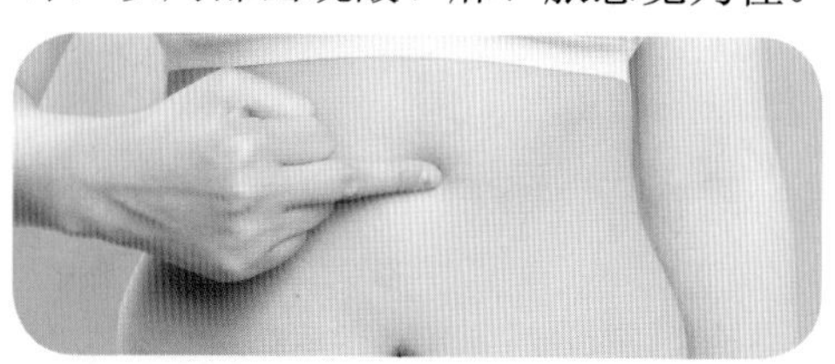

按揉丰隆穴

【定位】位于小腿前外侧，外踝尖上 8 寸，条口穴外，距胫骨前缘二横指（中指）。

【按摩】用拇指指面着力于丰隆穴之上，垂直用力，向下按压，按而揉之，产生酸、麻、胀、痛、热和走窜等感觉。每次每穴按压 5 ～ 10 分钟。每日 1 次。

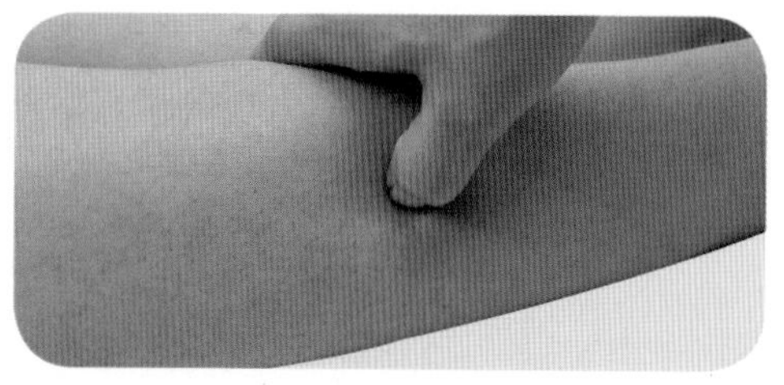

按揉阴陵泉穴

【定位】该穴位于小腿内侧，当胫骨内侧髁后下方凹陷处。

【按摩】用拇指按顺时针方向按揉阴陵泉穴约 2 分钟，然后按逆时针方向按揉约 2 分钟，以局部出现酸、麻、胀感觉为佳。

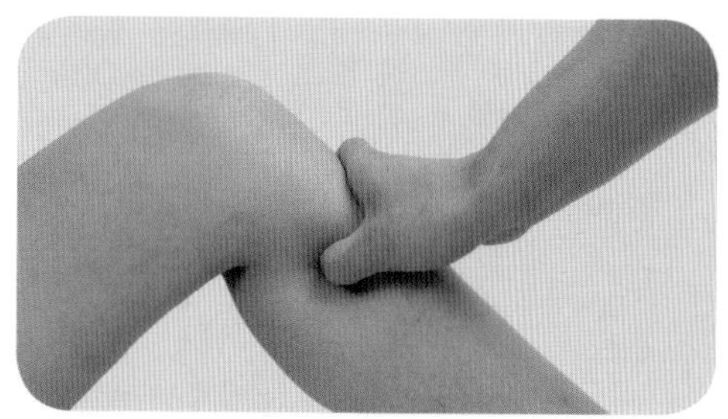

点按内关穴

【定位】该穴位于前臂掌侧，当曲泽与大陵的连线上，腕横纹上 2 寸，掌长肌肌腱与桡侧腕屈肌肌腱之间。

【按摩】用拇指或食指点按内关穴约 1 分钟，以局部感到酸胀并向腕部和手放射为佳。

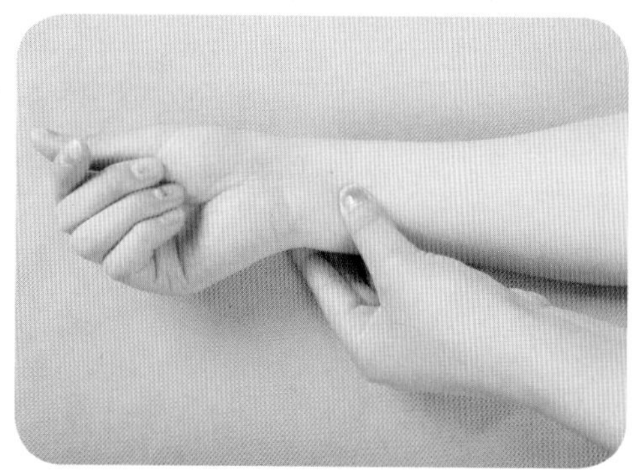

专家解析

中脘穴健脾化湿，丰隆穴健脾祛湿，阴陵泉穴清脾理热、宣泄水液，内关穴宁心安神。四穴配伍使用，有化痰除湿的功效。

按揉天枢穴

【定位】该穴位于腹中部，平脐中，距脐中 2 寸。

【按摩】用双手拇指指腹按压天枢穴约 30 秒，然后按顺时针方向按揉约 2 分钟，以局部出现酸、麻、胀感觉为佳。

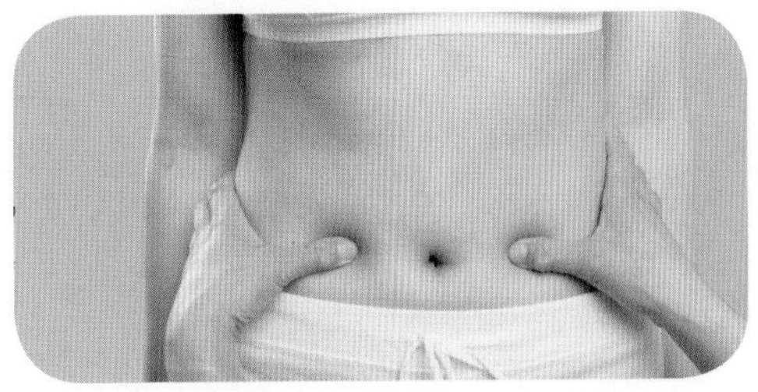

按揉曲池穴

【定位】位于肘横纹外侧端，屈肘时当尺泽与肱骨外上髁连线中点。

【按摩】按摩者一手托着被按摩者的手臂，另一手拇指按顺时针方向按揉曲池穴约 2 分钟，然后按逆时针方向按揉约 2 分钟，左右手交替进行，以局部出现酸、麻、胀感为佳。

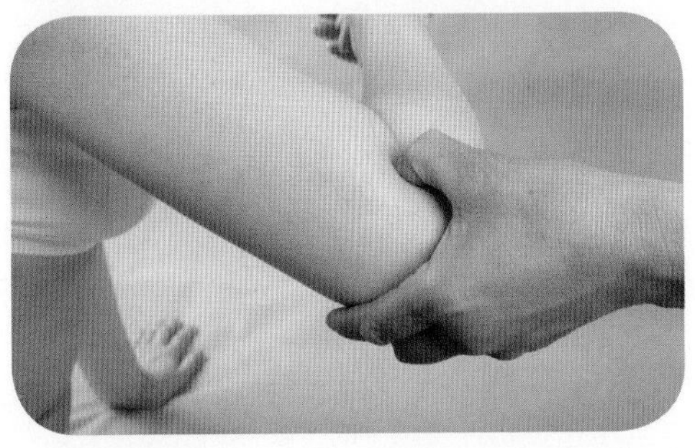

按揉脾俞穴

【定位】位于背部，当第 11 胸椎棘突下，旁开 1.5 寸。

【按摩】用两手拇指按在脾俞穴上，其余四指附着在肋骨上，按揉约 2 分钟；或捏空拳揉擦脾俞穴 30 ～ 50 次，擦至局部有热感为佳。

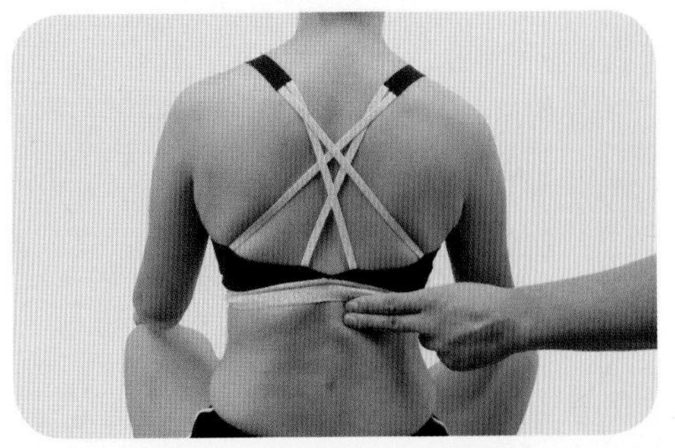

按揉三焦俞穴

【定位】该穴位于腰部，当第 1 腰椎棘突下，左右旁开 2 指宽处。

【按摩】用双手拇指按顺时针方向按揉三焦俞穴约 2 分钟，然后按逆时针方向按揉约 2 分钟，以局部出现酸、麻、胀感觉为佳。

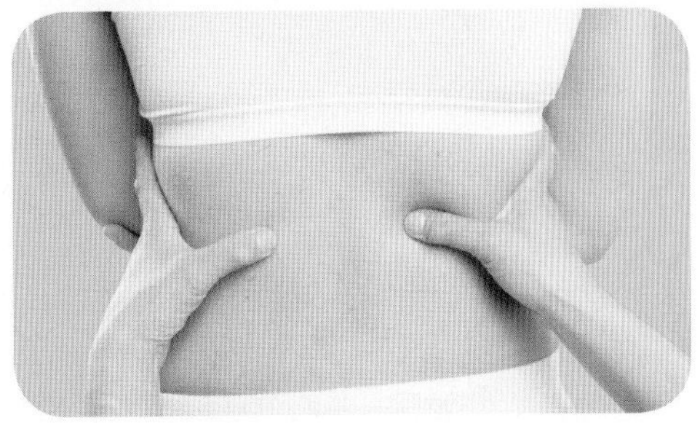

专家解析

天枢穴调理肠胃，曲池穴清热和营，脾俞穴利湿升清，三焦俞穴利水强腰。四穴配伍使用，有化痰除湿的功效。

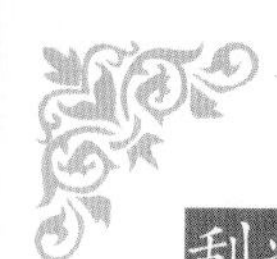

刮痧疗法

刮拭膀胱经

【定位】该经位于背部，后正中线旁开 1.5 寸，第 3 胸椎棘突下至第 2 腰椎棘突下。

【刮拭】用刮痧板边缘从上向下刮拭两侧背部膀胱经 10 ～ 15 次，至潮红出痧为止。

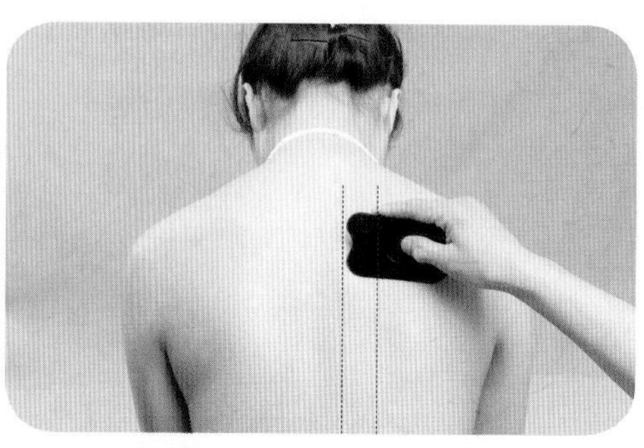

刮拭中脘穴

【定位】位于上腹部，前正中线上，当脐中上 4 寸位。

【刮拭】用面刮法刮拭腹部中脘穴，可以用补法轻刮的方式来刮痧，直到出现痧痕为止。

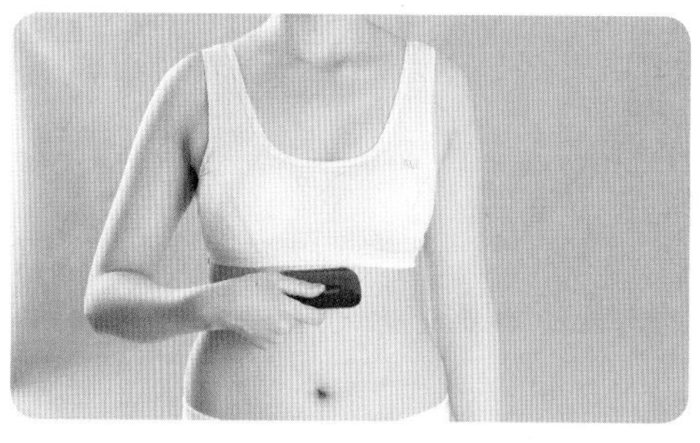

刮拭天枢穴

【定位】该穴位于腹中部，平脐中，距脐中 2 寸。

【刮拭】以面刮法从上向下刮拭腹部天枢穴。

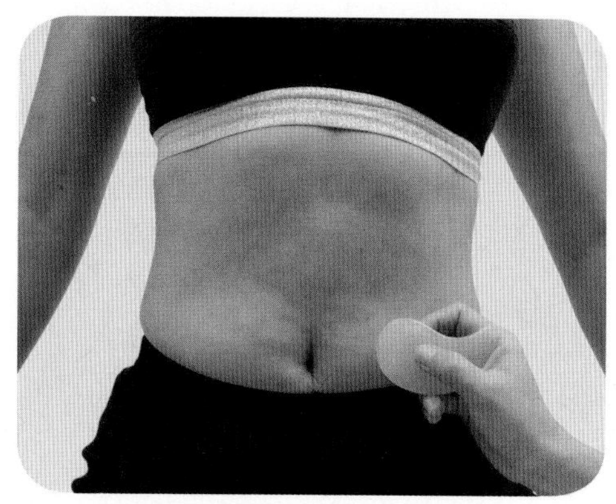

刮拭关元穴

【定位】位于下腹部，前正中线上，当脐中下 3 寸。

【刮拭】用面刮法刮拭腹部关元穴，力度由轻至重，以皮肤潮红发热为度。

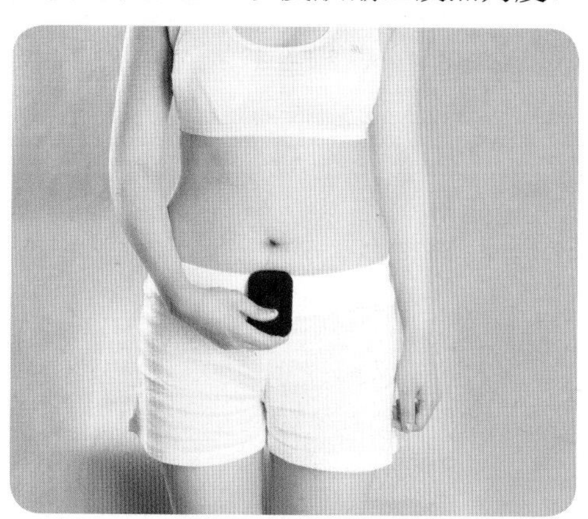

专家解析

刮拭以上四穴有祛痰化湿的功效，对痰湿内阻型高脂血症有着不错的疗效。

刮拭丰隆穴

【定位】位于小腿前外侧，外踝尖上8寸，条口穴外，距胫骨前缘二横指（中指）。

【刮拭】用面刮法刮拭下肢丰隆穴，力度适中，以局部皮肤潮红出痧为度。

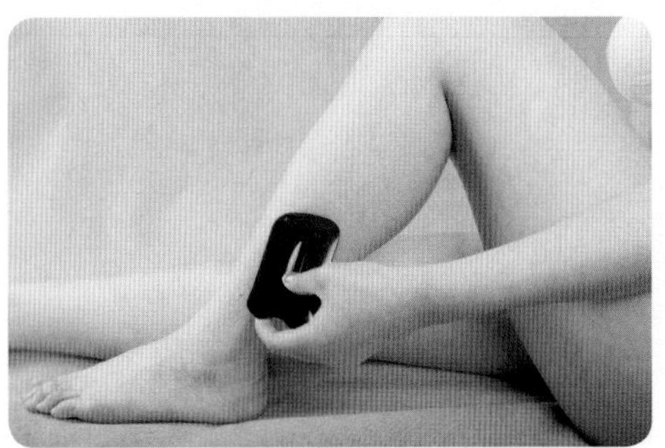

刮拭内关穴

【定位】位于前臂掌侧，当曲泽与大陵的连线上，腕横纹上2寸，掌长肌肌腱与桡侧腕屈肌肌腱之间。

【刮拭】以面刮法刮拭上肢腕部内关穴，以出痧为度。

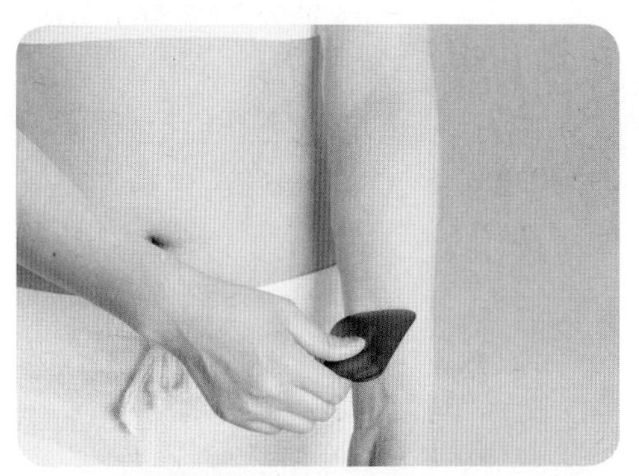

刮拭足三里

【定位】位于小腿前外侧，当犊鼻下3寸，距胫骨前缘1横指（中指）。

【刮拭】用面刮法从上向下刮拭足三里穴，力度适中，以局部皮肤潮红出痧为度。

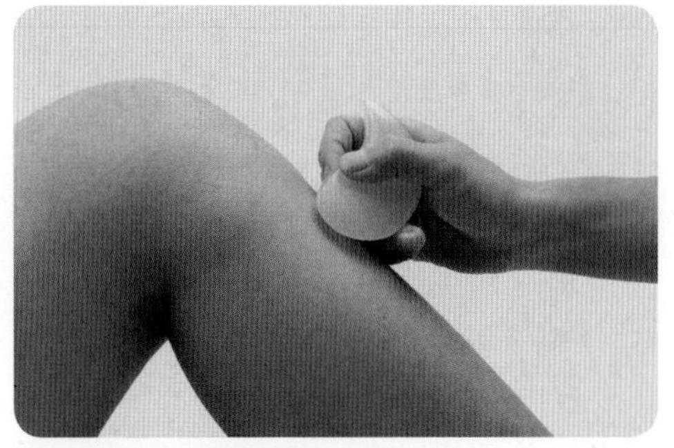

刮拭三阴交穴

【定位】位于小腿内侧，当足内踝尖上3寸，胫骨内侧缘后方。

【刮拭】以面刮法从上向下刮拭下肢三阴交穴，以出痧为度。

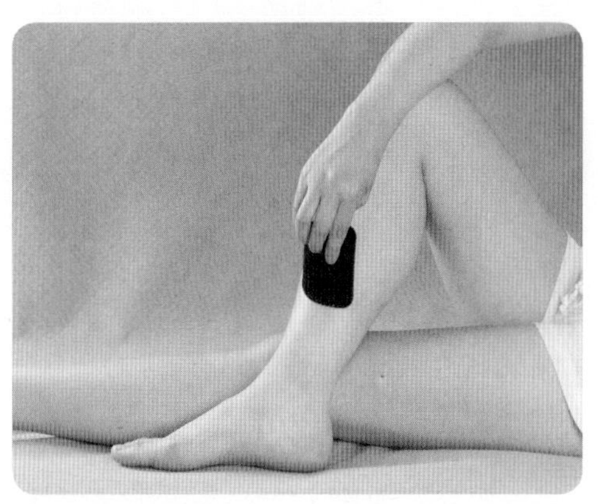

专家解析

丰隆穴健脾祛湿，内关穴宁心安神，足三里穴生发胃气，三阴交穴健脾利湿。刮拭以上四穴有祛痰化湿的功效，对痰湿内阻型高脂血症有着不错的疗效。

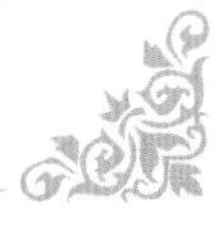

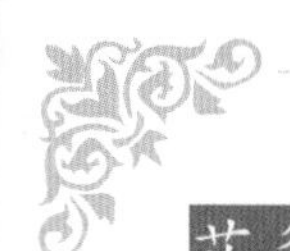

艾灸疗法

灸阴陵泉穴

【定位】该穴位于小腿内侧，当胫骨内侧髁后下方凹陷处。

【施灸方法】手执艾条以点燃的一端对准施灸部位，距离皮肤 1.5 ～ 3 厘米，以感到施灸处温热、舒适为度，每次灸 3 ～ 15 分钟。

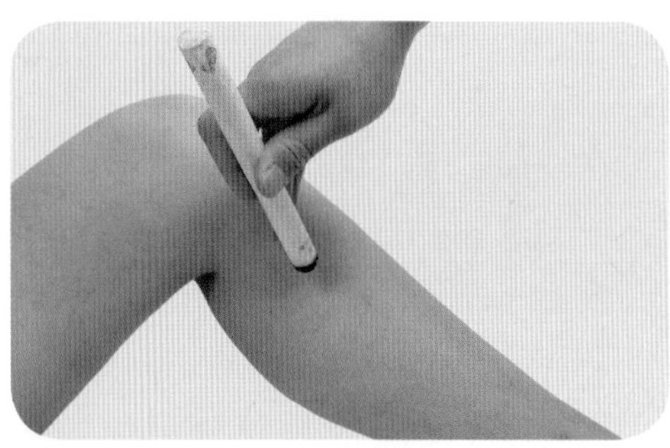

灸三焦俞穴

【定位】该穴位于腰部，当第 1 腰椎棘突下，左右旁开 2 指宽处。

【施灸方法】以点燃的一端对准施灸部位，距离皮肤 1.5 ～ 3 厘米，以感到施灸处温热、舒适为度，每次灸 3 ～ 15 分钟。

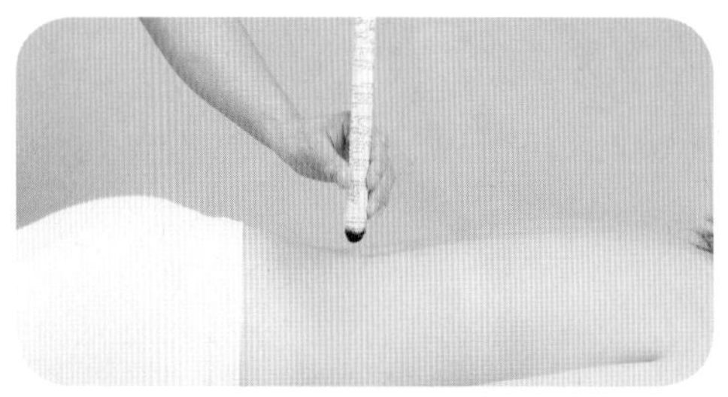

灸脾俞穴

【定位】该穴位于背部，当第 11 胸椎棘突下，旁开 1.5 寸。

【施灸方法】手执艾条以点燃的一端对准施灸部位，距离皮肤 1.5 ～ 3 厘米，以感到施灸处温热、舒适为度。

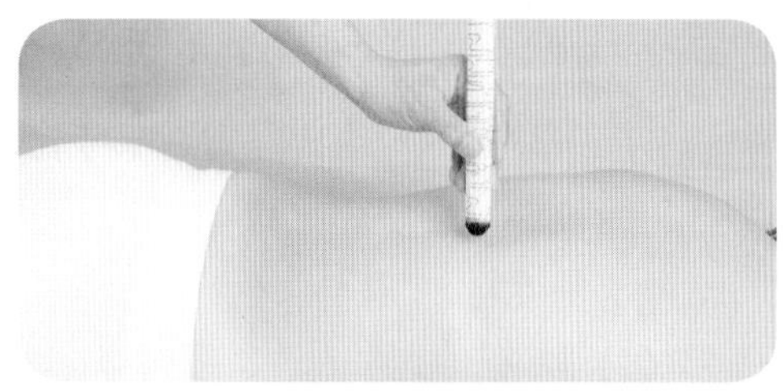

灸中脘穴

【定位】该穴位于上腹部，前正中线上，当脐中上 4 寸。

【施灸方法】将点燃的艾条对准施灸部位，距离皮肤 1.5 ～ 3 厘米，左右方向平行往复或反复旋转施灸。每次灸 10 ～ 15 分钟。

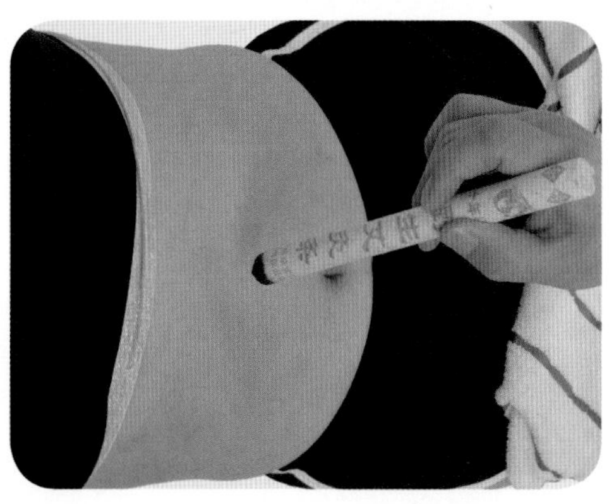

专家解析

阴陵泉穴清脾理热、宣泄水液，三焦俞穴利水强腰，脾俞穴利湿升清，中脘穴健脾化湿。同时艾灸此四穴，有化痰祛湿的功效。

拔罐疗法

拔罐心俞穴

【定位】位于背部，当第 5 胸椎棘突下，旁开 1.5 寸。

【拔罐】在患病部位涂上凡士林。把罐吸拔在心俞穴上，留罐 5 ～ 10 分钟。每日 1 次。

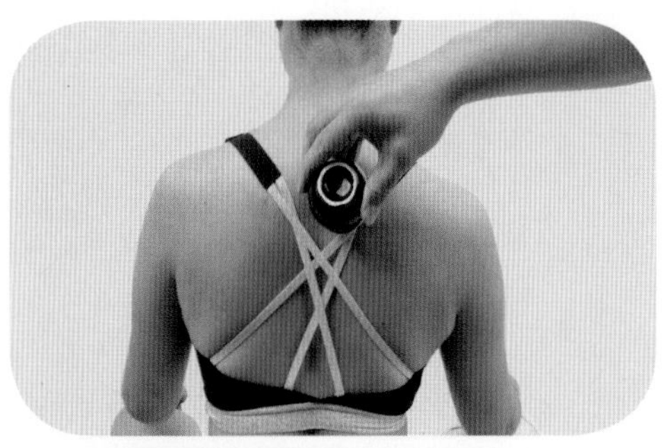

拔罐脾俞穴

【定位】该穴位于背部，当第 11 胸椎棘突下，旁开 1.5 寸。

【拔罐】让患者取俯卧位，把罐吸拔在脾俞穴上，留罐 10 ～ 15 分钟。

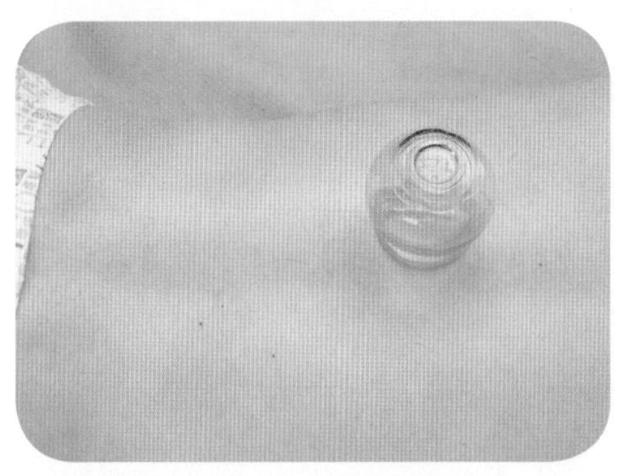

拔罐肾俞穴

【定位】位于腰部，当第 2 腰椎棘突下，旁开 1.5 寸。

【拔罐】把罐吸拔在肾俞穴上，留罐 10 ～ 15 分钟，以皮肤充血为度。起罐后，要对皮肤进行消毒处理，以免皮肤感染。

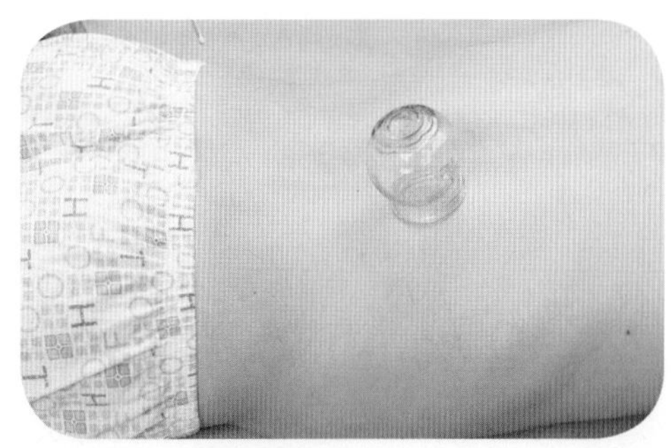

拔罐三焦俞穴

【定位】该穴位于腰部，当第 1 腰椎棘突下，左右旁开 2 指宽处。

【拔罐】把罐吸拔在三焦俞穴上，留罐 15 ～ 20 分钟，以皮肤充血为度。起罐后，要对皮肤进行消毒处理，以免皮肤感染。

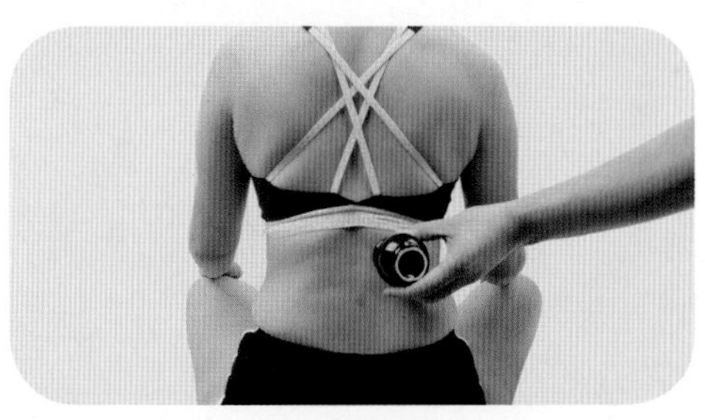

专家解析

心俞穴宽胸理气，脾俞穴健脾化湿，肾俞穴益肾助阳，三焦俞穴利水强腰。同时拔罐四穴有化痰祛湿的功效。

气滞血瘀型

按摩疗法

揉捏风池穴

【定位】该穴位于项部，当后头骨下，两条大筋外缘陷窝中，相当于耳垂齐平。

【按摩】用双手拇指指腹用力环行揉按风池穴，同时头部尽力向后仰，以局部出现酸、沉、重、胀感为宜。每次按揉10分钟，早、晚各按揉1次。

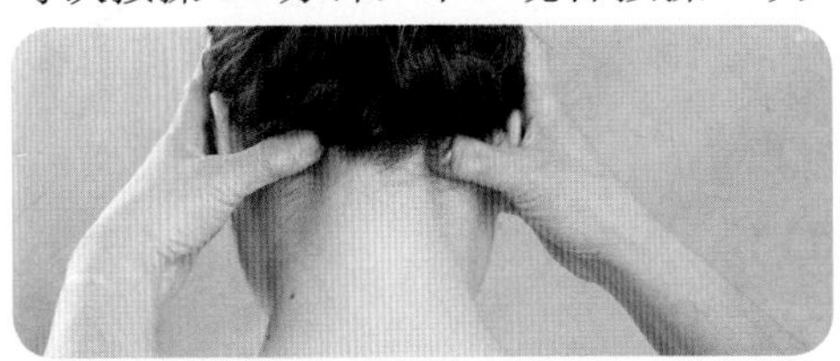

按揉丰隆穴

【定位】位于小腿前外侧，外踝尖上8寸，条口穴外，距胫骨前缘二横指（中指）。

【按摩】用拇指指面着力于丰隆穴之上，垂直用力，向下按压，按而揉之，产生酸、麻、胀、痛、热和走窜等感觉。每次每穴按压5～10分钟。每日1次。

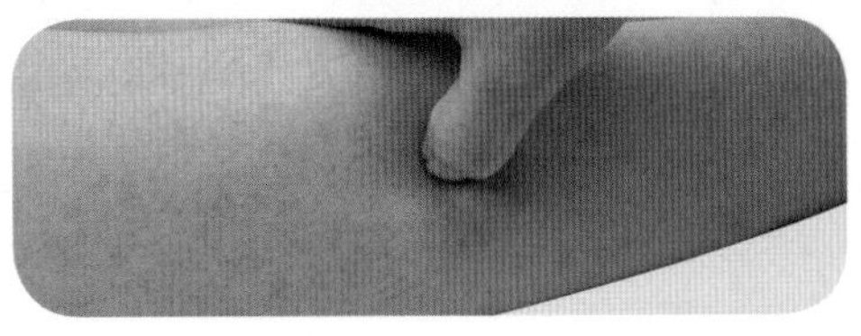

按揉血海穴

【定位】该穴位于大腿内侧，髌底内侧端上2寸，当股四头肌内侧头的隆起处。

【按摩】用拇指按顺时针方向按揉血海穴约1分钟，然后按逆时针方向按揉约1分钟，以局部出现酸、麻、胀感觉为佳。

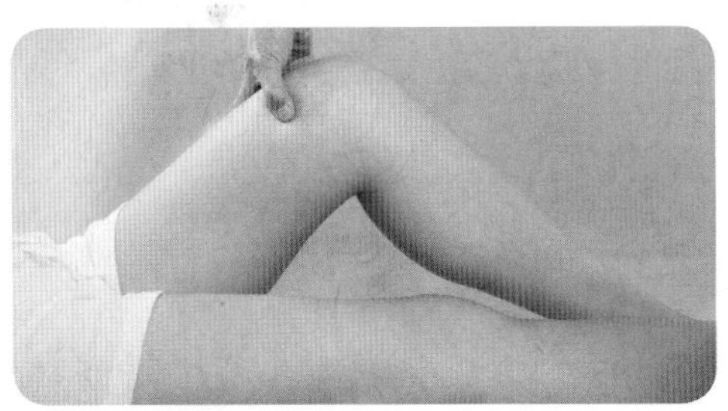

按揉足三里穴

【定位】该穴位于外膝眼下3寸，距胫骨前嵴1横指，当胫骨前肌上。

【按摩】用拇指按顺时针方向按揉足三里穴约2分钟，然后按逆时针方向按揉约2分钟，以局部出现酸、麻、胀感觉为佳。

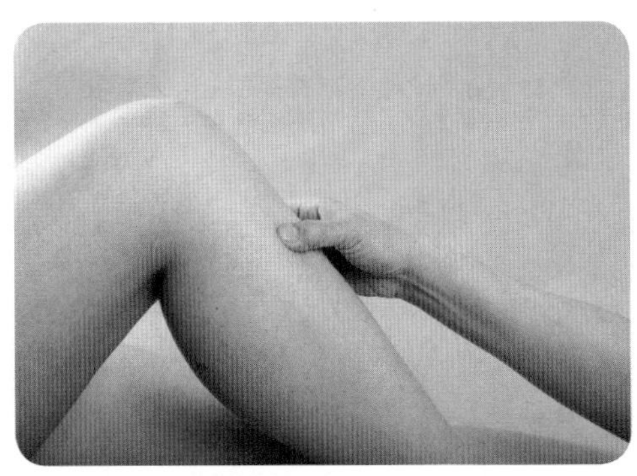

专家解析

风池穴平肝息风，丰隆穴通经活络，血海穴调经统血，足三里穴生发胃气。四穴配伍有行气活血的功效。

揉按公孙穴

【定位】该穴位于足内侧缘，第1跖骨基底部的前下方，赤白肉际处。

【按摩】用拇指按顺时针方向按揉公孙穴约2分钟，然后按逆时针方向按揉约2分钟，以局部出现酸、麻、胀感觉为佳。

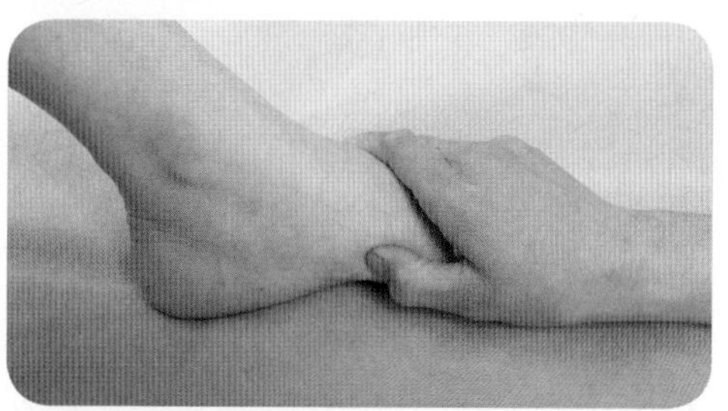

按揉膈俞穴

【定位】该穴位于背部，当第7胸椎棘突下，旁开1.5寸。

【按摩】用两手拇指指腹同时用力，按顺时针方向按揉膈俞穴约2分钟，然后按逆时针方向按揉约2分钟，以局部出现酸、麻、胀感觉为佳。

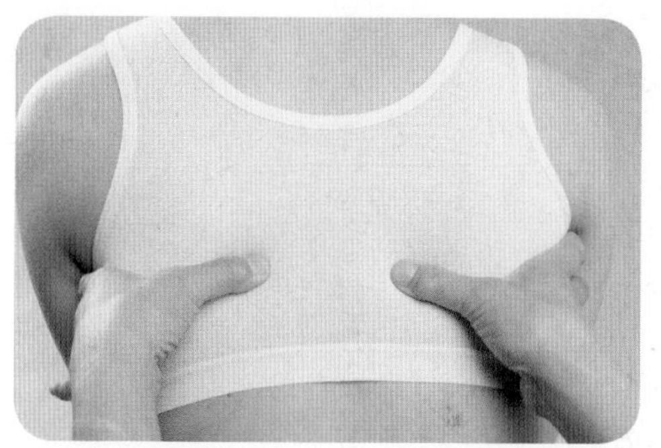

按揉中脘穴

【定位】该穴位于上腹部，前正中线上，当脐中上4寸。

【按摩】用拇指指腹按压中脘穴约30秒，然后按顺时针方向按揉约2分钟，以局部出现酸、麻、胀感觉为佳。

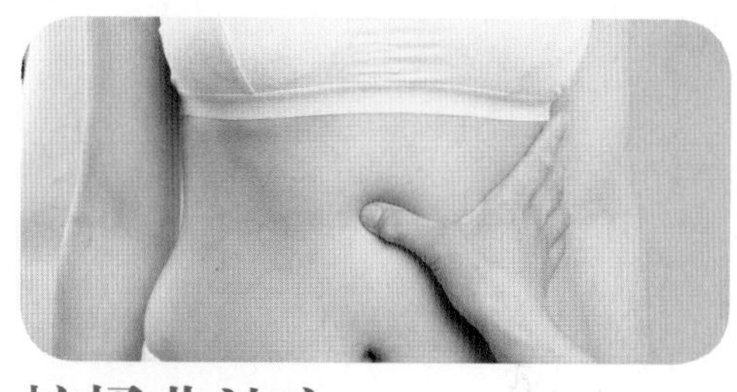

按揉曲池穴

【定位】位于肘横纹外侧端，屈肘时当尺泽与肱骨外上髁连线中点。

【按摩】按摩者一手托着被按摩者的手臂，另一手拇指按顺时针方向按揉曲池穴约2分钟，然后按逆时针方向按揉约2分钟，左右手交替进行，以局部出现酸、麻、胀感为佳。

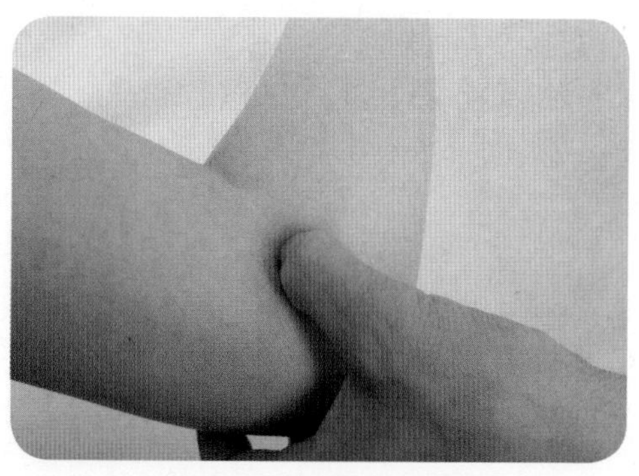

专家解析

公孙穴健脾化湿，膈俞穴养血和营，中脘穴促进消化，曲池穴清热和营。四穴配伍有活血化瘀、疏通经络的功效。

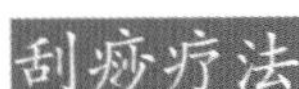

刮痧疗法

刮拭内关穴

【定位】位于前臂掌侧，当曲泽与大陵的连线上，腕横纹上 2 寸，掌长肌肌腱与桡侧腕屈肌肌腱之间。

【刮拭】以面刮法刮拭上肢腕部内关穴，以出痧为度。

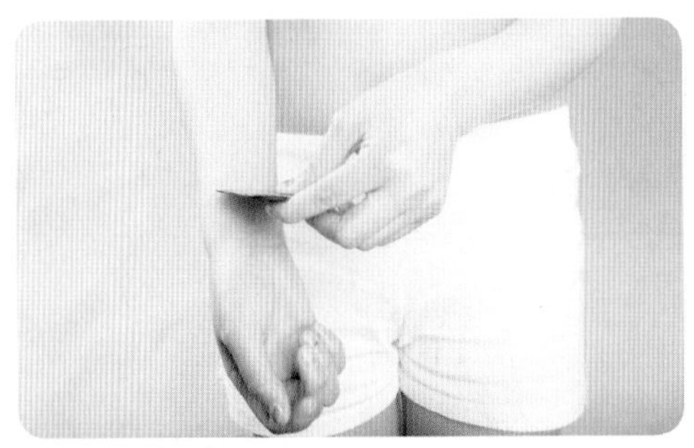

刮拭郄门穴

【定位】位于前臂掌侧，当曲泽穴与大陵穴的连线上，腕横纹上 5 寸。

【刮拭】以面刮法刮拭上肢腕部郄门穴，力度微重，以出痧为度。

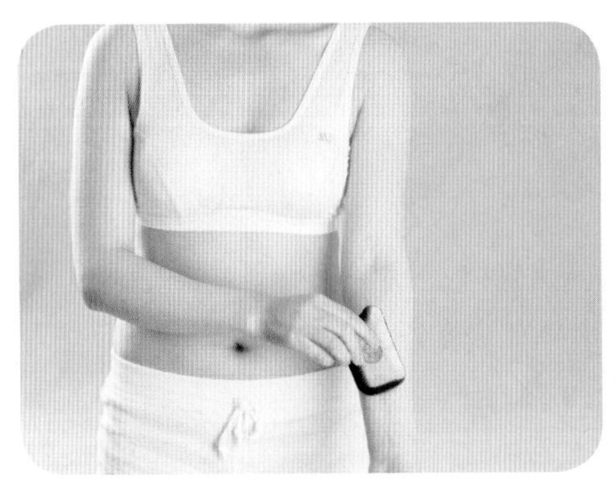

刮拭丰隆穴

【定位】位于小腿前外侧，外踝尖上 8 寸，条口穴外，距胫骨前缘二横指（中指）。

【刮拭】用面刮法刮拭下肢丰隆穴，力度适中，以出痧为度。

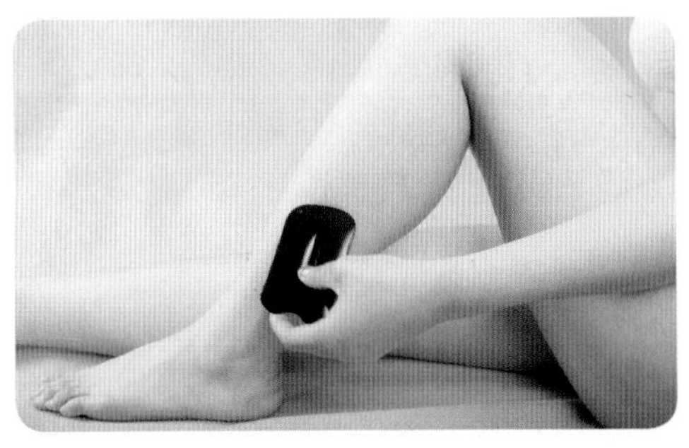

刮拭曲池穴

【定位】位于肘横纹外侧端，屈肘时当尺泽与肱骨外上髁连线中。

【刮拭】以面刮法刮拭上肢肘部曲池穴，以出痧为度。

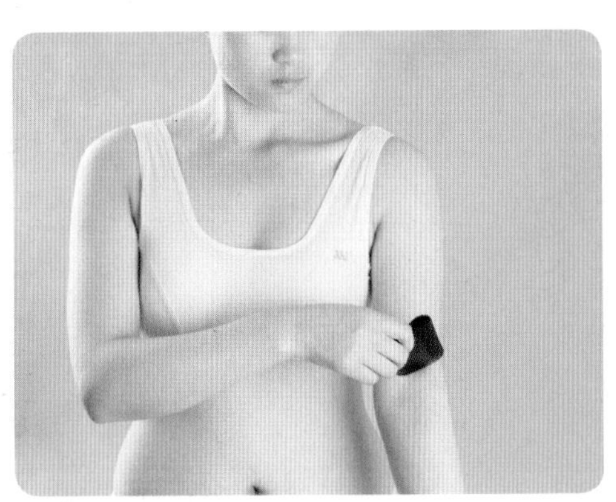

专家解析

内关穴宁心安神，郄门穴清营止血，丰隆穴通经活络，曲池穴清热和营。四穴配伍使用，有活血通络的功效。

刮拭百会穴

【定位】位于头部，当前发际正中直上 5 寸，或两耳尖连线的中点处。

【刮拭】以单角刮法刮拭头部百会穴，当有酸胀感时停 5 ～ 10 秒后提起，反复 10 余次。

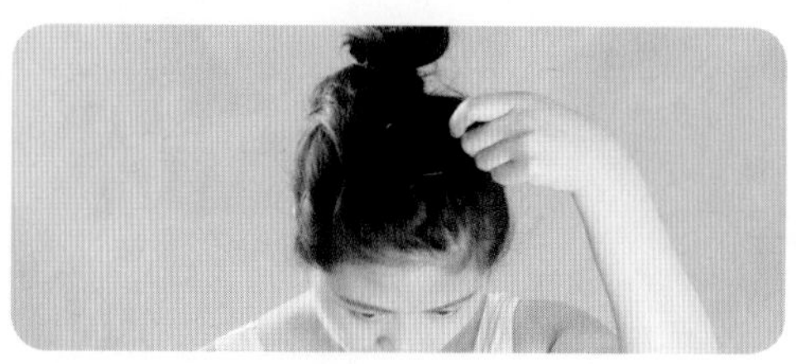

刮拭膻中穴

【定位】位于胸部，前正中线上，两乳头连线的中点。

【刮拭】以面刮法刮拭膻中穴，潮红出痧即可。

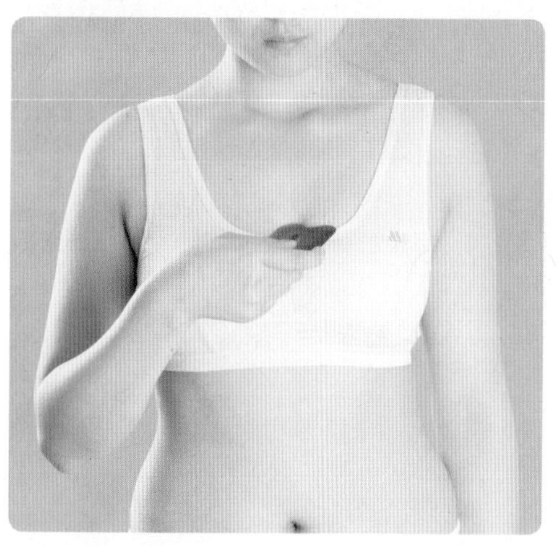

刮拭阴陵泉穴

【定位】位于小腿内侧，当胫骨内侧髁后下方凹陷处。

【刮拭】以面刮法刮拭阴陵泉穴，力度适中，以局部皮肤潮红出痧为度。

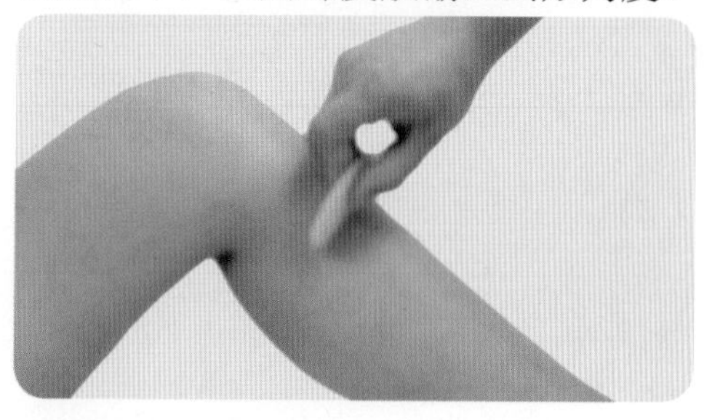

刮拭太冲穴

【定位】位于足背侧，当第 1 跖骨间隙的后方凹陷处。

【刮拭】用垂直按揉法按揉太冲穴，当有酸胀感时停 5 ～ 10 秒后提起，反复 10 余次。

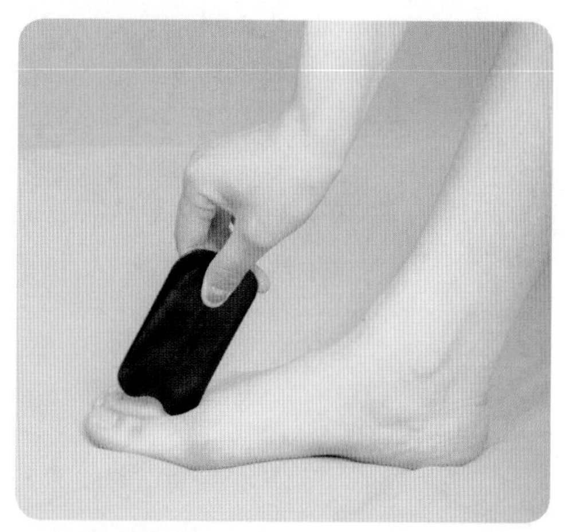

专家解析

百会穴提神醒脑，膻中穴活血通络，阴陵泉穴清脾理热，太冲穴疏肝养血。四穴配伍使用，有活血化瘀的功效。

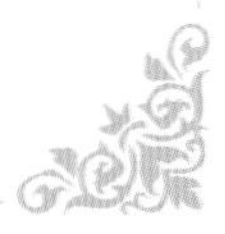

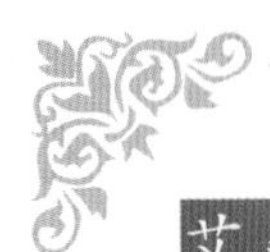

艾灸疗法

灸期门穴

【定位】该穴位于第六肋间隙，正对着乳头。

【施灸方法】点燃艾条对准施灸部位，距离皮肤 1.5 ～ 3 厘米，以感到施灸处温热、舒适为度，每次灸 10 ～ 20 分钟。

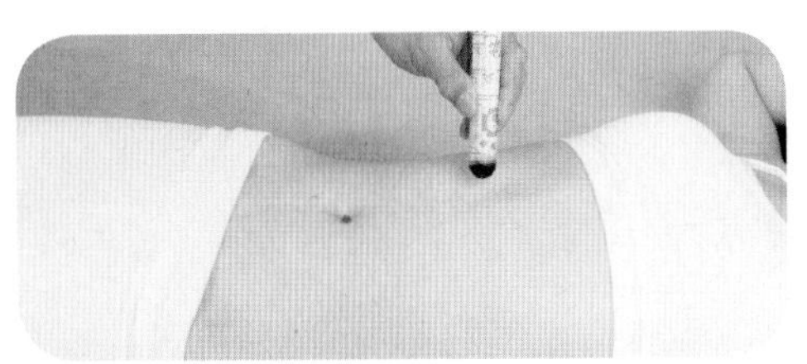

灸膈俞穴

【定位】该穴位于背部，当第 7 胸椎棘突下，旁开 1.5 寸。

【施灸方法】以点燃的一端对准施灸部位，距离皮肤 1.5 ～ 3 厘米，左右方向平行往复或反复旋转施灸。每日灸 1 ～ 2 次，每次灸 15 ～ 20 分钟左右，灸至皮肤产生红晕为止。

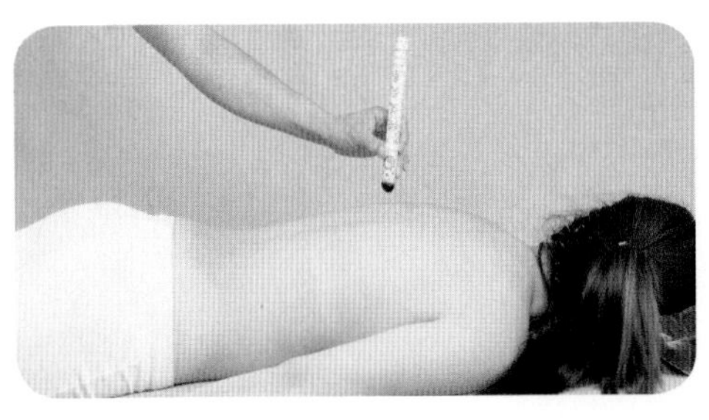

灸血海穴

【定位】该穴位于大腿内侧，髌底内侧端上 2 寸，当股四头肌内侧头的隆起处。

【施灸方法】以点燃的一端对准施灸部位，距离皮肤 1.5 ～ 3 厘米施灸，每日灸 1 ～ 2 次，每次灸 20 分钟左右，灸至皮肤产生红晕为止。

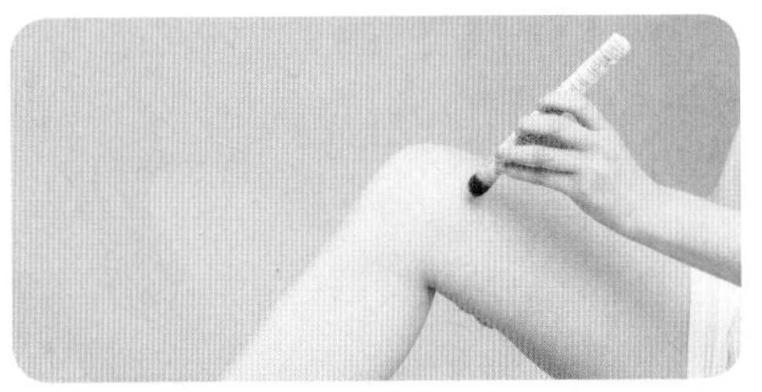

灸公孙穴

【定位】该穴位于足内侧缘，第 1 跖骨基底部的前下方，赤白肉际处。

【施灸方法】以点燃的一端对准施灸部位，距离皮肤 1.5 ～ 3 厘米，以感到施灸处温热、舒适为度。

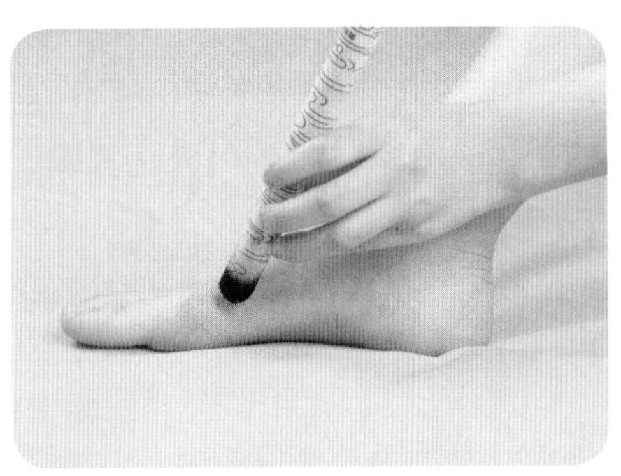

专家解析

期门穴理气活血，膈俞穴养血和营，血海穴健脾化湿，公孙穴通经活络。四穴配伍使用，有活血化瘀、舒经通络的功效。

灸太冲穴

【定位】该穴位于足背侧，第 1、2 趾跖骨连接部位中。

【施灸方法】以点燃的一端对准施灸部位，距离皮肤 1.5 ～ 3 厘米施灸，以感到施灸处温热、舒适为度。每日灸 1 次，每次灸 3 ～ 5 分钟。

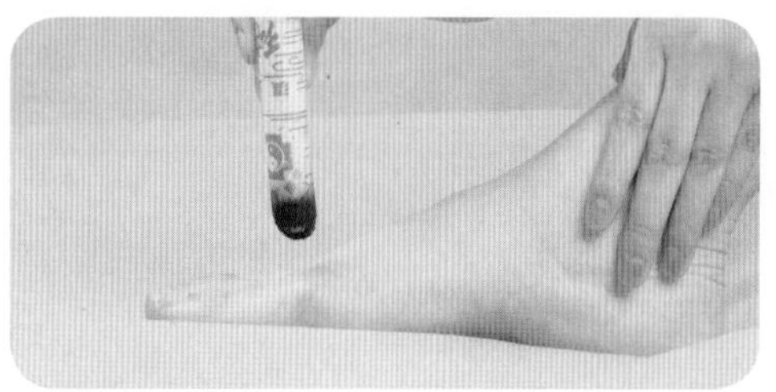

灸膻中穴

【定位】该穴位于胸部，前正中线上，两乳头连线的中点。

【施灸方法】以点燃的一端对准施灸部位，距离皮肤 1.5 ～ 3 厘米，左右方向平行往复或反复旋转施灸，以感到施灸处温热、舒适为度。每日灸 1 次，每次灸 10 ～ 20 分钟。

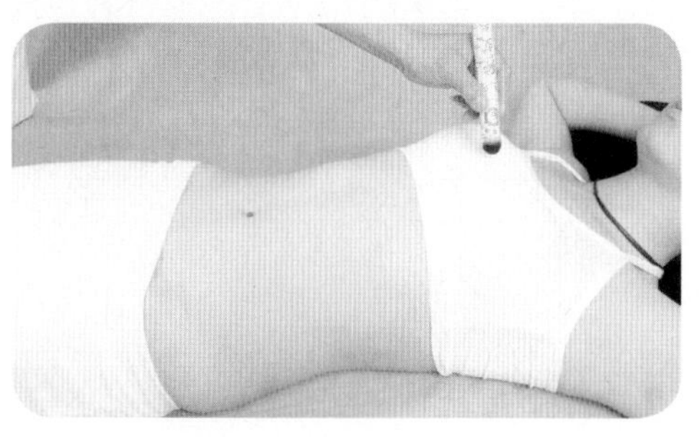

灸中脘穴

【定位】该穴位于上腹部，前正中线上，当脐中上 4 寸。

【施灸方法】将点燃的艾条对准施灸部位，距离皮肤 1.5 ～ 3 厘米，左右方向平行往复或反复旋转施灸。每次灸 10 ～ 15 分钟。

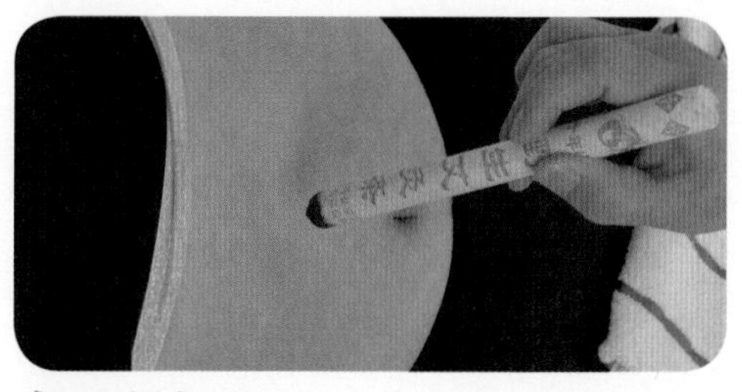

灸下脘穴

【定位】该穴位于上腹部，前正中线上，当脐中上 2 寸。

【施灸方法】将点燃的艾条对准施灸部位，距离皮肤 1.5 ～ 3 厘米，以使感到施灸处温热、舒适为度。每日灸 1 次，每次灸 5 ～ 10 分钟，灸至皮肤产生红晕为止。

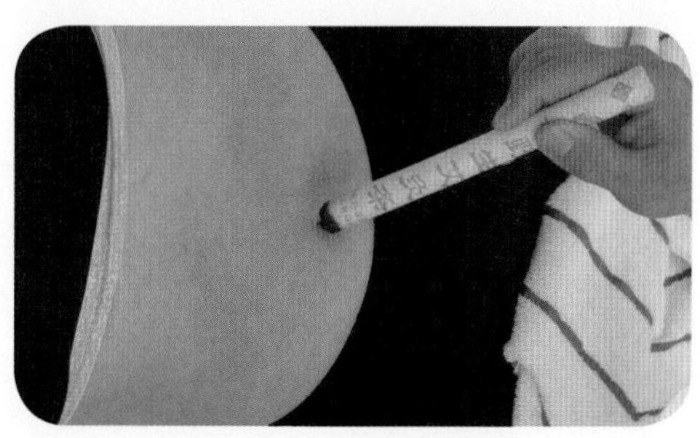

专家解析

太冲穴疏肝养血，膻中穴活血通络，中脘穴健脾化湿，下脘穴健脾和胃。四穴配伍使用，有活血化瘀、通经活络的功效。

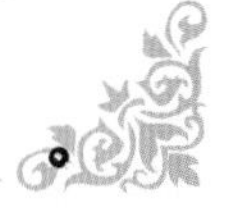

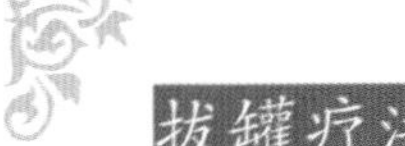

拔罐疗法

拔罐合谷穴

【定位】位于手背部位，第 2 掌骨中点，拇指侧。

【拔罐】把罐吸拔在穴位上，留罐 10 ～ 20 分钟，至皮肤出现瘀血再起罐。起罐后，要用消毒棉球擦去瘀血，再用酒精进行消毒，以免感染。

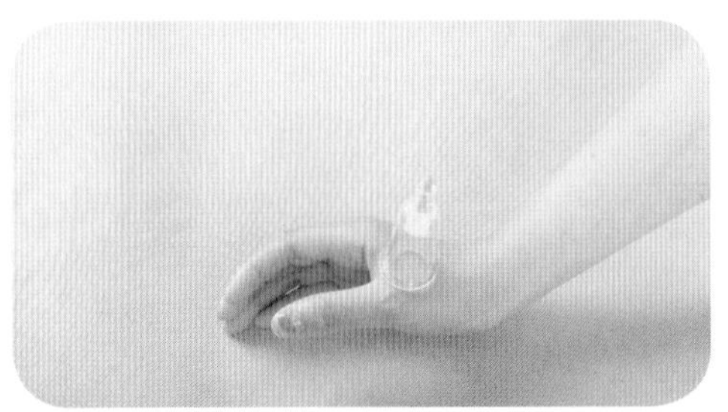

拔罐委中穴

【定位】位于腘横纹中点，当股二头肌肌腱与半腱肌肌腱的中间。

【拔罐】把罐吸拔于委中穴上，留罐 15 ～ 20 分钟。

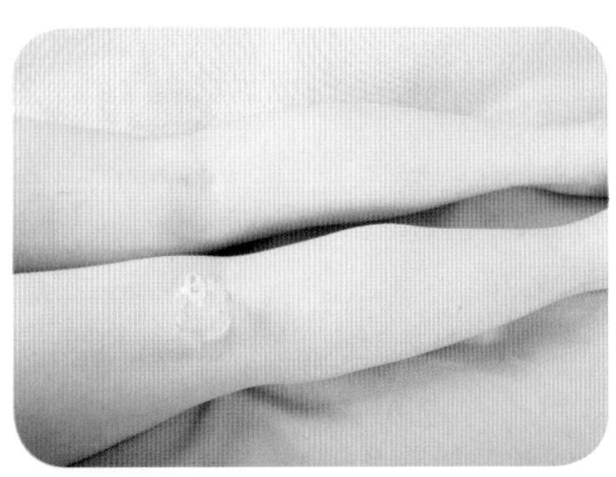

拔罐中脘穴

【定位】位于上腹部，前正中线上，当脐中上 4 寸位。

【拔罐】先把罐吸拔在中脘穴上，然后反复闪罐 20 次左右，以皮肤潮红发紫出现痧点为止。

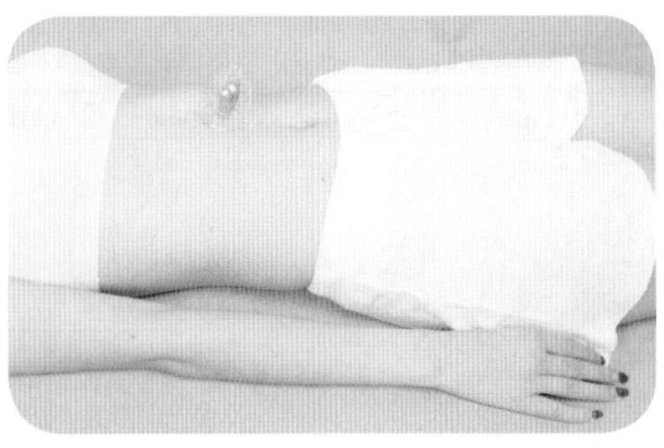

拔罐天枢穴

【定位】位于腹中部，距脐中 2 寸。

【拔罐】让患者取仰卧位，将罐吸拔在天枢穴上，留罐 10 分钟，至罐内皮肤充血为度。

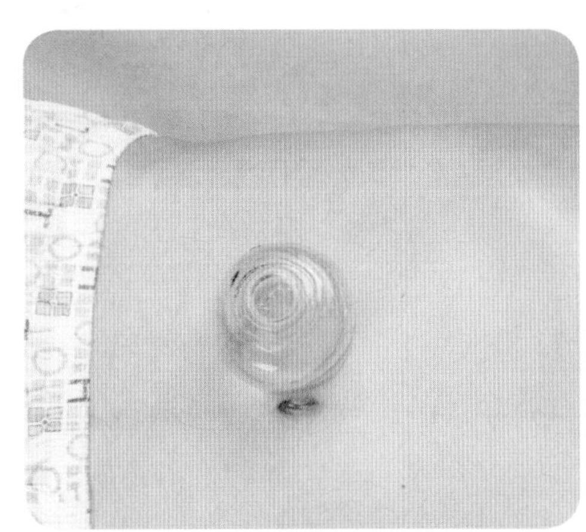

专家解析

合谷穴通经活络，委中穴凉血解毒，中脘穴健脾化湿，天枢穴调理肠胃。四穴配伍使用，有活血通络、健脾排毒的功效。

肝肾阴虚型

按摩疗法

按揉肾俞穴

【定位】该穴位于腰部，当第 2 腰椎棘突下，旁开 1.5 寸。

【按摩】用双手拇指按压肾俞穴 1 分钟，再按顺时针方向按揉约 1 分钟，然后按逆时针方向按揉约 1 分钟，以局部出现酸、麻、胀感觉为佳。

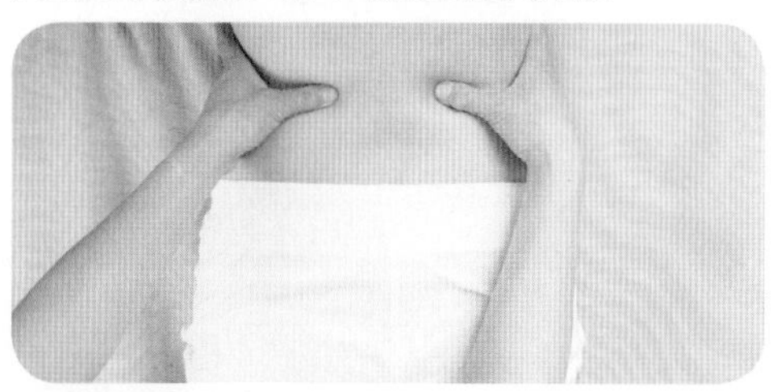

按揉肝俞穴

【定位】该穴位于背部，当第 9 胸椎棘突下，旁开 1.5 寸。

【按摩】用两手拇指指腹按顺时针方向按揉肝俞穴约 2 分钟，然后按逆时针方向按揉约 2 分钟，以局部出现酸、麻、胀感觉为佳。

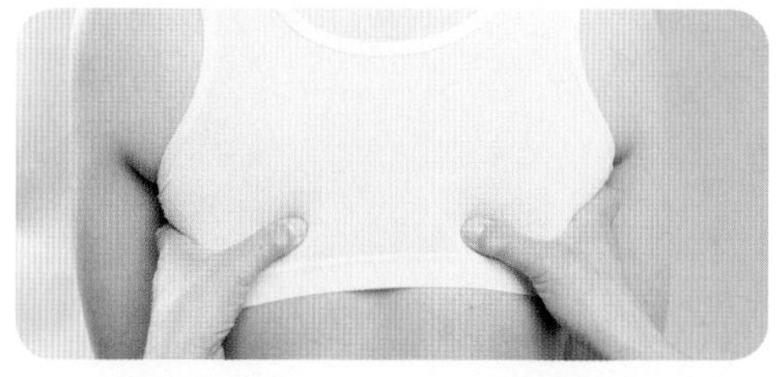

按揉中脘穴

【定位】该穴位于上腹部，前正中线上，当脐中上 4 寸。

【按摩】用中指指腹按压中脘穴约 30 秒，然后按顺时针方向按揉约 2 分钟，以局部出现酸、麻、胀感觉为佳。

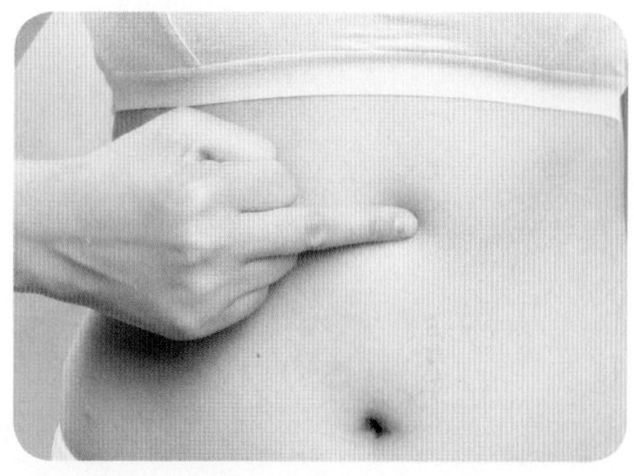

按揉三阴交穴

【定位】该穴位于小腿内侧，当足内踝尖上 3 寸，胫骨内侧缘后方。

【按摩】用拇指按顺时针方向按揉三阴交穴约 2 分钟，然后按逆时针方向按揉约 2 分钟，以局部出现酸、麻、胀感觉为佳。

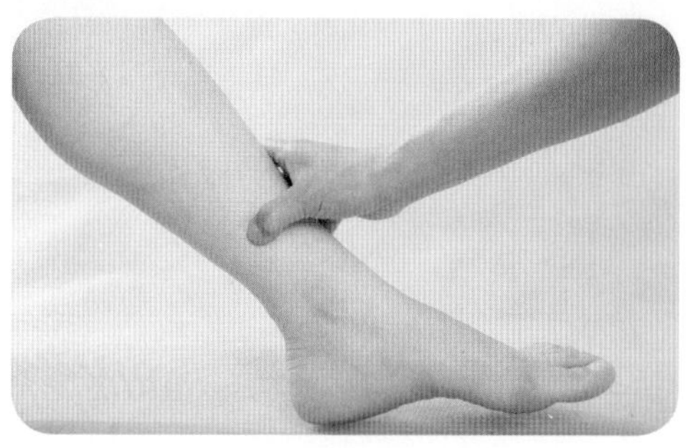

专家解析

肾俞穴益肾助阳，肝俞穴疏肝利胆，中脘穴健脾化湿，三阴交穴补益肝肾。四穴配伍，对肝肾阴虚型高脂血症有很好的疗效。

按揉悬钟穴

【定位】该穴位于小腿外侧，当外踝尖上 3 寸，腓骨前缘。

【按摩】用拇指按顺时针方向按揉悬钟穴约 2 分钟，然后按逆时针方向按揉约 2 分钟，以局部出现酸、麻、胀感觉为佳。

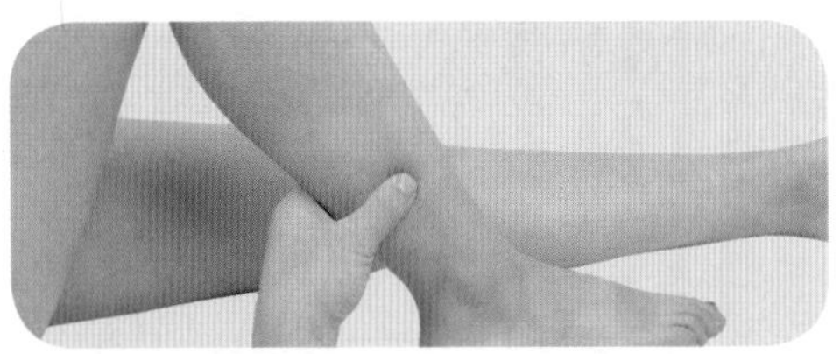

搓揉涌泉穴

【定位】该穴位于足前部凹陷处第 2、3 趾趾缝纹头端与足跟连线的前 1/3 处。

【按摩】用拇指从足跟通过涌泉穴搓向足尖约 1 分钟，然后按揉约 1 分钟，左右脚交替进行，以局部出现酸、麻、胀感为佳。

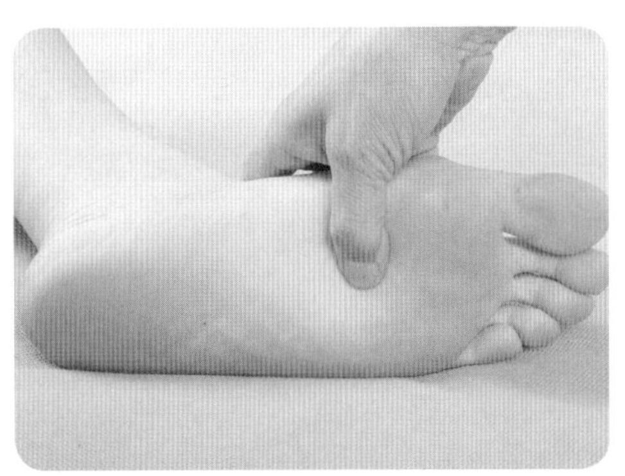

按揉章门穴

【定位】该穴位于侧腹部，当第 11 肋游离端的下方。

【按摩】用中指按揉章门穴，适当用力按揉 1 分钟。

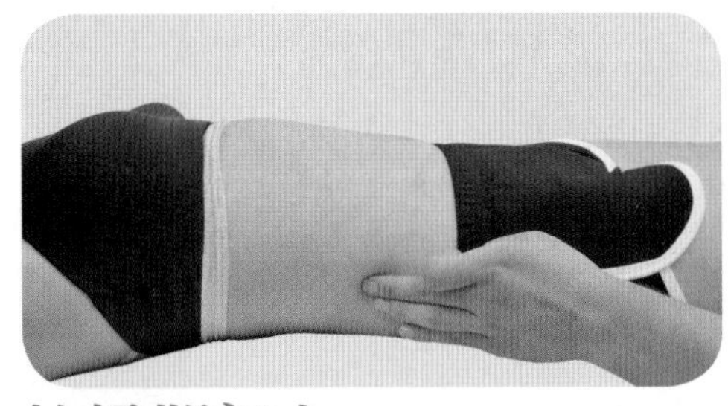

按揉期门穴

【定位】该穴位于第六肋间隙，正对着乳头。

【按摩】用手指缓缓按摩期门穴，按摩 3 ～ 5 秒钟之后吐气，吐气时放手，吸气时再刺激穴道，如此反复，有酸麻的感觉才见效。可中间三个指头并起来，以加大按摩面积。

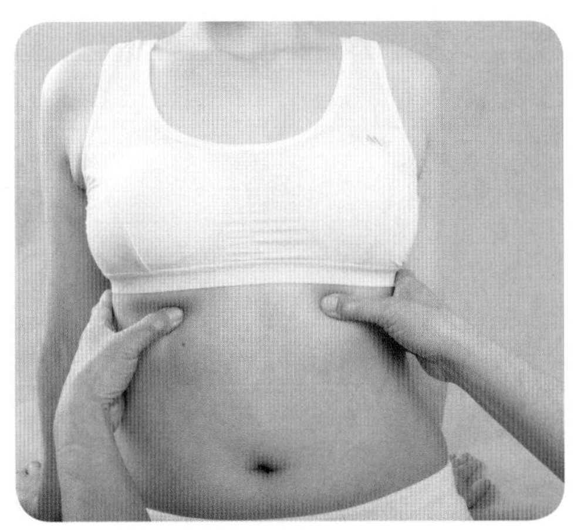

专家解析

悬钟穴平肝息风，涌泉穴散热利咽，章门穴理气散结，期门穴疏肝健脾。四穴配伍有滋补肝肾的功效。

刮痧疗法

刮拭膀胱经

【定位】该穴位于背部，后正中线旁开 1.5 寸，第 3 胸椎棘突下至第 2 腰椎棘突下。

【刮拭】用刮痧板边缘从上向下刮拭两侧背部膀胱经 10 ～ 15 次，至潮红出痧为止。

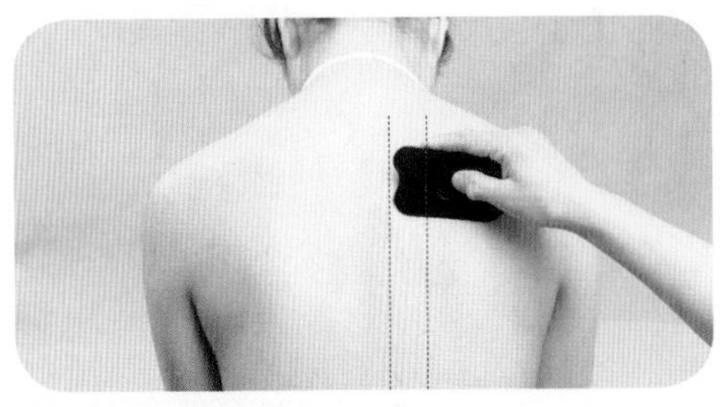

刮拭三阴交穴

【定位】位于小腿内侧，当足内踝尖上 3 寸，胫骨内侧缘后方。

【刮拭】以面刮法从上向下刮拭下肢三阴交穴，以出痧为度。

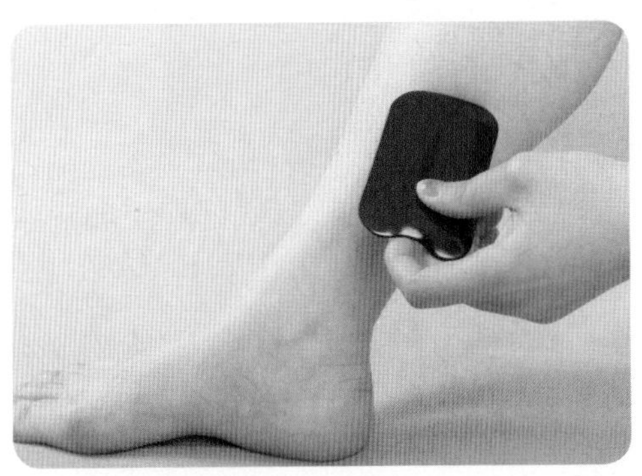

刮拭太溪穴

【定位】位于足内侧内踝后方，当内踝尖与跟腱之间的凹陷处。

【刮拭】以面刮法刮太溪穴，力度适中，以局部皮肤潮红出痧为度。

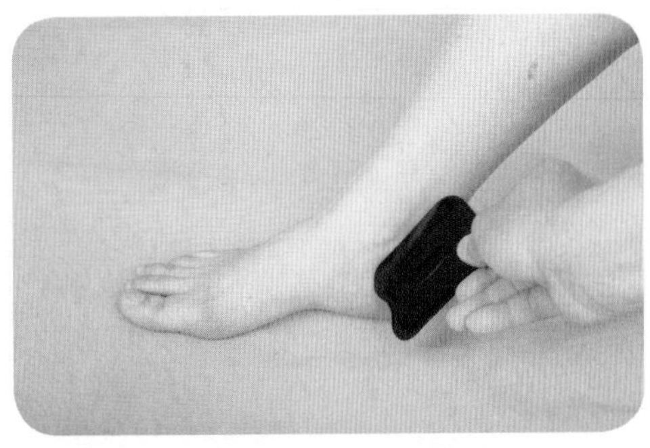

刮拭太冲穴

【定位】位于足背侧，当第 1 跖骨间隙的后方凹陷处。

【刮拭】用垂直按揉法按揉太冲穴，以潮红为度。

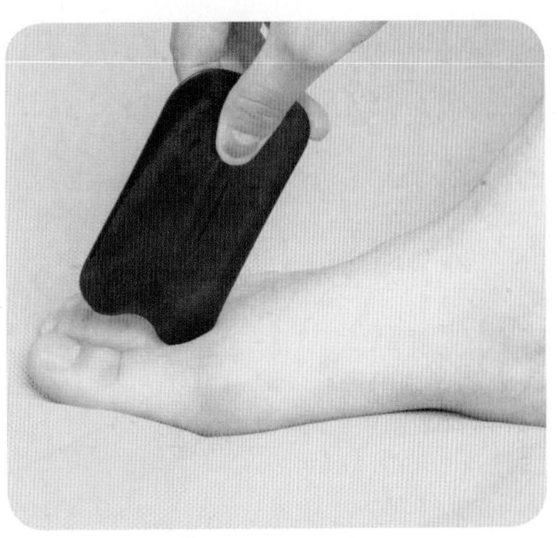

专家解析

刮拭背部膀胱经散邪气，三阴交穴健脾利湿，太溪穴清热生气，太冲穴调经止淋。膀胱经和三穴配伍有滋补肝肾的功效。

刮拭足三里

【定位】位于小腿前外侧，当犊鼻下 3 寸，距胫骨前缘 1 横指（中指）。

【刮拭】用面板法从上向下刮拭足三里穴，力度适中，以局部皮肤潮红出痧为度。

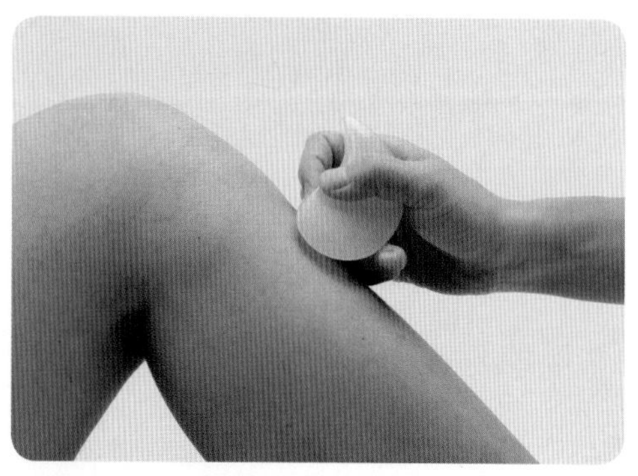

刮拭气海穴

【定位】位于下腹部，前正中线上，当脐中下 1.5 寸。

【刮拭】用面刮法刮拭腹部气海穴，力度由轻至重，以皮肤潮红发热为度。

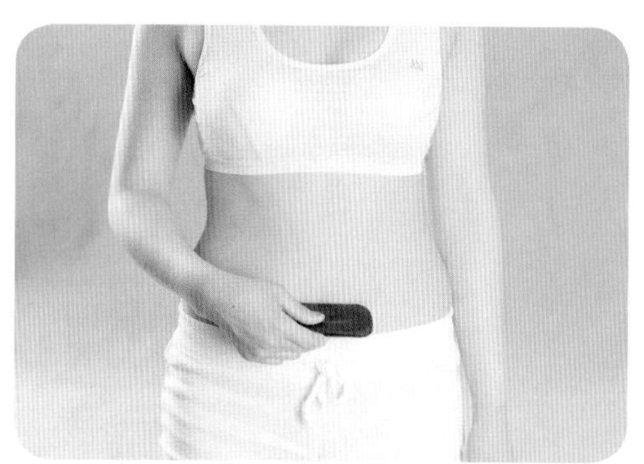

刮拭涌泉穴

【定位】位于足前部凹陷处第 2、3 趾趾缝纹头端与足跟连线的前 1/3 处。

【刮拭】以单角刮法刮拭足底涌泉穴，力度适中，可不出痧。

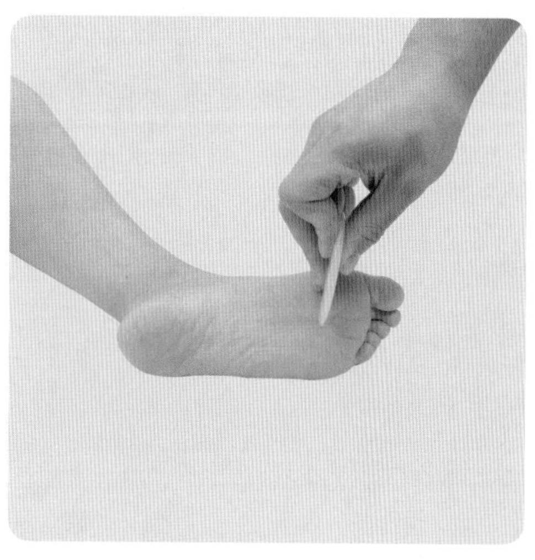

刮拭关元穴

【定位】位于下腹部，前正中线上，在脐中下 3 寸。

【刮拭】用面刮法从上向下刮拭关元穴，力度微重，以出痧为度。

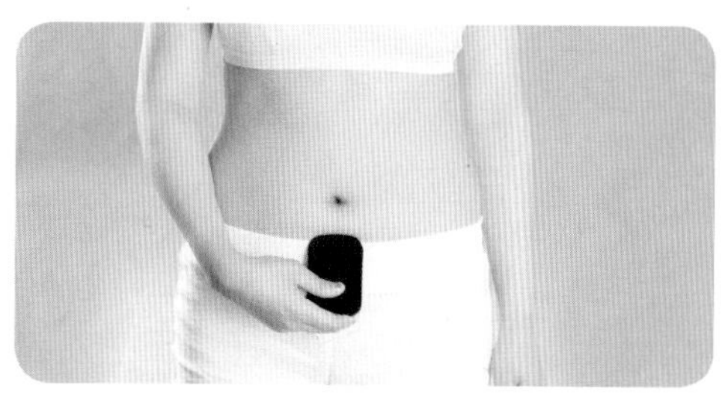

专家解析

足三里穴燥化脾湿，气海穴益气助阳，涌泉穴散热利咽，关元穴固本培元。四穴配伍有滋补肝肾的功效。

拔罐疗法

拔罐太阳穴

【定位】位于耳郭前面，前额两侧，外眼角延长线的上方，由眉梢到耳朵之间大约 1/3 的地方，用手触摸最凹陷处就是太阳穴。

【拔罐】用拔罐器将气罐吸拔在太阳穴上，留罐 5 分钟。

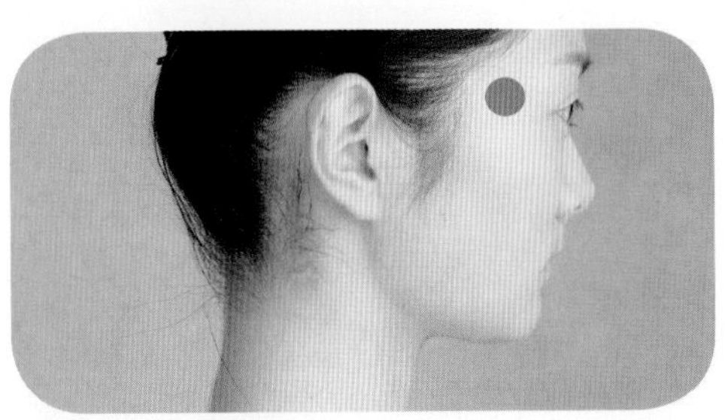

拔罐委中穴

【定位】位于腘横纹中点，当股二头肌肌腱与半腱肌肌腱的中间。

【拔罐】把罐吸拔于委中穴上，留罐 15 ～ 20 分钟。

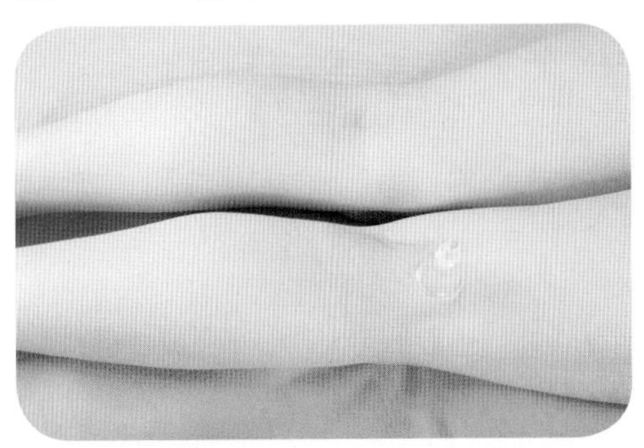

拔罐中脘穴

【定位】位于上腹部，前正中线上，当脐中上 4 寸位。

【拔罐】先把罐吸拔在中脘穴上，然后反复闪罐 20 次左右，以皮肤潮红发紫出现瘀点为止。

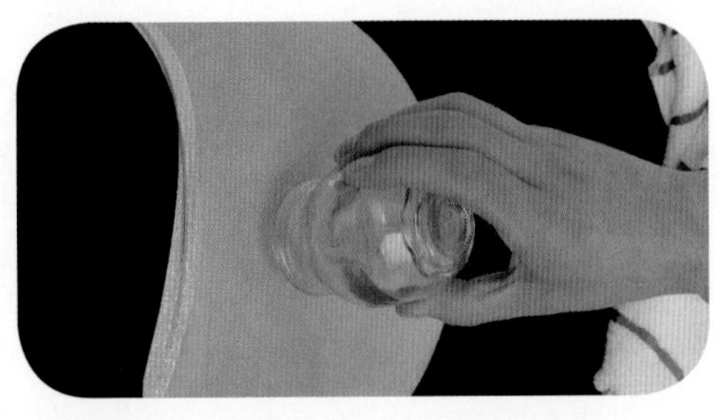

拔罐肝俞穴

【定位】位于背部，当第 9 胸椎棘突下，旁开 1.5 寸。

【拔罐】先把罐吸拔在肝俞穴上，以皮肤潮红发紫出现瘀点为止。

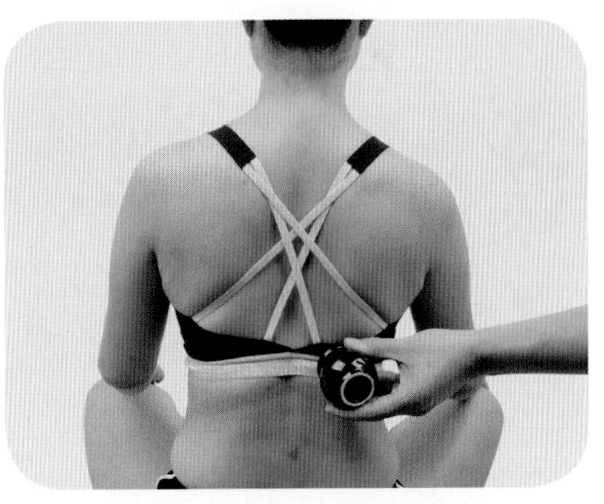

专家解析

太阳穴清肝明目，委中穴凉血解毒，中脘穴健脾化湿，肝俞穴疏肝利胆。四穴配伍有滋补肝肾的功效。

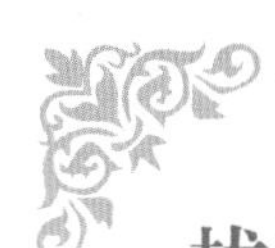

拔罐肾俞穴

【定位】位于腰部，当第 2 腰椎棘突下，旁开 1.5 寸。

【拔罐】把罐吸拔在肾俞穴上，留罐 10 ～ 15 分钟，注意观察罐皮肤变化，以皮肤充血为度。

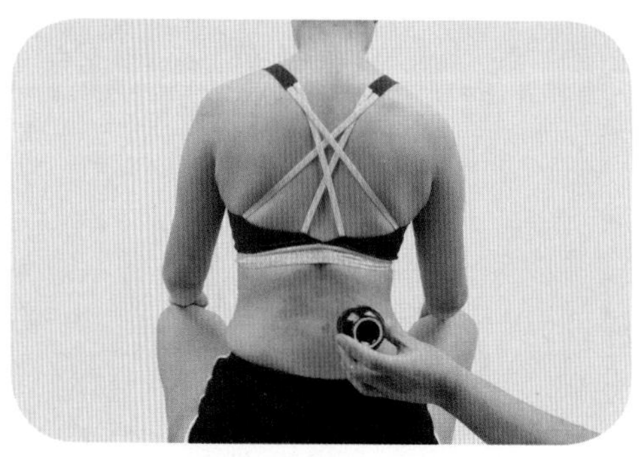

拔罐三阴交穴

【定位】位于小腿内侧，当足内踝尖上 3 寸，胫骨内侧缘后方。

【拔罐】将罐吸拔在三阴交穴上，留罐 10 分钟左右。

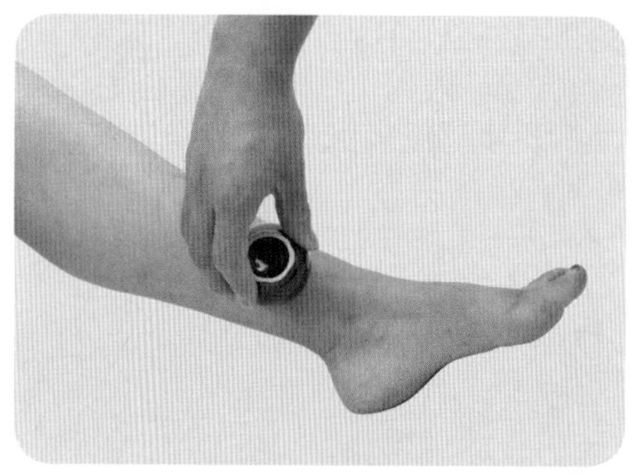

拔罐胆俞穴

【定位】位于背部，当第 10 胸椎棘突下，旁开 1.5 寸。

【拔罐】将罐吸拔在胆俞穴上，留罐 15 ～ 20 分钟左右。

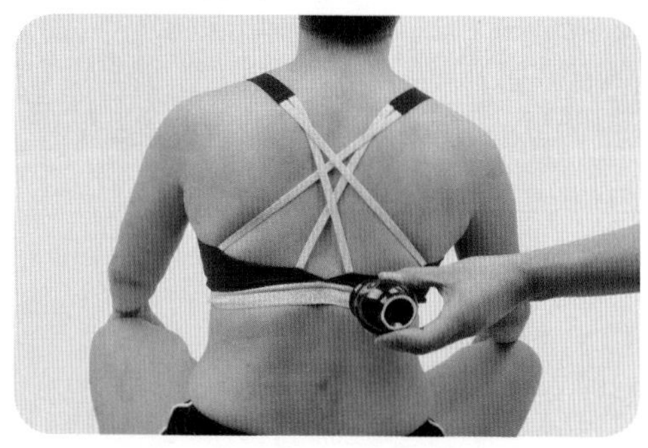

拔罐期门穴

【定位】该穴位于第六肋间隙，正对着乳头。

【拔罐】将罐吸拔在期门穴上，留罐 10 ～ 15 分钟左右。

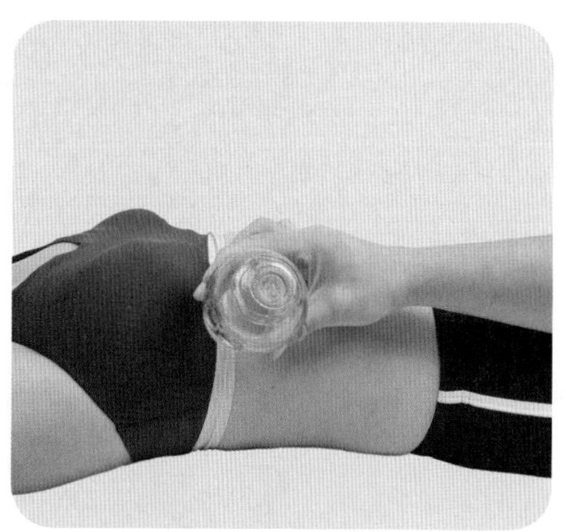

专家解析

肾俞穴益肾助阳，三阴交穴健脾利湿，胆俞穴外散胆腑之热，期门穴疏肝健脾。四穴配伍有滋补肝肾的功效。

脾肾阳虚型

按摩疗法

拿捏背部督脉

【定位】位于背部，当后正中线上，第 1 胸椎棘突下凹陷中至尾骨端与肛门连线的终点处。

【按摩】将拇指、食指、中指相对成钳状，从上往下拿捏督脉 1 ～ 3 分钟，力度由轻至重。

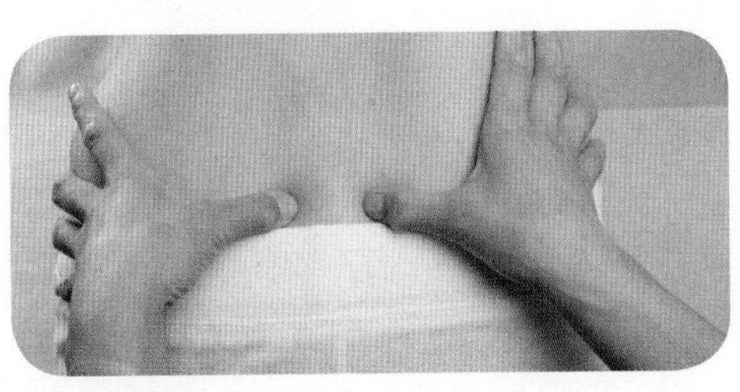

按揉脾俞穴

【定位】位于背部，当第 11 胸椎棘突下，旁开 1.5 寸。

【按摩】用两手拇指按在脾俞穴上，其余四指附着在肋骨上，按揉约 2 分钟；或捏空拳揉擦脾俞穴 30 ～ 50 次，擦至局部有热感为佳。

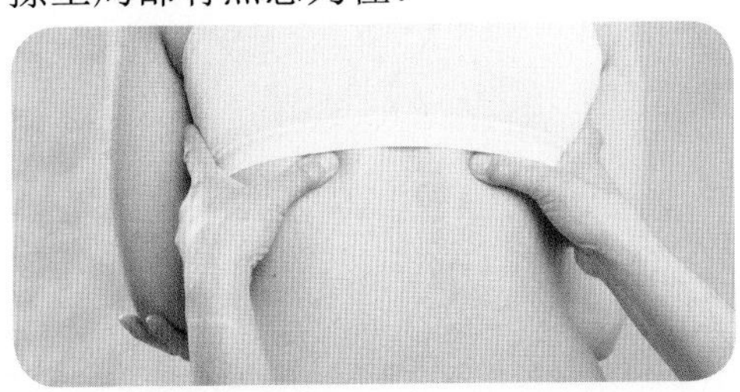

按揉肾俞穴

【定位】该穴位于腰部，当第 2 腰椎棘突下，旁开 1.5 寸。

【按摩】用双手拇指按压肾俞穴 1 分钟，再按顺时针方向按揉约 1 分钟，然后按逆时针方向按揉约 1 分钟，以局部出现酸、麻、胀感觉为佳。

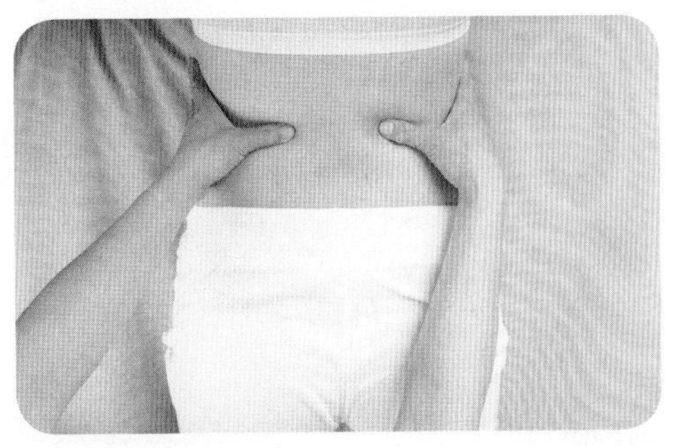

按揉中脘穴

【定位】该穴位于上腹部，前正中线上，当脐中上 4 寸。

【按摩】用中指指腹按压中脘穴约 30 秒，然后按顺时针方向按揉约 2 分钟，以局部出现酸、麻、胀感觉为佳。

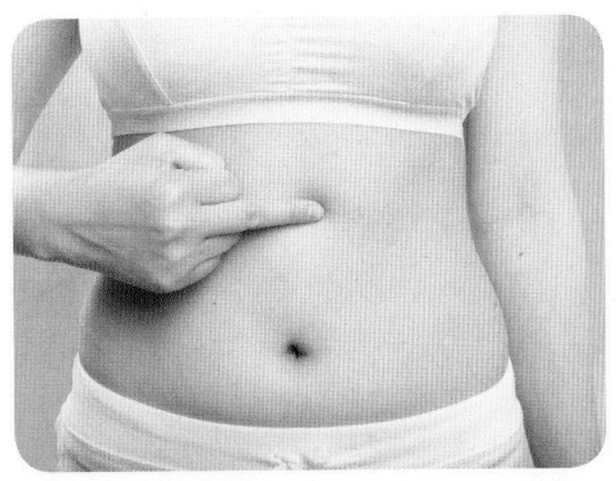

专家解析

督脉督一身之阳气，脾俞穴健脾化湿，肾俞穴益肾助阳，中脘穴健脾化湿。督脉和三穴配伍有补肾气、健脾胃的功效。

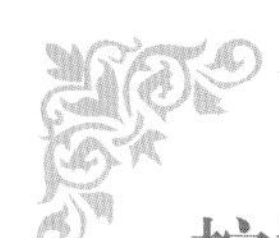

按揉关元穴

【定位】该穴位于脐中下 3 寸，腹中线上，仰卧取穴。

【按摩】用拇指指腹轻轻点按关元穴约 2 分钟，以局部有温热的感觉并持续向腹部渗透为有效。

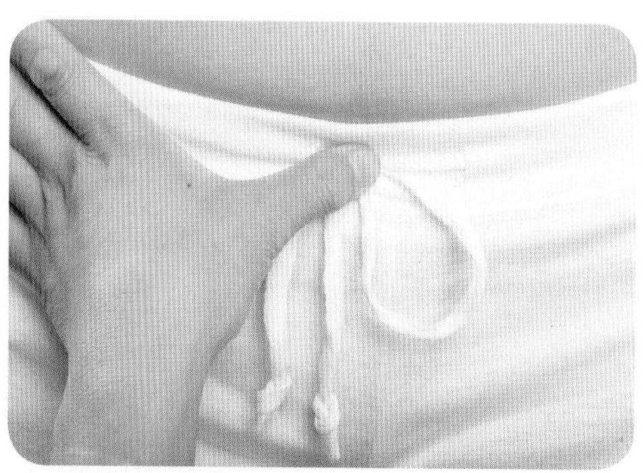

按揉阴陵泉穴

【定位】该穴位于小腿内侧，当胫骨内侧髁后下方凹陷处。

【按摩】用拇指按顺时针方向按揉阴陵泉穴约 2 分钟，然后按逆时针方向按揉约 2 分钟，以局部出现酸、麻、胀感觉为佳。

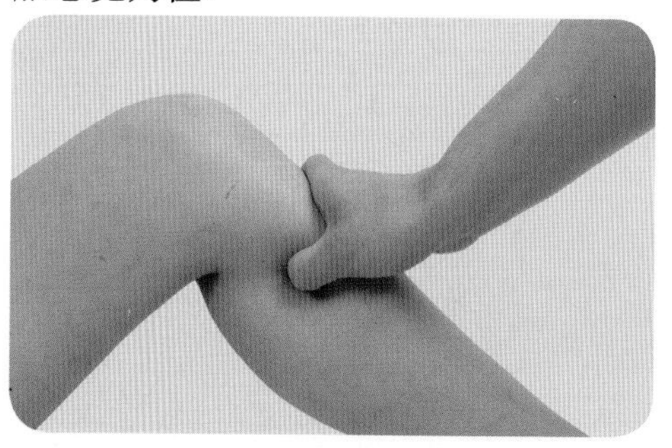

按揉建里穴

【定位】该穴位于上腹部，前正中线上，当脐中上 3 寸。

【按摩】用拇指按顺时针方向按揉建立穴约 2 分钟，然后按逆时针方向按揉约 2 分钟，以局部出现酸、麻、胀感觉为佳。

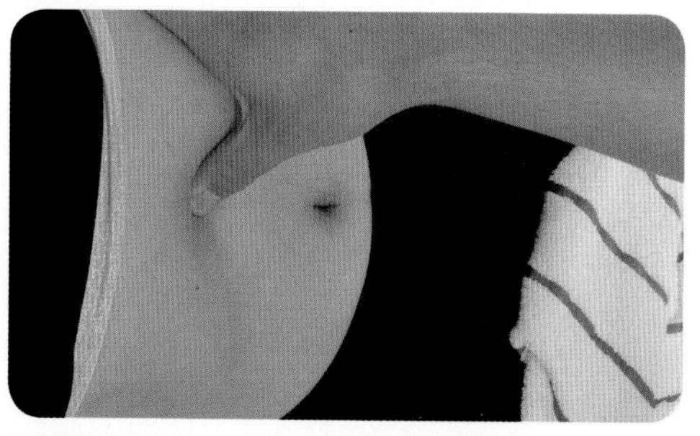

按揉足三里穴

【定位】该穴位于外膝眼下 3 寸，距胫骨前嵴 1 横指，当胫骨前肌上。

【按摩】用拇指按顺时针方向按揉足三里穴约 2 分钟，然后按逆时针方向按揉约 2 分钟，以局部出现酸、麻、胀感觉为佳。

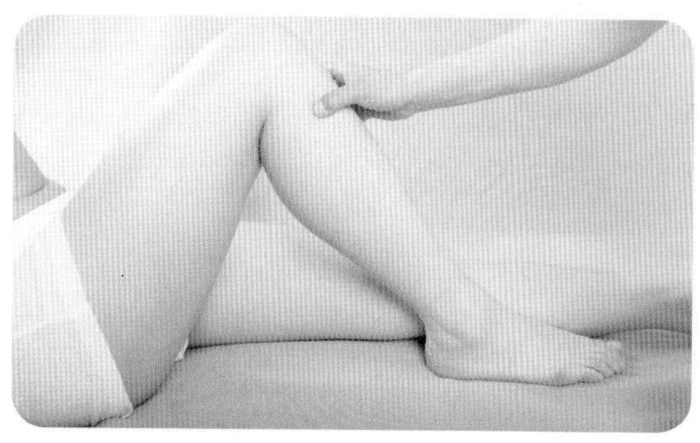

专家解析

关元穴固本培元，阴陵泉穴清脾理热，建里穴和胃健脾，足三里穴生发胃气。四穴配伍有补肾健脾的功效。

刮痧疗法

刮拭肾俞穴

【定位】位于腰部，当第 2 腰椎棘突下，旁开 1.5 寸。

【刮拭】以面刮法从上向下刮拭肾俞穴，由上至下，以出痧为度。

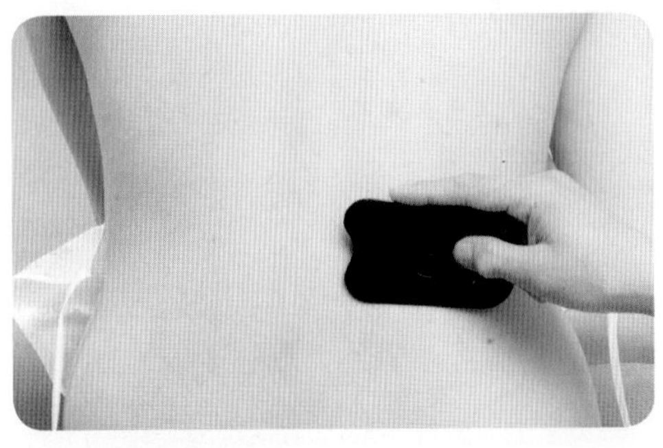

刮拭脾俞穴

【定位】位于背部，当第 11 胸椎棘突下，旁开 1.5 寸。

【刮拭】以面刮法刮拭脾俞穴，以皮肤出痧为度。

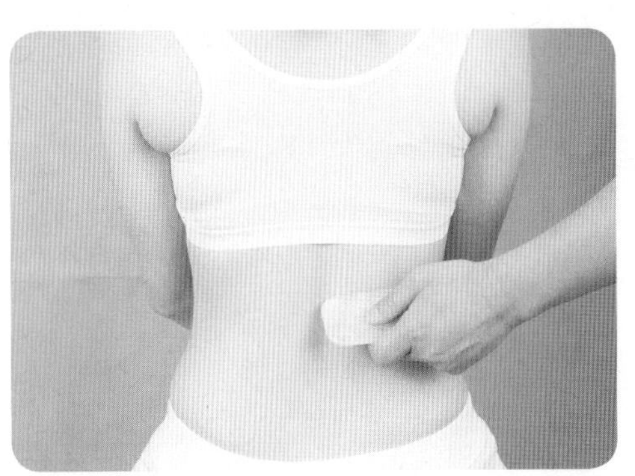

刮拭丰隆穴

【定位】位于小腿前外侧，外踝尖上 8 寸，条口穴外，距胫骨前缘二横指（中指）。

【刮拭】用面刮法刮拭下肢丰隆穴，力度适中，以局部皮肤潮红出痧为度。

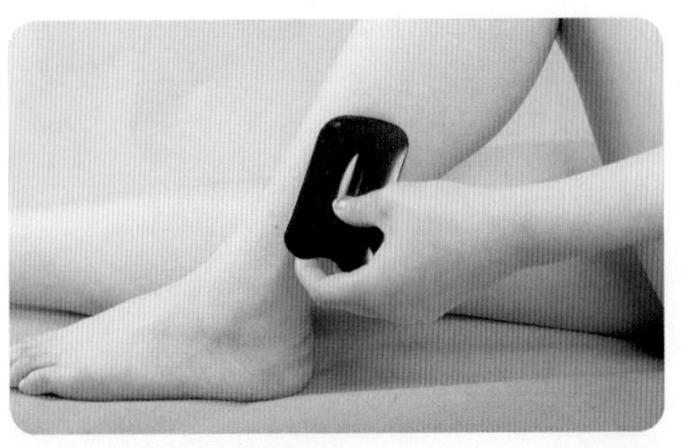

刮拭地机穴

【定位】位于小腿内侧，当内踝尖与阴陵泉的连线上，阴陵泉下 3 寸，胫骨内侧缘。

【刮拭】用面刮法从上向下刮拭地机穴，以出痧为度。

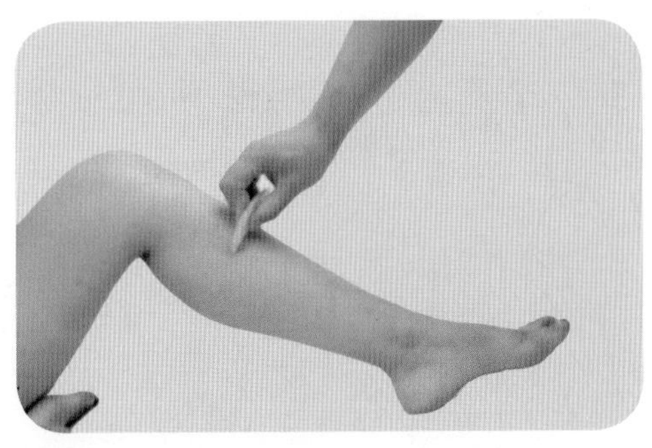

专家解析

肾俞穴益肾助阳，脾俞穴健脾化湿，丰隆穴健脾祛湿，地机穴健脾渗湿。四穴配伍有补肾气、健脾胃的功效。

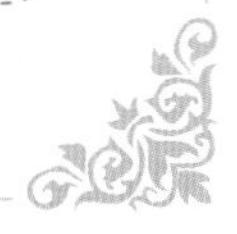

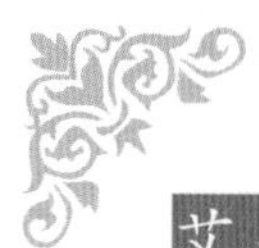

艾灸疗法

灸背部督脉

【定位】位于背部，当后正中线上，第1胸椎棘突下凹陷中至尾骨端与肛门连线的终点处。

【施灸方法】手执艾条以点燃的一端对准施灸部位，距离皮肤1.5～3厘米，左右方向平行往复或反复旋转施灸。每日灸1～2次，每次灸15～20分钟左右。

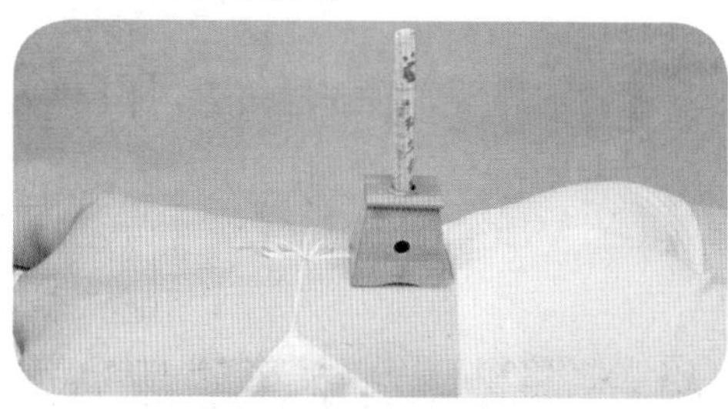

灸足三里穴

【定位】该穴位于外膝眼下3寸，距胫骨前嵴1横指，当胫骨前肌上。

【施灸方法】点燃艾条对准施灸部位，距离皮肤1.5～3厘米，以感到施灸处温热、舒适为度。每次灸10～15分钟，灸至皮肤产生红晕为止。

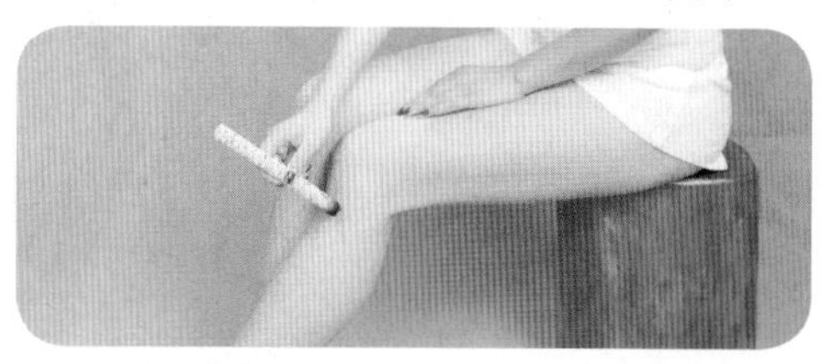

灸中脘穴

【定位】该穴位于上腹部，前正中线上，当脐中上4寸。

【功效】和胃降逆。

【施灸方法】将点燃的艾条对准施灸部位，距离皮肤1.5～3厘米，左右方向平行往复或反复旋转施灸。每次灸10～15分钟。

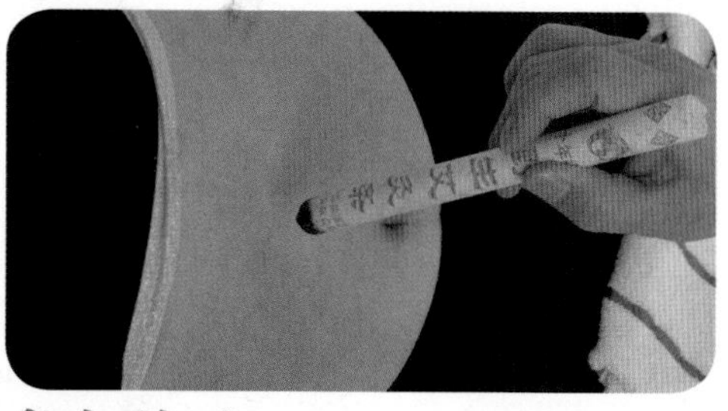

灸气海穴

【定位】该穴位于下腹部，前正中线上，当脐中下1.5寸。

【施灸方法】手执艾条以点燃的一端对准施灸部位，距离皮肤1.5～3厘米，以感到施灸处温热、舒适为度。每日灸1次，每次灸3～15分钟，灸至皮肤产生红晕为止。

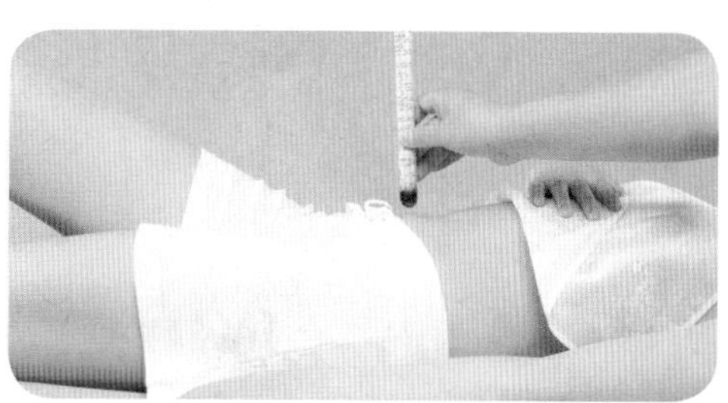

专家解析

督脉督一身之阳气，足三里穴燥化脾湿，中脘穴健脾化湿，气海穴益气助阳。督脉与三穴配伍有补肾健脾的功效。